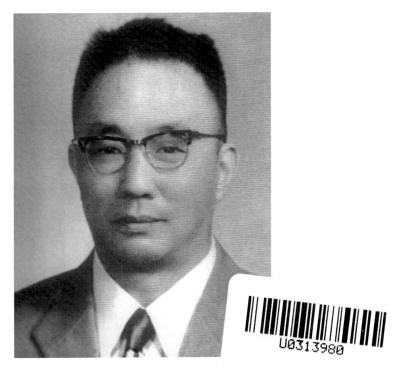

陆瘦燕先生

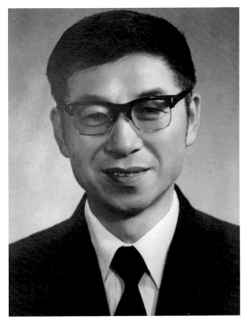

高正先生正面照
（摄于1986年）

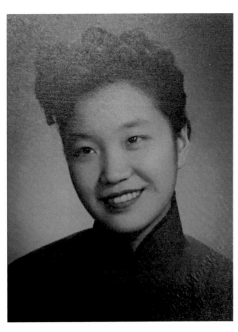

陆瘦燕长女陆利霞，继承父业，
是高正先生的前妻

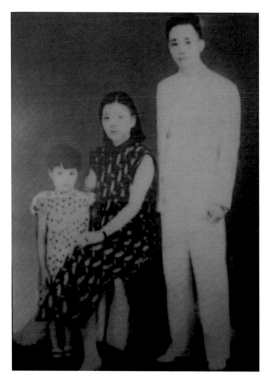

从右到左依次为陆瘦燕先生、原配妻子
徐鸣秋、长女陆利霞

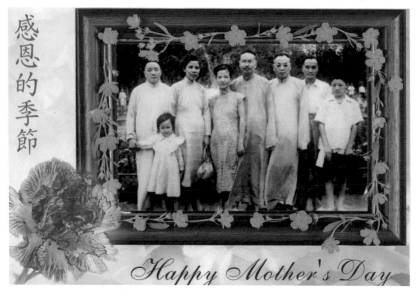

从右到左依次为高正（十四岁）、章石羽、孔小瑜、陆清洁、
陆清洁妻子、朱汝功、陆瘦燕、陆焱垚

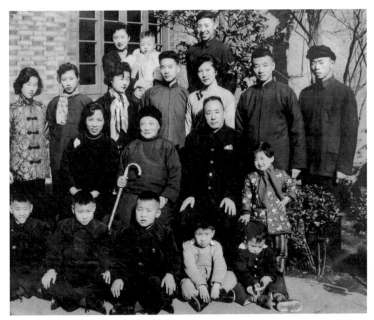

陆瘦燕先生全家福，第四排左边为陆瘦燕长女陆利霞，右边为高
正，中间为两人之子陆蒙奇（随母姓）

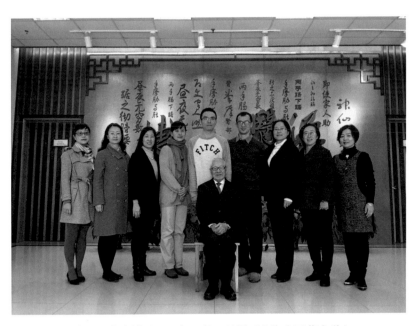

高正师徒合影（2017年11月19日摄于上海中医药大学）
中间端坐者为高正先生，后排按拜师先后及年龄排序为鲍春龄(右二)，
宋毅(右四)，朱毅(左四)，邓海平(左三)，梁艳(左二)，盛昭园(右三)，
赵玲(右一)，郑巧平(左一)，吴凡(右五)

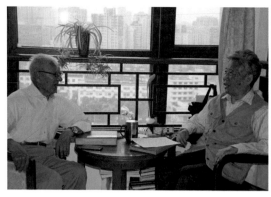

高正先生与李鼎教授切磋技艺、
讨论书稿

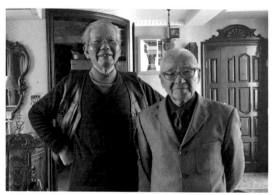

陈汉平教授为本书题字后与高正
先生合影

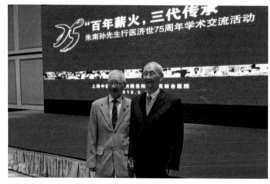

高正先生与秦亮甫主任医师合影

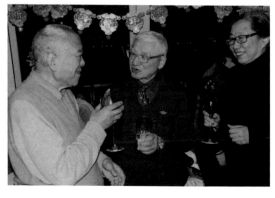

高正先生、陆焱垚先生与国医
大师石仰山交谈

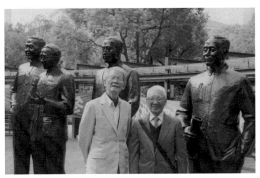

与陈汉平教授摄于龙华医院陆瘦燕铜
像前（左第二位为老师陆瘦燕铜像）

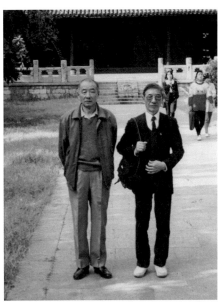

与陆瘦燕长子陆筱燕拜访表兄
杨均伯医师后赴嘉定孔庙参观

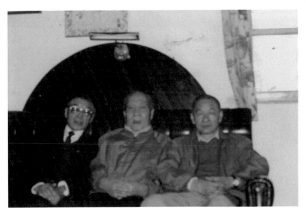

与陆瘦燕长子陆筱燕拜访其表兄
杨均伯

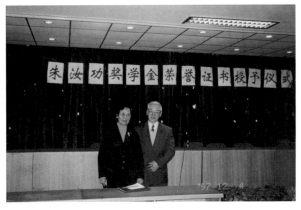

上海中医药大学"朱汝功奖学
金"授证仪式大会与师母的合影

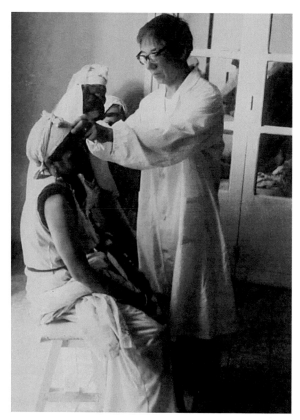

高正先生在摩洛哥的工作照

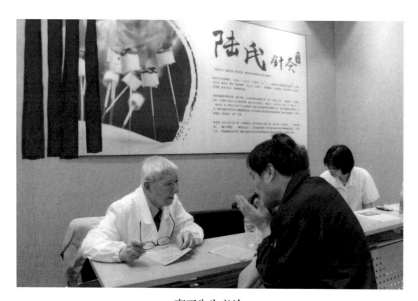

高正先生义诊

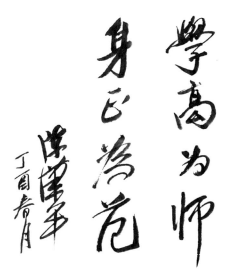

学高为师
身正为范

陈学军
丁酉春月

陈汉平教授为本书题字

学验俱馨
启示学读

九十三叟
秦亮甫
敬题 丙申年仲秋

秦亮甫教授为本书题字

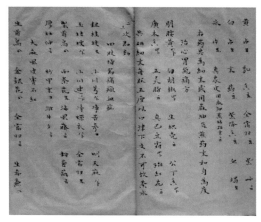

高正先生家藏手抄本

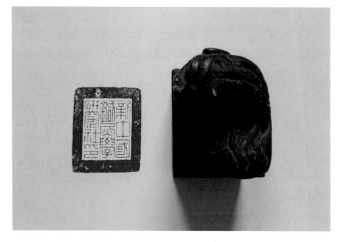

高正先生膏方墨迹

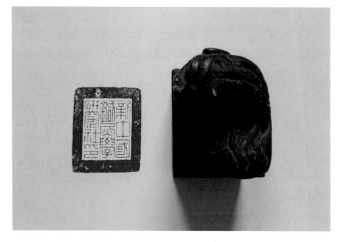

陆瘦燕、朱汝功创办的新中国针灸学研究社社印

海派中医学术流派系列图书

陆氏针灸

高正临证经验集

高 正 主编

科学出版社

北京

内 容 简 介

本书系海派中医学术流派系列图书之一，集代表性传承人高正近七十载从医经验之所成，既有学医生涯中的趣谈轶事，又有对针灸学术的真知灼见，既呈学艺之精勤不倦，又彰品格之刚正不阿。

全书共分三篇，上篇为医家漫谈 20 篇，从学医生涯之始，至耄耋再收弟子，尽述高老从医经历与心得；中篇为医案撷英，收集高老内、外、妇、儿各科共 48 个典型病种，81 个有效医案；下篇为高老喜用之膏方、药酒方、丸药方，以及家藏验方。附录中，收载了本书所用 146 个腧穴的归经、定位、作用和配伍，以及学习针灸者所需熟记的 8 篇歌赋。

本书可供中医临床医师、针灸医师及针灸爱好者参考阅读。

图书在版编目(CIP)数据

陆氏针灸高正临证经验集 / 高正主编. —北京：
科学出版社，2018.1
（海派中医学术流派系列图书）
ISBN 978 - 7 - 03 - 055440 - 6

Ⅰ.①陆… Ⅱ.①高… Ⅲ.①针灸疗法-中医临床-
经验-中国-现代 Ⅳ.①R246

中国版本图书馆 CIP 数据核字(2017)第 283675 号

责任编辑：潘志坚 陆纯燕
责任印制：谭宏宇 / 封面设计：殷 靓

科学出版社 出版
北京东黄城根北街 16 号
邮政编码：100717
http://www.sciencep.com

南京展望文化发展有限公司排版
广东虎彩云印刷有限公司印刷
科学出版社发行 各地新华书店经销

*

2018 年 1 月第 一 版 开本：B5(720×1000)
2021 年 2 月第六次印刷 印张：16 3/4 插页：4
字数：300 000

定价：**60.00 元**
（如有印装质量问题，我社负责调换）

李序

　　2016年国庆节，老友高正同道来访，为其主编的《陆氏针灸高正临证经验集》一书写序，答应之后，却迟迟未能交稿。陆氏针灸，是海派中医一大针灸流派，从其父兄李培卿、李君梅至陆瘦燕老师一代，由嘉定迁至八仙桥地段行医，针灸业务大为发达。

　　八仙桥旧址原在金陵中路与西藏南路交汇处，这里的标志性建筑有八仙桥小菜场、八仙桥邮电局、八仙桥青年会大楼等。早期各家中医诊所多在金陵中路周边分布，最初只有赵荣麟针灸诊所一处，位近龙门路口，自从陆（瘦燕）、杨（永璇）两家诊所先后迁至金陵中路福德里之后，才让八仙桥针灸名声大振。后来杨家诊所迁到靠近嵩山路的建安里内发展，陆氏针灸于1949年之后迁至金陵中路119号，沿街双开间门面，招牌上写"陆瘦燕针灸"五个隶书大字，这时才是八仙桥针灸的鼎盛时期。

　　高正于1947年自慈溪来沪从师学习、工作，登堂入室，在陆瘦燕先生门下，先后达十年余。1958年，陆瘦燕先生结束私人开业，正式受聘于上海中医学院，高正则转入东昌路地段医院，继续从事陆氏针灸的临床传承工作。近年来上海中医药大学附属龙华医院聘高正为陆氏针灸传承门诊专家，并将其历年心得体会、临床经验汇聚成集，这是一本关于陆氏针灸的务实之作，至于陆瘦燕先生入上海中医学院（现为上海中医药大学）之后，有关教学、科研方面的论著，高正不加引载，以免偏离临床要点，这也是高正写作的严谨之处。

　　高正学业有成，既受陆瘦燕先生之传，又承高家之教，其曾祖父良甫先生开始以中医中药兴家，长房研耕公以医业传，季房研香公以药业传，且自名其书斋为"锄月书屋"，颇有儒医之风，这是高君祖父一辈的事。至高君兄弟一辈，借针灸薪传，以续岐黄事业。其弟忻洙，先就于职安徽中医学院（现为安徽中医药大学），再申请来上海中医学院进修，终于得遂能亲随陆瘦燕先生之愿。高家两兄弟，都成为陆氏门生，这是近代针坛佳话。弘扬中医针灸事业，我盘桓于其间，与有荣焉。因略记其学术渊源，以为序。

李　鼎

于上海中医药大学

2017 年 6 月

陈序

　　高正副主任医师,1934 年生,浙江慈溪人氏,我的学长。他仅比我年长 3 岁,但出道很早,乃陆氏针灸流派创始人陆瘦燕先生 20 世纪 40 年代入室弟子,其间生活在陆家,同陆、朱(汝功,1913—2017)先生昼夜相处,耳濡目染,潜移默化,对陆氏针灸学术精髓和独到技艺,心领神会,了然于胸。高正打熬了一身针灸"童子功",临床经验丰富,被聘为国家和上海市非物质文化遗产"陆氏针灸疗法"传人,顺理成章。而我在上海中医学院求学,首次聆听陆瘦燕先生授课,已是1958~1959 年的事了。幸运的是,我从医疗系毕业后被派遣到由陆、朱两位先生任正、副主任的上海中医学院附属龙华医院针灸科担任住院医师,得以零距离感受陆瘦燕先生在我的曲池穴上作经典版"烧山火"针刺手法绝唱式的演绎,印象十分深刻。同时我有较长时间追随朱汝功先生开展针刺治疗乳糜尿和针麻下行输卵管结扎术等研究,对当时颇显青涩的我的此后学术生涯产生积极的影响。

　　高正得陆瘦燕先生真传,深解"知为针者信其左,不知为针者信其右"的古训,讲求爪切进针法,善施针刺手法,重视穴位切诊,善用陆氏针灸传统配穴,数十个寒暑摸爬滚打在临床第一线,练就一整套为民服务的本领。虽年届耄耋,体力日衰,行走渐蹇,但为了弘扬陆氏针灸疗法,不辞辛劳担当设立在上海中医药大学附属龙华医院的"陆氏针灸工作室"传承导师,直面疑难杂症,善待患者,不遗余力地带教青年医师。而受到莫大启迪的年轻才俊们,通过医案医话传统的方式,总结了高正经验,今结集付梓,以彰师恩,以飨同仁。该书的作者深知真实性乃中医医案之生命,也关注刺灸医治脏腑病规律之探究,强烈提示脏腑病诊治决不应被针灸医师忽视。

　　众所周知,用针如用兵,即使像国医大师裘沛然那样的中医大家,也感慨"未必知兵无败局",因此,如有理性分析失败治例的图书问世,其启迪、示范的学术和文化价值将是不可比拟的，也格外意味悠长。

高正是社会文化建设热心的参与者，他和我曾在上海市针灸学会和上海针灸杂志社编委会有过愉快的合作；都有在北非洲大陆援外行医难忘的经历；去年还与中医界同仁一起迎来《中华人民共和国中医药法》和国家《中医药发展战略规划纲要（2016—2030）》公布实施的划时代时刻，备受鼓舞的我们，愿与被列入非物质文化遗产名录的陆氏针灸流派的传人和门生故旧们，共同为发展中医药、保护和传承陆氏针灸的文化价值和学术经验而努力工作，决不让"非遗"变为"非常遗憾"。保护健康是人类永恒的主题，正如"只要人类语言不消亡，文学就永远存在"（莫言语录）一样。

针灸未来可能被替代虽属"杞人忧天"，不过对学界而言，持有一点学术危机感不无益处，至少鞭策我们保持理性和清醒，时时思索如何使"针灸，让我们更健康"理念，真正落实，更有含金量，让寒光闪闪的不锈钢毫针传递针灸人充满人文情怀的暖意。

多蒙高正学长盛情邀约写下以上文字，权作《陆氏针灸高正临证经验集》序言，并以此序纪念陆瘦燕、朱汝功之女，《陆氏针灸疗法》项目嫡系代表传承人陆焱垚医师（1944—2016）。

闽籍医师　陈汉平

二○一七年一月　时交三九

自序

　　吾从事中医针灸已 70 年,阅历所经,凡大小病证,难以计数,退休之后,原已停诊居享,近因业师陆氏针灸被列为上海市和国家非物质文化遗产,得以"陆氏针灸疗法传承导师"而重返医坛,兼收弟子,虽至耄耋,仍得不懈努力,博采古今精要,匡补己之不足。苟不研求学业,又何以启迪后生,以补前之所未及,发思之未发之秘也,所著杂证,全依临床有验之实录,凡有所得,辄笔之于书,绝无一例杜撰。

　　酌古准今,悉臻完善,至于手法及其论著,独善其意,实属从古未有奇编也,其意简而行之。古人云:"易则易知,简则易能。"天地间何事不当如此,况医学乎。有志斯道者,明乎其理,不外乎"疏则畅,畅则通,通则和,和则安,安则健,健则寿",斯道毕矣!

　　本书集国家非物质文化遗产——陆氏针灸临证经验之精粹,采家藏古今应验之方剂,且经笔者本人之验证,故尤宜临床医生参考应用。全书内容虽简,但论证标新立异,独树一帜,唯恐阅之者责疑,但责疑才能明理,本着这一精神,庶觉不吐不快矣。笔者生性愚钝,艰于领悟,在编写过程中,谬误与偏漏之处在所难免,祈望同道和广大读者不吝指教。论点虽无佐证,但也属行医七十年一得之愚,公诸斯世。

　　此书付梓,承蒙上海中医药大学附属龙华医院大力支持,老友李鼎教授、陈汉平教授作序,秦亮甫教授题字,科学出版社责任编辑陆纯燕指导,在此深表谢意。

高正(时年八十有五)

丁酉年夏月书于沪寓

前言

祖国医学古时首推祝由（所谓祝由是祝祷治病，后古称用符咒禳病的为祝由科，在古代统治阶级的卫生机构中多设有祝由科或咒禁科），其次要算针灸科了。它是在我国传统医学中较早出现的医疗手段，一般可以追溯到石器时代，当时称谓"砭石"，砭在古代解释为针，即针石的意思。砭石名称可能是一种倒序词，其实是石针的意思。灸的起源可能在人类使用火以后才产生的一种以温热刺激人体某些部位以治疗疾病的治疗方法。唐代王冰在注释《黄帝内经》时也说过："火艾烧灼，谓之灸焫。"

针灸科过去曾经叫"疯科"，因为治疗对象尽是一些风湿患者，所以叫"疯科"。疯有72种，如大麻风、紫云风、鸡爪风、鹤膝风、白癜风、历节风、鹅掌风、漏肩风、四肢风、草鞋风等。我记得陆瘦燕先生早期的招牌是"陆瘦燕金针疯科"，还有如南京西路张明伯疯科，方氏针灸流派慎盦先生曾写过一本《风症指南》，后来随着时代的变迁，医学科学之进步，疯科一证逐渐随着时代的进步而淡化，用现代新的病名所代替，诸如风湿性关节炎、关节炎、类风湿关节炎、增殖性关节炎、骨关节病等，古时的疯科在传统医学中湮没。

近代针灸各流派人才辈出，上海中医药大学创立了近代中医流派临床传承中心，2011年确定陆氏针灸、方氏针灸、黄氏针灸、杨氏针灸、奚氏针灸、秦氏针灸六大流派，其中陆氏针灸流派先后于2009年、2011年被列入上海市和国家非物质文化遗产名录，遗憾的是在这些流派创始人中，除秦氏针灸秦亮甫教授外都已作古，其继承的子女和学生也已年届耄耋之年，为了使流派学术思想和技术经验发扬光大，这些继承人还各自在针灸流派临床传承研究室（工作室）继续带教学生。

传承前辈们的学术思想和临床经验已刻不容缓，我虽已老朽，为了使陆瘦燕先生的流派永垂相传,理应义不容辞,但传承必须做到继承不泥古,创新不离宗,创新必须在原汁原味继承陆氏针灸的特色和精髓的基础之上。20世纪50年代自从出现水针疗法以后,《解放日报》作了重点介绍,这一新生事物曾风行一时,冲击着传统的针灸疗法,不少针灸医生纷纷效法,唯独陆瘦燕先生不但没有随波逐流,而且对此有一定的看法。陆氏针灸的特点之一提倡使用毫针,过去的针灸医生一般都使用马衔铁制成的针具。这种针虽质地较纯,但因为铁经马的长期口含及咀嚼,铁的质地改变了,针具也比较粗而且长,操作不便,而且反复提插和捻转会损伤正气和肌肤,何况是水针疗法所使用的注射器针头长期在同一个穴位上注射,除损伤体内的正气以外,其注射部位肌肤发生纤维化改变,从而改变穴位本来的性能,因此陆瘦燕先生持反对态度。大家都有这样的体会,凡经过穴位注射、穴位结扎、穴位埋线、火针疗法、瘢痕灸或使用过小针刀治疗的患者再改用毫针治疗时,其针灸效果比没有接受过这些疗法的患者来得差。不研求陆氏针灸之精髓,又何以启迪后学?陆瘦燕先生笃信针灸事业,他的一生精勤不倦,学古而不泥古,求巧而不趋时,几十年始终如一奋斗在针灸医道上而逐渐形成自己独特的针灸流派。如果当时陆瘦燕先生也赶时髦,效法水针疗法,现在不会出现陆氏针灸疗法,更不能成为国家非物质文化遗产。

风湿痹证名目繁多,病情复杂,症状各异,其治疗目的和治疗方法有所不同,尤其是针灸疗法,它既是一门医学科学,也是一门艺术医学。因为它是通过手工操作来达到其疏则畅、畅则通、通则和、和则安、安则健、健则寿的治疗效果。

予从医七十年,得陆老之真传。集笔者之管见,付梓出版此书,其目的在于使同道有所供飨,使读者有所领悟。若能达到此目的,如是幸甚,吾愿足矣。

高　正

时年八十有五岁在丁酉仲夏书于沪寓

我的从医生涯

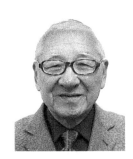

我名高正,字栽洙,号伯仁,出生于浙江省慈溪市的一个世医家庭。我的大祖父(祖父的兄长)高宝增(1856—1932年),字研耕,主张温病与伤寒汇通,提出温病伏邪位在阳明,不少殆重症,治之立效。其是当地的名老中医,每日家中求治者接踵而至,病客盈门,经他手治愈的患者不计其数,故名扬乡里;我的祖父高宝荣,字研香,在杭州叶种德堂国药号学习药业,学成后返回故里开设皓年堂国药号;他们兄弟俩一医一药相得益彰。我父亲继承祖业,二伯父高子京则从小学医,后逐渐向外发展,悬壶春申几十载,后回故里悬壶济世,他精理伤寒、温热痎痢等病,1963年列为省名老中医,慈溪市地方志专栏介绍大祖父和二伯父的从医事迹。

我自幼受家学熏陶,对医学颇感兴趣。1947年经伯父介绍,来上海拜师学医。从此师从针灸大师陆瘦燕先生,至今从医已七十载矣。

1947年春,抗日战争刚结束不久,百废待兴,交通极为不便。因抗战时日本兵炸毁了沪甬铁路线上的嫦娥港大桥,因此没有火车直达上海。当时只能坐航船到余姚县城,因延误了坐余姚去宁波的小火轮,我和我的堂姐(高子京之女)只得在余姚县城住一宿,第二天再乘小火轮去宁波,赶赴开往上海的江亚轮。

宁波开往上海的船是下午五点多钟开船,当时江亚轮的船票包含晚餐,按理说船离开码头就应该开饭用餐,而精明的老板却非要等船开到大溪海域才能开饭,而此处激流汹涌,船身大幅度摇晃,许多人因晕船而呕吐,哪里还能吃饭?一些不晕船的旅客,看到别人呕吐,也吃不下饭。结果,老板省下大半的晚餐费用。

第二天船靠上海十六铺码头,刚下船的我就被大上海的热闹景象看呆了。当时上海号称远东第一大都市,外滩边高楼林立,马路上车水马龙,人群熙熙攘攘。当时二路有轨电车穿梭在十六铺与鲁班路之间,叮叮当当地来回驶过,三轮车、黄包车、马车,看得我眼花缭乱。我们雇了一辆马车到伯父家,他家住在老大沽路、马力斯小菜场对面弄堂内,是中华铁工厂的房子,住了1周以后,伯父就送我到针灸大师陆瘦燕针灸诊所拜师学医,开始了我的从医生涯。

当时，在上海八仙桥一带，有许多大大小小的针灸诊所，往往一条街上就开设四五家针灸诊所，而陆瘦燕针灸诊所业务最为繁忙，求治者络绎不绝。尤其是一些疑难杂症，经常别的诊所治不好的患者，经人介绍最后辗转来这里治疗。

根据习俗，我拜了师，尊称老师为先生。先生和师母共同经营着针灸诊所，齐心合力，同德同道，在业务上切磋针术，不断提高，使陆氏针灸名扬沪上。

刚开始学医，先生并不教我复杂深奥的医理。只交给我一本老账册，二枚针，每日坐在候诊室小圆桌边上捻针练指力和装艾绒。现在回忆起来，这是一件枯燥乏味而又非常重要的事情，也是一段非常关键的时期。指力也就是功力，功力的深厚直接关系到今后的针刺治疗效果。想要成为一个好医生，除了苦练，还需要天赋、悟性、细致和耐力。

先生治学严谨，除了练针、装艾、习字等基本功之外，还要求学生掌握制针、磨针、理针等技术。他规定我每日清晨起床后，第一件必须要做的事就是练毛笔字。日久天长，功夫使然，我的字写得与老师的字极像，有时难辨真伪，从此得到先生的认可，临诊为先生代笔，因此，先生的处方大多出于我手。

先生教我读的第一本医书是《素问灵枢类纂约注》，为清代名医汪昂所著。此书汇集了《黄帝内经》的精髓（《黄帝内经》分《灵枢》和《素问》两个部分，各81篇）。我自知文化基础薄弱，故白天在先生的诊所学医，晚上到职业补习学校上文化课。寒来暑往，风雨无阻，刻苦学习，努力提高自己的整体水平。

在先生的指导下我先后读了《针灸甲乙经》《针灸大成》《十四经发挥》《中国针灸学》《汤头歌诀》《吴氏药性赋》《金匮要略》《伤寒论》和《中医临证指南》等中医理论书籍。正是这些书籍，使我有了扎实的中医理论基础，在我以后的临床应用中起到了十分重要的作用。

我跟随先生学医十余载，期间与先生一家同吃、同住、同工作。当时我才14岁，而他待我就像自己的孩子。回想起来，我在他家曾做过三件错事，而他对不同性质的事情，掌握分寸，处理得法，让我记忆至今。

第一件坏事，一次我与陆筱燕、陆李还等到商店买了几瓶汽水，喝完后发现有一个瓶盖非常完整，于是我就出了个坏点子，将空瓶灌满自来水，再盖上瓶盖，跑回商店换一瓶，大家高高兴兴分来吃。正巧那天下雨，商店顾客稀少，很快被发现了，老板找上门来。先生赔了钱并再三向他们致歉。事后，先生只说了："你们几个小赤佬（小孩子），亏你们想得出来！以后再不许做这样的事情了！"

第二件坏事，一次先生拿一张横线支票叫我到普安路大昌药行去兑换现钞，换到厚厚一摞老法币。回来时路过炒货店，我买了一包花生米，把钱夹在腋下，边走边吃。走了一段路发现少了一沓钞票，我心想回去不好交代，不如重新折返,原路再走一趟,也许还能抓到小偷。结果,小偷没抓着,我腋下的钱又被抽走一沓。无奈之下,我只能回诊所向先生老实交代,先生只责怪了几句,说丢了就算了,以后出门办事一定要小心谨慎,要提防小偷扒窃。

第三件事,有一次我私自拿了几根针,准备在空闲时练指法。不知是谁到先生处告发我是偷针。这一次,他真发火了:"小小年纪学会偷东西,那还了得!将来你要变成什么人呢?"除了严厉训斥之外,还敲一下我的头。我心中万分委屈,那时我已学会制针,诊所的日常用针都是我制作的,没有必要去偷针啊。事后,先生也了解实情后说:"我是怕你不学好,将来走歪路,情急之下才打你的。"

在先生心里,钱财并不重要,失去了还能挣回来;而人品是万万不能出错的。没有好的人品,将来哪有好的医德!

1953年我学成出师,经业师考核,各项学科成绩优良,准予毕业行医;先生得知也十分高兴,于是我开始在陆瘦燕针灸诊所正式担任针灸师;第二年,我与先生的长女结为连理,我们又成了翁婿。俗话说,一日为师,终身为父。对于先生给予我的一切,我没齿不忘,当以涌泉相报。

婚后,我需另租房子,独立生活,我俩就租下了重庆南路鲁班公寓(现重庆公寓)的房子,每月房租房捐合计30余元。当时我的收入一半用来付房租,另一半维持生活开销。先生体恤我的压力,便将诊所周日的门诊留给我做,收入归我。我很感激先生的安排,同时轻车熟路,收入也不错,一连好几年,以至错过了上海各家大型医院吸收医生的机会。直到1958年,浦东东昌路第五联合诊所针灸医师空缺,这才使我有机会参加联合诊所,之后又在地段医院工作多年。

相比之下地段医院条件差,设备简陋,且地段偏僻,患者多,医生少。那时我已从医20多年,有扎实的陆氏针灸临床经验;环境是差些,但我一向认真,仔细地对待每一位患者,在临床应诊时运用陆氏针灸的各种手法,如双手爪切进针、温针、伏针、伏灸,或针或灸,针药并用。这样长期下来,对一些常见疾病的治疗颇有心得,尤其是中风、哮喘、胃病、遗尿,以及妇女病等。经我手治愈后重返工作岗位的中风患者,不乏其数;久之,声名鹊起,在浦东地区颇有声望,群众口口相传,远道辗转求医上门的日渐增多,针灸门诊量在浦东名列前茅,尤其在新针疗法时期一天门诊量达到三四百人次。

1987年,我被选为上海市针灸学会第一届理事会理事,并兼任《上海针灸杂志》编委,我是唯一从100多家地段医院选出的理事,针灸学会历届理事从来没有地段医院医生参加的,我在理事会上提出,全市100多家地段医院,超过一、二级医院的总和,为什么不能有地段医院医生参加,此后历届理事会改选都有一名地段医院的代表担任理事;1992年我又当选为上海市针灸学会第二届理事会的常务理事,直至我 1995 年退休,学会聘任为高级顾问。

1986 年国家卫生部组织中国赴摩洛哥医疗队,我作为医疗队里唯一由地段医院选拔的中国针灸专家,在非洲工作了 2 年。期间接诊成千上万名非洲患者,医治各种疾病,使他们重获健康。古老神奇的针灸医术不但帮助他们了解中国,使他们喜爱中国文化,更促进了中国与非洲兄弟国家之间的国际友谊。

2009～2011 年陆氏针灸疗法先后被列入上海市和国家非物质文化遗产名录,并深受广大群众的欢迎。为此,我作为上海近代中医流派传承导师,积极参与陆瘦燕名老中医工作室的筹建和传承工作。老骥伏枥,志在传承。如今,我依然保持每周 2 次到上海中医药大学附属龙华医院陆瘦燕名老中医工作室和上海中医药大学附属岳阳中西医结合医院青海路名医特诊部的专家门诊坐诊,并尽自己绵薄之力带教陆氏针灸流派传人。

70 年来,我从陆瘦燕针灸诊所走到今天的上海中医药大学附属龙华医院陆瘦燕名老中医工作室和附属岳阳中西医结合医院青海路名医特诊部的针灸门诊;带着中国古老的针灸医术走出国门,走向世界;经我诊治的患者早已不计其数,遇到的疑难杂症也不胜枚举;我经历过艰难坎坷,也获得过荣誉赞扬;但我永远不能忘记的,就是我和先生间的师生之情,同事之谊,翁婿之亲,这传奇的缘分和共同的事业,贯穿着我的整个从医生涯,也铸成了我一生的命运。

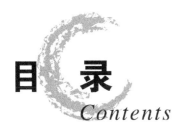

目 录
Contents

中篇 医案撷英

下篇　膏方、药酒方、丸药方

上篇 医家漫谈

陆瘦燕先生与针灸

陆瘦燕先生是上海市及国家非物质文化遗产"陆氏针灸"创始人,陆氏针灸是我国当代在国内外影响最大的针灸流派,尤其在南方地区家喻户晓,因此有人称之为南陆(陆瘦燕)北王(王乐亭),也有说南陆(陆瘦燕)北张(张缙)。如此等等,南方陆瘦燕始终如一,而北方是谁却是众说纷纭。

陆氏针灸流派形成于清末民国初,奠基人是陆瘦燕先生的父亲李培卿公。高老曾聆听过李培卿公的教诲,观其针法,捻转进针,幅度极微,速度极慢。李培卿公师承江南名医陈慕兰,勤学苦练,博览群书,尽得师传。此外,在悬壶出诊期间,他辗转江浙沪之间,凡遇到有一得之见或一技之长者,必谦恭求教,多得增进。

有一次,李培卿公在苏州乌彩桥巧遇名医席上珍,相谈之下,见其针灸理论精辟有许多独到之处,他满怀倾慕之心,当即诚意拜师学艺,力求能在医术上精益求精,一时被传为医界佳话。就这样,李培卿公博采众长,医术日精,由于疗效卓著,渐渐声名鹊起,在江南一带被誉为"神针"。

李培卿公在行医初期,采用的是旧时的马蹄铁所制的芒针,到了中年,积累了大量的临床实践经验后,改用毫针施治。他认为针尖不能太锐利,必须圆利相当,故创制了椭圆的毫针(而国标规定云松针形),针刺时不仅圆润滑利减少进针时的尖锐刺痛感,而且滑利自如。

如此,捻转是李培卿公一生中最具心得的两种手法之一,此种手法是以《神应经》的理论为依据,结合多年的临床体会而得出。提插、捻转手法,寓意先天、后天之意。

"伏针"在元代就开始应用,李培卿公积极推广。伏天阳气盛,腠理开,此时用针,有利于留在筋骨深处的风、寒、湿邪乘汗出一起外泄,且伏天衣衫单薄,针刺方便。"伏针""伏灸"已成为治病防病的一种方法,深受群众的喜爱,正如中医内科的冬天吃膏方进补一样,因此针灸科一到伏天患者特别多。

神针李培卿公积累了丰富的临床经验和独到之见,也为陆氏针灸流派奠定了坚实的基础。陆瘦燕先生是李培卿公的小儿子,家里称呼他为"八弟"。他本姓李,小名昌,5岁时过继给昆山陆家,改名陆瘦燕。李培卿公因爱幼子,后亦定居昆山绿垈头悬壶应诊,在昆山地界,提起绿垈头打金针无人不知、无人不晓。陆瘦燕先生也因此能始终跟随于父亲身边,耳濡目染针灸之真谛,深受父亲济世仁术之熏陶,16岁中学毕业后,即随父学医,继承父业。

陆瘦燕先生聪颖好学,刻苦研读大量历代中医针灸典籍,每日到父亲诊所临诊,认真对待每个患者,凡遇到疑难病例,定向父亲问个明白,在父亲的严格要求和悉心教诲下,积累了大量的临床经验,理论结合实践,医技日进。

1927年,陆瘦燕先生顺利通过上海医学会考试,取得开业执照,正式开始了他的行医生涯,并加入了神州医学会,起先在昆山和上海南市两地开业,后因战乱遂迁入上海八仙桥地区,在金陵中路112弄福德里5号开业。当时,上海八仙桥地区针灸诊所林立,集中了江浙沪各派针灸高手,每日前来求诊的患者五花八门,有各种风湿痹痛,内科、妇科、儿科、外科,甚至还有麻风患者和精神患者。作为一名针灸医师,要应对如此众多且复杂的病证,正确处理多种疑难疾病,没有高超的医术是无法立足于针灸诊所林立的八仙桥针灸一条街的。

有一次,诊所进来一个久治不愈的重症患者,他四肢不遂,全身肌肤麻木,用三棱针刺之,感觉全无,经诊是一位中年的晚期麻风患者,全身多处皮肤溃烂,无名指与食指已经脱落,陆瘦燕先生指出:"指脱者筋死,溃烂者血死,麻木不仁者皮死,麻风病有此三死应属绝症矣。"后将此结论告知李培卿公。李培卿公却说:"医乃仁术,虽是死症,不可轻弃,悉心治之,每能起也。"陆瘦燕先生听了父亲的话,深思良久。他想父亲如此训诫,必有治法,但又未肯直言,那一定是要自己探索奇穴,以治疑难怪症。于是,苦苦思索,最后决定点其不寻常之穴以治疑难之症。索性直刺肺经之太渊、孔最二穴,以治皮死,配心经神门,再以"漆雄丸"加固疗效,每服50~60丸,渐渐加至70~80丸,每日2次,以酒送下。李培卿公得知后,莞尔一笑曰"孺子可教也"。经过一年多治疗,该患者大有好转,麻木感消除,指脱处收口,全身溃烂愈合。

在20世纪30~60年代,陆瘦燕先生治愈了不少麻风患者,此系笔者亲眼所见。陆瘦燕先生的治疗方法是针刺加服丸药,那些丸药也都经笔者之手,针药结合为治疗麻风病开创一种新方法。

20世纪30年代,位于上海八仙桥地区的陆氏针灸诊所就已闻名于上海,当时诊所是由陆瘦燕先生和他的原配夫人徐鸣秋医师共同接诊。患者络绎不绝,诊务十分繁忙,每日门诊量 80～90 人,每到伏天门诊量 200～300 人,期间徐鸣秋医师还要定期赴外地应诊。

1940 年,徐鸣秋夫人在生第 6 胎时,不幸难产,母子双双殒命。当时的医疗水平非常落后,若是当时有现在的医疗水平也不致如此。过去民间有这样一种说法:"女子生育犹如一只脚踩着红脚桶,另一只脚踩在棺材里。"身为医师的陆瘦燕先生眼睁睁地看着妻儿逝去而无能为力,这样的打击使陆瘦燕先生悲痛万分,就此一蹶不振。直到 1943 年,经大昌药行老板沈一平的撮合,与朱汝功医师结为伉俪。朱汝功曾师从李培卿公。陆朱夫妇相互切磋针术和医理,同德同道,共同执诊针灸事业数十载。在传承、普及、提高针灸医学事业中,齐心合力,共同创办新中国针灸学研究社,逐步形成了崇古而不泥古,创新而不脱离传统,可以称得上是夫唱妇随。

针灸在传统医学中,是最早出现的医疗手段之一,是我们的祖先长期在与疾病斗争中所得出的丰富经验和理论,它与中华民族同生共长,对中华民族的繁衍和发展作出了巨大的贡献,但是到了清朝道光年间被废出太医院,针灸随此衰落。

1929 年,陆瘦燕先生刚开始行医,国民政府召开第一届中央卫生复兴会议,通过了由西医余云岫等提出的废止旧医(中医)以扫除医药卫生之障碍案,当时业内对中医的前景十分悲观,有些中医改学西医,有的则另谋出路。陆瘦燕先生坚信中医针灸能流传千年,就是一门有科学理论的医学,长期的临床验证是任何人都无法否定的,数千年来,中国的老百姓就是靠着中医和针灸祛病消灾,只要群众信任,就会有生命力,任何力量都是消灭不了的。

陆瘦燕先生曾经说过,传统中医的针灸手法一旦失传,不仅会降低疗效,更可怕的是针灸学中具有特色的操作技术和进针手法将毁灭在我们这一代,实在是上愧对祖先,下愧对子孙。

在陆瘦燕先生的行医生涯中,最让笔者景仰的是他的那种笃信自己事业,不改变初衷,不随波逐流的精神。20 世纪 50 年代,上海李培诚医生在国外杂志介绍用药水局部封闭的方法阻断神经传导来治疗关节疼痛及神经痛的报道的启发下,思考能否将少量对疾病有治疗作用的药物注射到穴位里,从而起到药物和腧穴功能的双重作用,由此产生了一种新的治疗方法,称谓"水针疗法"。《解放日报》对此作了专题报道,一时震惊上海,许多患者蜂拥而至,排队候诊,争相试用。这在一定程度上冲击着针灸诊所的业务,因此,有不少医生纷纷效仿。这方法虽好,可是殊不知腧穴的功能必须通过手法的调节才能起到很好的作用和不同的效果,水针疗法无法起到这样的作用。既然这样,为什么有这么多的患者去求治？其一，任何新生事物的出现总有不少人去尝试，特别是上海人，对新事物的好奇感更重。其二，水针疗法除了针对性的治疗药物，如治哮喘用哮喘定，神经疾病用甲钴胺等，除此之外，还加入确炎舒松、可的松之类的激素类药物。这类药物的使用往往患者是不知情的，效果确是不错，有些病还能起到立竿见影之功，在治疗期无任何不良反应，很受患者欢迎。如长期使用，激素的积累若干年后，甚至更长时间以后，可使骨质疏松，甚至坏死，患者还不知道是激素之害。其三，这种立竿见影之效，最多只能维持两个月左右，就会复发，到那时再用同样方法治疗也无济于事。任何一种新的疗法都必然经受历史的检验，包括穴位结扎、穴位埋线、小针刀等疗法在内。实践是检验事物的唯一标准，优胜劣汰，这些新的疗法经过治疗疾病的检验后已渐渐降温，唯有针灸疗法千年不变，依然立足于医学之林，因为针灸的治疗功能是疏调经气，平衡阴阳，穴位是通过手法的调节才能起到治疗作用，是任何新的治疗方法所不能替代的。但遗憾的是，笔者从70年的从医生涯中逐渐发现，凡经过穴位注射、穴位结扎、穴位埋线、小针刀、火针，以及传统的瘢痕灸等治疗方法后，再做针灸治疗，其效果大为逊色。其原因在于，这种疗法长期在同一个穴位上反复使用，穴位经受创伤愈合的反复过程，使穴位组织在某种程度上发生纤维样变化，因此，使这些穴位对针刺的调节反应及敏感性大为降低。

在这水针疗法风靡之时，陆瘦燕先生矢志不移，不随波逐流，见异思迁，坚守自己的信念，在针灸事业上辛勤耕耘。现在回想起来，如果没有陆瘦燕先生的必胜信念，坚持自己的治疗方法，坚守自己的理念，潜心研究，创新针灸理论和针刺手法，就不会有以后的针灸大家、今日的"陆氏针灸"流派了。今天我们要传承的是真正的原汁原味的陆氏针灸流派的精髓。

陆瘦燕先生创建"陆氏针灸"流派，为针灸事业作出了贡献，正如他所愿，真正做到了上对得起祖先，下对得起子孙后代。只可惜，陆瘦燕先生，英年早逝，惜哉！痛哉！若能让他延寿数十载，我国的针坛将会有何等的辉煌。仅以此文告慰陆瘦燕先生在天之灵。

针灸一条街——八仙桥

提起八仙桥，在上海是妇孺皆知，可是这座桥具体是什么样子的，却没人见过。原来，苏州河有一条支流，叫"洋泾浜"，它也是英法租界的界河，河上有好几座桥，河南路上的桥叫郑家木桥，浙江路湖北路上的桥叫东新桥，而横跨西藏路的桥就叫八仙桥。在 20 世纪 20 年代,洋泾浜被填平,成了现在的延安路。

河填了,桥拆了,但这个地名留下了。它的实际范围不足一平方公里,东起西藏南路,西至普安路,南启淮海中路,北至宁海西路,是老上海市民的生活中心。

当年八仙桥地区有很多小的针灸诊所,马路上、弄堂里随处可见,以至有句沪语顺口溜:"要白相,大世界;打针灸,八仙桥。"用现在的话来说,八仙桥就是"针灸一条街"了。在八仙桥,尽管针灸诊所林立,但真有名气的,也就不过三家。

最早开设的是赵荣麟针灸诊所,这家诊所在金陵中路龙门路口,老人和菜馆隔壁,因为之前是一家染坊,所以大家也叫染坊针灸。这位医生比较守旧,使用的是较粗的古老铁针,针具常用粗草纸反复摩擦并含在嘴里温针。古时针灸医师都是这样操作的,大概也算是针具消毒吧。

路过他的诊所,常见里面患者不少,因熏艾搞得烟雾腾腾,每有针下肢的患者,需要在针刺部位下面垫上粗草纸,以免血流四处。这种穴位放血法也可能是《黄帝内经》中《九针十二原》之"菀陈则除之""去血脉也"之意吧!

赵荣麟医生去世后,由他的侄子赵伯钦医师接任,他后来进了上海市针灸研究所工作。他的爱人闵漱石也是陆瘦燕先生的学生,在淮海中路重庆路口的四明里悬壶应诊。

在众多针灸诊所中,最有名气的要数金陵中路 112 弄福德里 5 号,即陆瘦燕先生的生父李培卿公所开设之诊所,后由陆瘦燕先生和原配夫人徐鸣秋医师接诊。徐鸣秋乃江苏太仓人,徐鸿顺肉松厂老板之千金,从小酷爱中医,进陆门以后,师从李培卿公。因她崇拜南北朝刘宋时医家徐秋夫,精针灸,其父徐熙,据传有道士授以《扁鹊镜经》一卷,精心研究,从此医名鹊起,世代相传,曾孙徐文伯,针药并善,尤精针灸,史载曾用针刺补三阴交,泻合谷使死胎立下,鸣秋为之推崇,故名徐鸣秋,意欲鸣扬徐秋夫世代名医之意。徐鸣秋除在陆瘦燕先生诊所应诊外,还定期去上海市小南门诊所,因她医术高明,病客盈门,人称"活神仙"。

另一家有名气的针灸诊所也在金陵中路 112 弄福德里,同一条弄堂的 2 号,那是著名中医针灸学家杨永璇先生开设的,他出生于南汇,师从针灸名医王诵愚先生,二十多岁学成后返回故里周浦镇,悬壶济世,后在八仙桥地区开设针灸诊所。

杨永璇擅长针灸刺络、拔罐,他精通内科,医术精湛,医德高尚,深得病家信任,故病客盈门,名闻沪上,在社会上有一定的声望。

陆瘦燕先生与杨永璇先生两位针灸大师的诊所设在同一条弄堂里,免不了有患者互相串门治疗。有一次,一位患者来陆瘦燕诊所就诊时说,杨老从来不针腹部的穴位。高老当时就不信。针灸界有句术语："背部薄如纸,腹部深似海。"杨老怎么会从不针腹部穴位呢？这可能纯属无稽之谈。

杨永璇先生的诊所比较小,大约只有十几平方米,患者日益增多,实在不敷应用,后来杨永璇先生先于陆瘦燕先生搬迁至金陵西路建安里继续应诊。

据高老所知,杨永璇先生有一个儿子,名杨依芳,孙女名杨蓉,他们都继承祖业,悬壶济世;他的孙女婿方厚贤亦从事中医内科工作,夫妻二人还是南汇区政协委员,经常为当地群众义诊。

当时八仙桥普安路上有一家大昌药行,老板沈一平。此人精明能干,很有生财之道。他看中了上海滩当时最有名的几家专科诊所,如伤科石筱山诊所、针灸科陆瘦燕诊所、痧痘喉科王士良诊所等,将这些诊所的药方全部包下配制。仅伤科石筱山诊所的内服药和外敷的三色三黄药膏及小夹板,一天的用量就极大。为此,沈老板专门雇了个人,名叫罗济平,每日坐在石筱山诊所抄方子,下班前统揽石氏所有方子拿回大昌药行配制。久而久之,罗济平师从石筱山,也成了一位稍有名气的伤科医生。

为了与这几家重要的诊所拉好关系,沈老板经常在这些诊所之间走动,熟悉各家的情况。当时朱汝功正寄居在延安路三德里她的表姐夫王士良诊所。陆、朱两人经沈老板一手撮合,1943年两人结为伉俪,以后相互切磋医技、医理,共同执诊针灸事业数十载,成就了一段佳话。

陆瘦燕针灸诊所因业务不断发展,福德里单开间三层楼房已不敷应用,后搬迁到金陵中路119号双开间三层的楼房,一楼为诊室,二楼为拔罐室,三楼是居室。该房屋原是椿森木行的门面房,后面为木行堆栈;因堆栈被一场大火焚烧,故转租给陆瘦燕先生开诊所。说来也怪,自从诊所搬至该门面房后,门诊业务越做越兴旺,每日从早到晚门庭若市,排队挂号候诊者众多,据高老回忆日诊量高达800多人次,陆瘦燕针灸大师名声大噪于沪上。

还有一家是龙门路金陵路口老首安里的朱果人针灸诊所,朱故世后由其外甥马有白接任,其特色是"古法针灸"。后因经营不善而别谋营生。朱汝功盘下该诊所,继续接诊。不知何故,该诊所经几任针灸医师坐诊,业务量始终不好,想来是诊所的风水不佳。陆瘦燕先生与朱汝功结婚后,朱汝功的针灸诊所搬到金陵中路110号门面房,与陆瘦燕先生的诊所遥相对应,每当陆瘦燕针灸诊所额满坐不下时,常让患者到马路对面的朱汝功诊所治疗。

陆氏针灸擅长针刺手法,遵循传统的爪切捻转进针法,但陆瘦燕先生尊古而不泥古,他改良针具,推崇毫针和温针,主张针灸结合、针药结合,注重经络,讲究切脉,辨证施治,不遗余力地推广针灸知识。解放初期,陆瘦燕先生与朱汝功共同举办新中国针灸研究社,面向全国各地招收门生,在大晚报开辟燕庐医话专栏,普及针灸知识等,做了许多有利于人民健康的事。

20世纪40年代,八仙桥以陆瘦燕、杨永璇、赵荣麟为代表的针灸三大家,他们以不同流派的针灸特色、卓越的医术和良好的治疗效果赢得了广大患者的信任,故当时上海市民很自然地形成"打针灸,到八仙桥"的说法。

以后又有一些针灸医生陆陆续续地搬迁到这一地区开设针灸诊所。如金陵中路八仙坊,就在福德里隔壁弄堂,有周诚针灸诊所;宁海路龙门路口有顾鸣一针灸诊所等,这样,逐渐形成了八仙桥地区以金陵中路为中心的针灸一条街。

大约是在1960年,这些私人诊所经过整改,走进了国家和集体大医院,彻底改变了医疗经营模式,逐渐成为如今具有现代化医疗设备的大型中医院和综合性医院的针灸科,能更好地为广大群众服务。

随着历史的发展和变革,八仙桥针灸一条街已慢慢淡出了上海市民的视野;但是它见证了上海中医针灸事业的发生、发展,以及繁荣的各个时期;同时,作为传统文化的中医针灸一条街,也在上海的历史上记下重要一章,并为子孙后代留下永不磨灭的记忆。

传统手工制针法及配方

20世纪40年代,苏州还没有一家制针厂,针灸诊所用的针都是自己手工制作的。当时的针灸医生大多用的是马喇铁针,稍有考究的用银针,而陆瘦燕先生对针的材质非常考究,用的是金针(材料配比:赤金15克、真紫铜12克、银3克)。

陆瘦燕先生所用金针是自己拿金条和银块送到厂家去加工、拔丝,然后由他的入室弟子高正按照传统手工制针法进行制作的。陆瘦燕先生对针具的讲究,不仅体现在材料上,也体现在针尖的制作上,他要求针尖必须做成小圆头,不能太锐利,否则会碍气伤血,并产生疼痛。制作时将加工好的针丝,固定在两只靠背椅的靠背上(两椅分别置于房间的两端),两头用重物坠着针丝,使针丝挺拔,然后用缠针柄用的铜丝,对折成两头等距,中心位置在缝衣针上绕3~4圈(即针尾的头),然后左手捏住缝衣针,针尾头旁靠在绷紧的针丝底部,将对折的针柄丝分开,右手将针柄丝向一个方向卷,直到铜丝卷完为止。另换一根铜丝离开前一根针头部4 cm,用同样的方法缠绕,当整个针丝做完后,把一只只的针丝剪断落料,然后用一块红木板,一把三角锉,左手握住针柄,针身按在红木板上面,用三角锉将针尖锉成圆形的小圆头。必须注意的是锉时左手握住针柄不停地转动,做到边锉边旋转,最后到油石里磨光滑，右手持针柄，一边磨一边前后转动，否则磨出来的头偏向一侧，针尖不圆滑。然后用一块红木板和一根竹管，右手持针柄，将针身放在红木板上面，左手将竹管压在针根部，右手用力将竹管下针身拉出，重复拉几次，针身自然会挺直。最后一步将针尾头向前弯曲，使针身露在针尾头部分也如上而弯曲，这样针身不会与针柄脱离，到此制针工序毕矣。

直至20世纪50年代，苏州只有一家任家记的私人制针作坊来诊所洽谈制针业务，诊所自己制针的日子自此结束，传统的手工制针告别了历史舞台。

陆氏针灸学术思想和流派特点

陆氏针灸流派是我国近现代国内外影响最大的针灸流派之一[1]。2009年6月"陆氏针灸疗法"被列入"上海市非物质文化遗产名录"，2011年5月被列入"国家非物质文化遗产名录"。该流派具有较完善的针灸学理论和方法学体系，为我国近现代针灸医学的复兴与发展作出了重要贡献[2,3]。

一、研究阐发经络、腧穴理论，并以此为辨证论治的主体[4-6]

"陆氏针灸"重视对经络、腧穴理论的研究。经络学说的起源和针灸的关系十分密切，经络学说用于指导临床实践，以针灸为最早，其后随着中医学理论的发展，才广泛地被应用到各科中去，因此经络学说从孕育、诞生到发展，皆与针灸息息相关。如失去经络学说的指导，临床实践中就会迷失方向，缺乏理论依据，在千变万化的病例面前，必然不知所措。因此，陆氏深入整理研究经络理论，在临床上从诊断到治疗，无不贯穿了这一学术思想，并对一些争议较多、众说纷纭的问题，如经气的意义、经脉元气和脏腑腧穴的关系，十二经脉同名经相接的关系，十二经脉与奇经八脉的交会关系，十二经脉病候的病理解析等，都做了深刻的阐发，为针灸教学和临床长期存在的一些悬而未解的问题，提供了理论依据，促进了经络理论的不断完善和提高。

二、全面切诊，整体治疗，注重肾气和胃气对人体的影响[7,8]

对四诊的运用，特别重视切诊，认为切诊在针灸临床上不仅是诊断疾病的重要手段，而且也是选穴位、论补泻、别深浅、辨忌宜的主要依据，运用正确与否，对提高针灸疗效有直接关系。故提出除切寸口脉外，还应候"肾间动气"以察元气的盛衰，切"虚里之脉"以诊胃、宗二气，重"太溪""冲阳"之脉，辨疾病的转归和预后。而颔厌脉候清空,太冲脉候肝气,诊寸口须详察左右偏胜,并应仔细切按经脉的皮部及有关的腧穴,如此全面切诊能掌握患者的整体情况,帮助正确辨证,故疗效往往较好。

三、权衡缓急,处方配穴有常有变[9]

针灸处方配穴,和内科处方用药一样,有其一定的组成规律,绝不是病哪针哪,而要整体辨证,识别标本,权衡缓急。一般以局部和邻近病所的腧穴为主穴,以经络循行所到之处四肢的腧穴为配穴进行处方,其常用的配穴方法有俞募配穴法、表里配穴法、纳支配穴法、刚柔配穴法和对症配穴法。至于古人针对"东方实""西方虚"而提出的泻南补北法,则当属一种权宜之变通方法。东方实即木实,西方虚即金虚,泻南即泻火,补北即补水。在木实金虚的病理机制下,木实生火,火实克金是必然的,因此治疗上必须泻火救金以制肝木,这是实泻其子之法。但金虚何以不补土母,而要补水呢? 因为在土平无恙的情况下,补之使实,则有制水之忌,水亏无以克火,火旺则更伐金,如是非但不能取得治疗效果,反而更造成恶性循环,所以提出补水,水不虚则可制火,火衰而不烁金,则金虚得治,金坚而能制木,则木因而平矣。

四、重视爪切,善施行气、补泻手法,并对刺法理论作了深刻的阐发

陆氏针灸重视爪切进针法,认为这种进针方法有四个作用: ① 能使患者减轻疼痛或不觉疼痛;② 能正确取穴,不致偏离;③ 能宣散血气,避开血管或器官;④ 便于施行各种针刺手法。

正确运用针刺手法是取效之关键,尤其在治疗脏腑病时,运用补泻手法,疗效确比不用补泻手法为佳。

(一) 对针刺手法提出科学的分类[10,11]

手法分三类:基本手法、辅助手法、复式手法。

手法作用分三类:候(催)气、行气、补泻3类。

创建五种行气针法:"捻转行气法""提插行气法""呼吸行气法""按压行气法""针芒行气法"5 种,填补了近代针灸文献的空白。

(二) 对"烧山火"与"透天凉"的研究[12-14]

从源到流,从理论到操作,作了深入而精辟的讨论,并将这两种手法的具体操作方法做了考究,并进行了临床和实验研究。不仅使古老的技法得以薪传,而且通过实验研究认识到,两种手法的作用在主观的感觉变化过程中,有实际发生

的生理过程和物质基础。陆氏针灸可以说是针灸学科现代实验研究的先驱者，这在当时无论是国内还是国外均居领先地位，亦为以后经络及手法的研究提供了思路和借鉴。

（三）对"行气针法"(导气针法)的实验研究[15]

初步证实了感觉循行的定向性随手法不同而有显著差别，且不同的施术者存在着效果的差别。将古老的针刺手法与现代的实验方法相结合，开创了针灸实验的先河，为日后开展实验针灸学积累了经验，打下了基础。

五、针法与灸法并重，辅以中药，进行综合治疗[16,17]

针灸包括针刺和艾灸两种治疗方法。针刺和艾灸各有所长，或针，或灸，或针灸并用，再辅以中药，根据病情的需要，选用得当，皆能获得显效。陆瘦燕先生在《略论针刺补泻手法的探讨》一文中详细地谈到针灸并用的方法："凡虚实相兼的病症，如上虚下实，或上实下虚等，若针与灸适当配合，有各取其长的良好效果。一般是一天针治，一天灸治，交替使用，既能起针刺调气的作用，又能收艾灸温行的效果，疗效则比单纯针刺或单纯艾灸为显著。至于针与灸的间隔次数，应结合对象，适当施行，或针二次灸一次，或针三次灸一次，需要灵活掌握。"

六、习用毫针，提倡温针、伏针、伏灸[18]

习用毫针，认为毫针纤细灵活，进针时可减少疼痛，运针时施行手法方便，肌腠损伤较少，不伤正气，因此比其他针具安全，可用于全身各穴。

温针不但有温行经气的功效，还有帮助加强手法的作用，因此，应大力提倡使用。温针和灸法是截然不同的两种治疗方法，温针的作用是取其温暖，借以帮助针力之不足；而灸法是取艾火之灼热，振阳温经而起陷下。

伏天天气炎热，人体腠理开疏，阳气旺盛，此时或针或灸，能使伏留筋骨深处的外邪随汗外泄，无论补虚泻实，均可收到事半功倍的效果，这也成为陆氏针灸流派的又一特色。

针灸起源之我见

针灸，是针刺和灸疗的合称，起源于中国原始社会的氏族公社时期。针灸学，是以中医学理论为指导，运用经络、腧穴理论和刺灸方法以防治疾病的一门学科。针灸历史悠久，在长期的医疗实践中积累了丰富的经验，形成了适应证广、疗效明显、操作方便、经济安全等特点，数千年来为中华民族的繁衍昌盛作出了巨大的贡献，并越来越多地受到世界各地人们的喜爱。

关于医学的起源，目前主要存在四种不同观点，即"医源于圣人""医源于巫""医源于动物本能""医学起源于劳动"，可分别简称为"圣人说""巫术说""本能说""劳动说"。我国医学史界（以全国高等医药院校统编《中国医学史》教材为代表）长期以来公认"劳动说"，而否认其他观点。一般教科书认为，针灸学是古代医学家和劳动人民在长期的生产实践中与大自然和疾病作斗争的经验总结。当人们在使用石器过程中，常常被飞起的碎石片击中身体某部位而受伤；在采摘野果和围猎野兽过程中容易受到意外创伤，这时却意外地使身体某些部位原有疾病的病痛减轻或消失，但在现实生活中何曾听闻过某人因碰伤使其原有疾病得以缓解和消失？如果是这样，那么一个烧伤90%的患者，他原有的一切病痛是否能够治愈呢？因此高老认为，这种偶然的意外的个别现象并不足以形成针灸疗法的起源。

西方一些著名医学史家大多认同，医学源于动物本能这一观点。中国学者在千年前已有这一论述，唐一书《朝野佥载》中说："医书言虎中药箭，食清泥；野猪中药箭，逐荠苨而食；雉被鹰伤，以地黄叶帖之……鸟兽虫物，犹知解毒，何况人乎？"所有的动物都具有自我防范、避免损伤、主动医治、调节自愈的本能。生物体的本能医疗行为是适应生存的需要，并且在进化过程中不断完善。为了减轻疾病的痛苦，原始人（包括现在的动物之类）开始可能是使用某些本能的方式来治疗，其中的部分内容现代人仍然保存着，如敲打或按摩病痛部位等。有了生命，就有医疗活动。可以说本能医学是动物界普遍存在着的一种最原始医学，如野生大象和鹿在受伤后会用伤处摩擦樟树树干，用渗出的树汁涂抹伤口以止痛和促进伤口的愈合；《兽医学》记载，猪经常在树干等处摩擦腹部，很可能是因为蛔虫引起的腹痛；鹤用嘴汲水插入肛门导便；按摩可能是源于模仿飞禽走兽的"打架"动作。但是动物本能救护行为一般很难发展成为一类有意识的、自觉的、较系统的医疗救护行为，千百万年来动物的救疗本能行为基本上依然在原地上踏步。但是，动物趋利避害、自救自疗本能，既驱使动物对伤害和病痛做出一些基于反射的无意识的简单应对，也促使人类做出一系列有意识、有选择的应对。它经历了一个由偶然到必然，由被动到主动，由不自觉到自觉，由无意识到有意识的运用过程。人类在进化过程中具备思考能力之后，才可能把本能的医疗保护行为转化为自觉的经验积累。

人的本能，是指人类与生俱来的、不需教导和训练的、天赋的一些行为和能力。这里的人，指的是自然人；本能，是人人都具有的。人和动物一样，有求生和保护生命的本能。人们遇到疾病和意外创伤，自觉或不自觉地去探求解除痛苦、恢复健康的方法,也是必然的。在所有的世界医学史研究著作中,普遍认为体表刺激疗法在古代医学系统中占据了一定的位置。人类最早的外治法工具就是自己的双手,只要给穴位或疾病的反应点一个刺激,通过经络、腧穴的良性调节作用,就能治疗疾病。如欧洲语词中,有代表皮肤介入损伤性刺激疗法的割治法和代表皮肤热灼刺激疗法的热灼法;另外一类是无损伤的皮肤刺激疗法贴敷药膏疗法和拔罐疗法。古埃及 Ebers 医学纸草文成书年代在公元前 1534 年左右,记载了典型的以胃痛不适为症状的冠心病心绞痛病例,并沿左上肢和胸前区出现牵涉痛。在服用草药的同时,按摩牵涉痛区的上肢可以得到缓解。希克波拉底的著作中广泛使用热灼法,将火绒棉卷成棒状,点燃后施以皮肤表面,使皮温慢慢升高,这种治疗坐骨神经痛的方法与中国“温和灸”相似。不同地域虽采用主动治疗的手段不尽相同,但大多属于机械的、温热的刺激疗法。

针灸医学发源于中国,几百万年前,我们祖先慢慢地学会了制造简单粗糙的石制工具和围猎武器,再加上火的应用,从而为针灸治疗疾病奠定了物质基础和实践基础。人类与其他物种的根本区别,恰恰在于随着自身智慧与文化的进化,自然环境对人类生存健康的影响逐渐减弱,科技文化作用却越来越大。从最初使用自己的双手,到使用简单的工具、合适的工具,进行有益的行为,逐渐变成生活经验被保存与传授。针灸疗法的形成同样也经过了很长的过程。

针法导源于古代的砭石——利用不同形状的石块磨制而成的一种医用器具。尖锐的可用来刺血、排脓,最为常用;刀形的可用来切割;棒形、圆形的可用于按摩和热熨。砭石治病来源于中国东部沿海一带以渔业为生的民族,《素问·异法方宜论篇》说:“东方之域……其病皆为痈疡,其治宜砭石。故砭石者亦从东方来。”东汉《说文解字》释曰“砭”以石治病也,可见砭石治病即是针刺治病的萌芽阶段。《山海经》中记载:“高氏之山,有石如玉,可以为针,光芒四耀,能治百病。”在人体不适酸痛时,首先想到的是按揉、敲击病痛部位,然后联想到利用石块来击打,这就是砭石之起源,这种击打只是表面的,不能深入刺激病痛部位。因此试想能否用一种尖锐的工具来刺激病痛部位,这可能就是针的起源。砭石刺病是针刺疗法的前身,继石针之后,又出现了骨针、竹针、陶针。随着冶金技术的发展,金属针便取代了砭石。随着时代的变迁,铜针、铁针之后,又有了金针、银针等。

灸法,是以艾等材料烧灼熏烤体表一定部位来防治疾病的方法。1973 年长沙马王堆三号汉墓出土的医学帛书中,有两种古代关于经脉的著作,称为“足臂十一脉灸经”和“阴阳十一脉灸经”。1984 年湖北江陵张家山汉墓出土的竹简中也有同样的记载,称之为《脉书》,这是现存最早的经络学文献,其命名为“灸经”,

这也提示我们,灸法的起源比针法的起源要更早些,可推溯到人类对火的发现和运用。灸法的发明与寒冷的生活环境有密切联系,据《韩非子·五蠹》篇记述:"上古之世……民食果蓏蚌蛤,腥臊恶臭而伤害腹胃,民多疾病。有圣人作,钻燧取火以化腥臊,而民说之,使王天下,号之曰燧人氏。"《素问·异法方宜论篇》记载:"北方者,天地所闭藏之域也。其地高陵居,风寒冰冽,其民乐野处而乳食,脏寒生满病,其治宜灸焫,故灸焫者,亦从北方来。"唐代王冰注云:火艾烧灼,谓之灸焫。人们发现某些寒性病痛在烤火取暖后可以缓解或解除,风寒湿痹者燥湿即舒,人们联想到是否用火来熏灼患处以达到治病的目的,这可能是灸法的起源。

经过长期的经验积累,发明了灸法和热熨疗法。灸字,由久、火两字合成,其含义即指长久时间以火治病。起初用松、柏、竹、桃、榆、枳、桑、枣"八木之火"施灸,见于《黄帝虾蟆经》。后因其副反应较大,不宜长时间灸疗,久则伤血脉、肌肉、骨髓,后来才发现用艾叶做成的艾绒,易于引火缓燃而不起火焰,更适用于灸,遂使艾灸世代相传,沿用至今。

针法、灸法、刮痧、按摩、拔罐等,都属于外治疗法,应该都是从简单的体表刺激疗法发展而来。医学源于本能,又高于本能,不把本能的医疗保护行为转化为自觉的经验积累,便不会有医学产生,针灸疗法同样如此。至于先有针还是先有灸,从文献记载看,灸早于针,但高老认为,自从有了人类以来,地球形成的山和石是大自然中早已存在的,直到燧人氏钻木取火之后才有火的利用,从这样的推理应该是针先于灸,是否恰当望同道和爱好针灸的贤达指正。

穴位的"双向调节功能"

穴位的双向调节功能这一观点是用来解释穴位功能的一句时髦语。这是真的吗?以下观点可供针灸界有识之士思考。

合谷配复溜在临床上既能止汗又能发汗;合谷、曲池既能降压又能升压;足三里既能促进胃肠蠕动,又能抑制胃肠蠕动等,对这种截然相反的治疗功能有人提出质疑,甚至蔑视中医学理论。

自从有了穴位有双向调节功能这一观点以后,对上述观点解释得清清楚楚、天衣无缝、无懈可击。事实真是如此吗?针对这一观点,高老回忆年轻时所学的东西,反复阅读有关针灸古书,试图想为这一观点找到一些理论依据,但苦思冥想,回忆所及,认为穴位只有它的主治功能,从来没有学到有双向调节功能这一说法。最后在《针灸大成·第八卷汗门》篇中得到启发,《针灸大成》云"多汗,先泻合谷,次补复溜;少汗,先补合谷,次泻复溜"的记载,再则不少针灸医生在继承古代针灸治疗方法的基础上,用现代科学方法对针灸治疗方法、穴位主治功能和针刺手法进行大量的临床观察和实验研究得出这样一个结果:热补手法针刺合谷能引起血管舒张反应,从而达到降低血压的作用;用凉泻手法针刺合谷则出现血管收缩反应,从而起到升压的作用。由此可见,穴位的双向调节功能是用不同的补泻方法来完成的,不是穴位本身存在双向调节的功能。不难看出,诸如曲池的降压与升压、足三里的胃肠的蠕动亢进与抑制,也必须通过不同的补泻手法才能达到其双向调节的功能。所谓穴位具有双向调节功能,只是现代人提出的个人观点而已,观点的正确与否只能各自领悟。

有人提出,药物也有双向性,针灸穴位难道就不能有双向性吗?那么中药有没有双向性,下面举例来佐证究竟存不存在药物的双向作用:如三七能活血又能止血,不错三七是有这种功能,但我们要知道,三七既然有活血的功能怎么又能止血呢!试想血滞或血管堵塞,以致血管内渗透压的升高,渗透压升高血就会往外渗出而造成出血的症状,因此三七的止血功能是通过活血来使血流畅通,血管内环境得到改善,渗透压趋于平衡状态而达到止血作用。又如麻黄能发汗且又能止汗,麻黄本身只能发汗,能止汗的是它的根部,因此麻黄也不具有双向性。又如我们在治疗出血病时,使用止血药无效时,往往会加入一些疏肝平肝的药物而达到止血的效果。因此治疗出血的患者时,不能把所有止血功能的药物堆积在一起治疗出血的患者,这样血管内会产生大量的凝血酶原,迅速地把出血的部位凝固起来,血虽止住了,但血流动不畅,重则会造成血栓斑块的形成,因此中医治疗不能就事论事,而是要辨证论治,在止血药中根据不同病情,适当采用活血、平肝方法来治疗出血患者,往往有很好的疗效。那么这些活血、平肝疏肝药物除去它本身的药物功用外,能说它也具有止血的双向功效吗? 显然不能。

由此可见,穴位在功能上不具备双向调节作用,穴位的双向调节作用是通过不同的手法来实现的。中药的双向调节功能也是如此。

辨证论治与选方配穴

中医和西医是在两个不同的历史时期发展起来的两门科学,各有特点,自成体系。

祖国医学之所以是一个伟大的宝库,千年不衰,是因为中医学的理论体系,是在古代朴素的辨证论治思想指导下,长期观察生活现象、病理现象和治疗效果的基础上,结合内脏的直观剖视推理出来的。经过长期临床实践的检验和修正,终于形成指导临床实践的理论体系。

有人曾经这样说过"熟读王叔和,不如临诊多"。当然这种说法是不全面的,但也有可取之处,学习任何一门科学,都必须从理论到实践、从实践到理论的多次反复,从祖国医学来讲,要更多地从事医疗临床实践,实践是检验真理的唯一标准。所谓临床实践,就是要学会"辨证论治"的本领。下面谈谈对这方面的肤浅的看法。

一、何谓"辨证论治"

"辨证论治"或"辨证施治"是中医诊治疾病最重要的指导思想。"辨证"就是怎样认识疾病,"论治"就是怎样确定治疗。"辨证论治"是中医看病的方法,也是中医看病的过程。

什么叫"证"? "证"是通过望、闻、问、切四诊得来的各种资料,进行综合分析,运用八纲辨证、六经辨证、脏腑辨证、经络辨证、病因辨证、卫气营血辨证等方法,对疾病进行"去粗取精、去伪存真、由此及彼、由表及里的分析",归纳、推理、判断的综合。

"证"又叫"证候""病证",是对疾病的一种理性认识,"证"的产生是体内矛盾斗争过程的表现。矛盾的一方为致病因素及其导致的病理性损害,矛盾的另一方为抗病能力和抵抗损害的生理性防御反应。用中医学的术语来讲可以概括为"邪正相争",矛盾双方在疾病过程中不断斗争、不断变化,直至疾病恢复(转化为生理过程的矛盾)或死亡,斗争才会停止。

健康与疾病是相互矛盾的两个方面,"证"的产生标志着健康状态的反常、疾病状态的形成,也就是机体内、外环境失去正常关系。机体在健康状态时,其内部脏器之间的关系相对恒定,内外之间的关系处于相对的统一之中,也就是人体阴阳的相对平衡;疾病状态出现时,人体的阴阳失去相对平衡,而使机体对周围环境的适应能力降低。阴阳一旦失去平衡,就表现为一定的证候。

"证"与"症"有什么不同? 中医所说的"证"与现代医学所指的"症"是两个理论体系的两种概念。"证"与"症"的不同之处在于它是临床现象、病理现象和诊断的综合概括,所以说"证"是论治的前提和依据。

"症"指病症而言,症状是人体因患病而表现出来的一种异常状态。症一般分为自觉症状和他觉症状两种。自觉症状如头痛、发热、咳嗽、关节酸痛、腹痛、腹泻等;他觉症状如身热灸手、四肢厥冷、压痛、舌苔、脉搏等。例如,一个痢疾患者可以出现腹痛腹泻、里急后重、大便脓血、血多脓少、发热口干、不欲饮、苔黄腻、脉滑数等症状,在这诸多症状当中通过四诊合参、辨证论治,属中焦湿热积滞证,应清热利湿导滞,取穴上巨虚、天枢、关元(上巨虚在足三里下3寸,为大肠经的下合穴,主治脏腑之病,天枢为大肠经募穴,两穴相配能通利肠腑湿热;关元为小肠经募穴,可以祛除其积滞的作用)。

从以上举例可以看出"证"与"症"是两种完全不同的概念。"证"的中心思想提示了治疗措施,这是中医治病的特有方法,非其他医学所能比拟的。

二、辨证与辨病

"病"与"证"的概念不同,但是两者研究的对象是一致的,因此有可能把两者结合起来,这样有利于对疾病本质的认识,从而提高诊断与治疗水平,但是这里要说明的"辨证论治"不等于中医对具体疾病没有认识,或者认为中医只会"辨证"不会"辨病",这种说法是极其片面的。很多疾病,中医早就有了正确的认识,如麻疹、痢疾、疟疾、脚气病、夜盲症、地方性甲状腺肿、乳癌、中风等,与现代医学临床认识是一致的。中医对"辨病论治"早有认识,例如,汉代的《金匮要略》一书,就以"胸痹心痛短气病脉证并治"作为篇名,在认识这一疾病的基础上,再辨出这一疾病现在表现为何证,然后立法配方(穴)。就心痹而论,书中说:"胸痹之病,喘息咳唾、胸背痛、短气、寸口脉沉而迟。"根据这些脉证,即可诊断为胸痹病,取穴心俞、内关、三阴交,方用瓜蒌薤白白酒汤。如兼有"不得卧,心痛彻背者"知为胸痹病中的痰涎壅塞胸中之证,应加取足三里、丰隆以健脾化湿,方用瓜蒌薤白半夏汤。如兼有"心中痞气,气结在胸,胸满,胁下逆抢心"者为胸中气滞、肝胃气逆之证,则应通阳散结、降逆平肝治之,取陷谷(胃经输木穴)、太冲(肝经原穴)主之,方用枳实薤白桂枝汤(薤白汤加枳实、桂枝、厚朴)主之。如兼"心中痞,诸逆,心悬痛"者,则为寒饮内停之证,应以通里、丰隆、关元等穴治之,方用桂枝生姜枳实汤主之等。这说明中医看病既辨证又辨病,然后随证加减,不能墨守一方一穴,如对一时尚不能辨出病名的一些疾病,只通过辨证也能进行治疗,反之有些疾病西医确能诊断出病名来,但目前尚无良好的治疗方法,如神经症、癔症、类风湿关节炎、再生障碍性贫血等,中医同样可以根据辨证论治的方法进行治疗,往往取得一定的治疗效果。对这种治疗方法,目前西医也认识到这一点,如对高血压病,也认识到只强调降压治疗则会走向其反面,提出在治疗时应放在积极扶持机体的自身调节能力上,这与中医在几千年前《素问·六微旨大论篇》所提出的"亢则害,承乃制,制则生化"(指过亢而为害者,须抵御而令其节制)的理论是极其相似的。五行学说认为,事物有生克制化的关系,用以解释人体生理平衡的调节,若有生而无克,势必亢盛至极而为害。因此应该抵御这种过亢之气,令其节制,才能维持阴阳气血的正常生发与协调。

三、标与本

标与本是主与次的问题,也是我们辨证论治时要注意的方面。中医治病有个原则,叫做"急则治其标,缓则治其本"。一般来说正气与邪气,正气为本,邪气为标;以发病的次序来说,先发的病为本,后发的病为标;从病因与症状来说,病因为本,症状为标;以脏腑经络而论,脏腑为本,经络为标等。例如,长期阴虚发热,忽然喉头肿痛,水浆难下,这是阴虚发热为本、喉头肿痛为标;如果喉头肿痛严重有窒息的危险,窒息便成为主要矛盾,应去治疗喉头肿痛的标症。一般情况下治病务求其本。

例 1. 张某,男,9 岁,学生。

【问诊】 住宿每日清晨尿床,白天剧烈运动或看电视时情绪兴奋,小便则不能控制而遗出。数年来尝试上海市各大医院服用中西药物及针灸,均未见效。

【望诊】 发育一般,消瘦,面色潦白,有青筋,舌质舌苔均未见异常。

【切诊】 脉濡弱无力,左尺略沉,右尺软弱,腰骶部有压痛,X 线诊断为"骶椎隐裂"。

【辨证】 患者每于清晨拂晓遗尿,结合脉尺部沉弱,以及肾外应于腰、开窍于二阴的原理,此为肾虚无疑。尿贮膀胱,肾司开阖,肾与膀胱相为表里,主水。若肾阳虚衰,对水液不能正常气化,泌尿失职,根据辨证属肾阳虚衰、膀胱开阖失司之证。

【治法】 温补肾阳,固摄下元。

【取穴】 关元、中极、列缺、次髎、三阴交、阳陵泉。

【方义】 关元为足三阴经与任脉之会,中极为膀胱经之募穴,次髎能激发膀胱经的经气,并投以温补肾阳、固摄下元之剂(熟地黄、桑螵蛸、制附片、肉桂、淫羊藿、乌药、覆盆子、玄参、锁阳、鸡内金、川断、益智仁)。

【按语】 本病治疗之所以无效果,是因为辨证不够确切,未尝针对病因,本病病因是骶椎隐裂而影响肾阳虚损,加上日间喧笑遗溺,说明筋脉有松弛现象,故取阳陵泉,经 10 次治疗,病情明显好转,日间喧笑遗溺已除,偶见夜间略有遗出。

例 2. 法某,女,56 岁,家庭妇女。

【问诊】 素体关节酸痛,经摩洛哥多处医院治疗,未效。本次右肩背酸痛,来院求治。

【望诊】 形体肥胖,痛苦病容,舌苔白滑,中后部微黄。

【闻诊】 无异常。

【切诊】 肩背部肌肉未见压痛及紧张感,脉弦紧。

【辨证】 肥胖体型,一般都喜欢贪凉,常汗出当风或卧床露肩,风寒之邪渐入,以致经络气血闭滞而成痹,诊断为肩背神经痛。

【取穴】 风门、天宗、曲垣。

【方义】 风门有祛风的作用,为治风之要穴,取天宗、曲垣以疏肩部经络阻滞。

【按语】 本病初起时作为一般肩背经络痛来处理,经多次治疗症状未见改善,后又追询病史,得知该患者有胆囊炎史,说明本例取穴没有抓住疾病的本质,加取胆俞、日月,这是一种俞募配穴法,陵下为经外奇穴,又名胆囊穴,在阳陵泉下2寸,治疗胆囊炎之有效穴。复诊时症状顿减,正如《黄帝内经》中有这样一例记载"知标本者,万举万应,不知标本,是为妄行",我们在临床上进行辨证论治,必须熟练掌握这些理论,以提高辨证论治的水平。

四、局部与整体

整体观念是中医看病的又一个特点,中医通过阴阳五行、脏腑、经络、营卫气血等学说,把人体的生理病理、内外上下、器质功能、物质精神等都联系成为一个整体,故中医的脏腑并不是形态学的分类。因此,中医在辨证论治时把人体看作是一个有机的统一整体,这与用局部观点进行观察疾病不同。例如,鹤膝风一病,西医称之为骨结核,认为治之须截肢。而中医从整体观念出发,认为鹤膝风是由于三阴虚衰,风、寒、湿邪乘虚袭于筋络关节空隙之处,若不及时治疗或治疗不当,斯成痼疾。

例1. 高某,女,22岁,织造厂工人。

【问诊】 主诉左膝关节酸痛,行履滞重,登高尤甚,伸屈不利,腰膝酸痛,腹胀带下,左膝肿胀,上、下肢瘦削,形如鹤膝,病缠半年有余,X线诊断为骨结核,须截肢,后经友人介绍延余治疗。

【望诊】 腿足枯细,膝头肿大,无焮红灼热,舌苔薄白。

【闻诊】 言语清楚,发音略低。

【切诊】 膝头肿大,按之应指,是辨脓方法。按之手起即复者有脓,不即复者无脓。脉弦滑无力,尺脉沉。

【辨证】 "风寒湿三气杂至,合而为痹也……"湿胜者为着痹,浮肿重坠,湿邪入骨,斯成骨痹。肾主骨,故腰酸带下,足膝亦为肾所主,察其症状较重,尺脉沉滞。得知患者经常去游泳,知为湿邪入侵而为骨痹,关节变形。四诊合参,诊断为鹤膝风无疑,俗称穿骨流注。

【取穴】 肾俞、膝关、膝眼、鹤顶、阳陵泉、阴陵泉、足三里、绝骨、三阴交。

【方义】 肾俞能温通肾阳以散寒;膝眼、阳陵泉以通利局部关节;膝关、鹤顶有治疗鹤膝风的作用;阴陵泉有益肾利湿、行气消肿之功;足三里有健运利湿的功能;三阴交补三阴经虚损,利湿而消肿,取绝骨乃髓会绝骨之意,并投以阳和汤加减(熟地黄、白芥子、鹿角胶、肉桂末、姜炭、麻黄、生甘草、生黄芪、穿山甲、皂角刺)。

鹤膝风虽有外形可见,而病之源多在内,外形是全身病变的一种外在的局部表现,从医疗实践证明,在治疗本病时以"内消为贵",从局部来看,应该是内外相辅。祖国医学认为本病与肾有密切关系,肾藏精,肾为一身元气之脏,鹤膝风的发生与肾阴亏损有着直接关系。因此,在治疗时非温不可、非通不可、非动不可,而温、通、动的目的就是要促进血液循环,经过 6 个月的治疗,患者关节肿胀消退、活动便利,体质亦有所增强,身体也胖了许多,并恢复参加了工作,后来她学了医在厂医务室工作。

针刺手法之探讨

针刺手法是针灸医师在施术过程中一个核心技能,手法熟练与否直接关系到针刺效果。我们针灸医师和其他医师不一样,因针灸既是一门医学科学也是一门艺术医学。为什么说它是艺术医学呢? 因为这个学科必须通过手工操作才能实施。手工操作的东西每个人手法都不一样,同一种疾病同一张处方各人所产生的效果不一样。即使同一位医生,今天操作与明天操作也不一定是同样的。那些针刺手法功底深厚的医者会产生很好的效果;反之效果不佳。因此可以称它为一门艺术医学。

一、进针手法

讲到手法,自然而然会想到是补泻手法,其实不然,针灸手法至少包含三个内容:即进针手法、辅助手法和补泻手法。这三者相辅相成,缺一不可。但是在实际工作中,大家只重视辅助手法和补泻手法,对于进针手法很少叙述。

关于进针操作手法,在《标幽赋》和《难经》讲得很清楚。其中《难经》第六章针法,专述补泻手法、针刺压手、治未病,以及出留针等论述比较详细。《黄帝内经》对进针操作手法的描述则散落在各种补泻手法之中，如《灵枢·邪客》篇："持针之道，欲端以正，安以静，先知虚实，而行疾徐，左手执骨，右手循之，无与肉果。"这就说明了针刺操作时态度要端正，心神安定，在进针时，左手按照骨度法寻找或固定其穴位，右手持针，刺入时轻而缓，渐渐捻转进针，不要用力过猛，又忌重按刺入，然后捻针。目前有许多医生用直刺进针，然后捻转。他们的理论依据是进针速度要快，不痛之因，然后再施以捻转进针，有的甚至不加捻转直入直出。殊不知，快不等于不痛，慢不等于痛，两者不能成正比，关键是术者的指力功底、手法熟练，小幅度捻转进针符合中医学的阴阳原理。针刺的核心问题始终贯穿着一阴一阳，一乾一坤，一迎一随，这是针灸工作者精髓所在。那种直刺后捻转是违背了阴阳迎随之基本法则，在某种程度上也会影响着治疗效果。大指向前（左转）代表乾、阳、随；大指向后（右转）代表坤、阴、迎。直与捻仅一字之差，可不要小看这直、捻二字，微妙之处就在这里。我们中医学理论是建立在朴素的哲学思想上的，其核心是阴阳学说，以阴阳的千变万化来解释宇宙万物，也用来解释人体的生理、病理功能。这一转一捻有这么神奇？有些人不信。古老的中国有些东西说不明道不清，如中国的烹饪是世界有名的，这也是一种中国特有的饮食文化。譬如烧茄子与烤夫，手掰的与刀切的烧出来的口味就不一样。为什么？说不清。只知其然，而不知其所以然，但是我们要明白一个道理，就是求同存异。我们要学习一门医学也同样如此，刀切与手掰，刀切是大同，而手掰则是小异。大同大家都知道，我们学习就是要学习他的小异。

　　《素问·离合真邪论篇》指出"必先扪而循之，切而散之，推而按之，弹而怒之，抓而下之……"《难经》指出"知为针者信其左，不知为针者信其右，当刺之时，必先以左手压按所针荥俞之处，弹而努之，爪而下之"。这说明针刺时必先揣摸应刺部位的正确位置和押手的重要性。《医宗金鉴》说"凡下针，用左手大指爪甲，重切所针之穴，令气血开，使针不伤荣卫也"。这种进针方法等同于《针灸大成》辅助手法中的揣法，"揣而寻之，凡点穴，以手揣摸其处"。也就是说，针刺之前，先用手揣摸患者躯体，以探索穴位的正确位置，随后下针。你不通过揣摸，你怎样知道穴位在哪里呢？以内、外膝眼为例，这两个穴位凹陷处很大，那究竟刺在哪里呢？你不通过触摸，怎么知道凹陷最深处就是其穴呢？又如太阳穴，它的位置是在眉毛与外眼角之间而后一横指，有的人其处是骨，他的太阳穴应在眉梢外以凹陷处为准；又如骨性标志，各人也各不相同，差别很大，位置各异。有的人腓骨头很不明显，它的位置有高有低。又如肩峰，有的人很明显，一望即知，有的人要通过揣摸才能得到；再如耳后乳突，也有高有低，有前有后，很不统一。同时，人的皱纹也不一样，有深有浅，至于人的手掌纹和手背上的血管排列也各不相同。这些标志的差异,如果不通过揣摸,哪里会知道呢!由此可见,左手所起的作用除了固定穴位,方便进针,避让血管、神经,宣散营卫之气,毋令与针相忤,以及减少进针痛楚之外,最重要的是起到寻找穴位正确位置的作用。若连穴位的位置都没有扎准,即使有了正确的诊断、合理的配穴和适当的手法,也是徒劳的。穴位的位置错了,不要说"烧山火",即使火山爆发也没有用。

由此可见,爪切捻转进针法有多么重要,高老的学生宋毅最近看到一篇针灸医师撰写的论文,对传统针刺手法临床应用做了一次较为全面的医师调查问卷,分析调查中发现,在临床上广泛使用的是单手进针法,选择单手进针法的几乎占了一大半;而双手进针法中的爪切进针法、夹持进针法、舒张进针法和管针进针法各只占很少一部分,如此现象,堪虑。

二、辅助手法

辅助手法,顾名思义是基本手法未能达到针刺要求时,所采用的补充手法,或在针刺前和下针后,为了达到预期的、良好的效果所采用的手法。《灵枢·九针十二原》云"刺之要,气至而有效。效之信,若风之吹云,明乎若见苍天……"因此,在临床上辅助手法也不可小觑。

但是辅助手法名目繁多,有 8 法、12 法和 14 法等。各类书籍都有不同名称的辅助手法,让人眼花缭乱,莫衷一是。所谓辅助手法是与基本手法相对而言,基本手法是指捻转、提插、进退、徐疾。因为它是针刺过程中的基本动作,所以没有列入专项来讨论。目前,常用的辅助手法有动、推、进、搓、盘、摇、弹、捻、循、扪、摄、按、爪、切 14 种。爪与切本来是一法,在《针经指南》一书中把爪与切一分为二,故称之为 14 法,而《针灸大全·金针赋》免去捻法,而增加了提法,并指出各种手法之应用,如爪而切之谓下针之法;摇而退之谓出针之法;动而进之谓催针之法;循而摄之谓行气之法;搓而去病;弹则补虚;肚腹盘旋;扪谓穴闭。

《针灸问对》则将爪法与切法合并,捻法与搓法合并,另外又增加努法,这些观点的提出,是非常确切的。陆瘦燕先生非常推崇努法,他的进针方法就是一种努法,把整个针体成弧形如弓状,具有引气的作用。以上 14 种手法,多数人认为是辅助手法,也有书本上说它是针刺操作过程中的基本手法。高老认为基本手法是指在针刺操作过程中必须具备的动作,而在临床实际应用中并没有把这 14 种方法都运用上,故应将其归为辅助手法。现将其应用和操作列于表 1。

表 1　辅 助 手 法

名　称	应　用　与　操　作
动	金代窦汉卿《针经指南》列为十四法之首，"动者，如气不行，将针伸提而已"。原于《难经·七十八难》："动而伸之，是谓泻。"
退	《针经指南》："退者，为补泻欲出针时，各先退针一豆许，然后却留针，方可出之。"意即退到浅部时，停留片刻，才可出针。
进	指在不得气的情况下，捻针进至一度深度后，以候气至的一种方法。《针灸大成》十二手法中说的"进针"是指下针时须"神气定，息数匀"并正确取穴，与此法不同。
搓	《针经指南》说："搓者，令病人觉热，向外卧针，似搓线之状，勿转太紧，治寒向里卧针，依着转法，以为搓也。"此法与捻转补泻中的左转为补、右转为泻相类似。
盘	指专用于腹部的一种针刺手法，针刺入腹部穴位后，将针扳倒进行盘转，每次盘时各运转5次：左盘按针为补，右盘提针为泻。
摇	指出针时摇动针体的一种手法。《针经指南》："摇者，凡泻时，欲出针，必须动摇而出者是也。"青龙摆尾亦用摇法，摇以行气、出针之法。
弹	指弹动针柄的一种手法。《针经指南》："弹者，凡用补时，可用大指甲轻弹针，使气疾行也。如泻，不可用也。"有的书上说，用拇指弹之，向左补也；用次指弹之，象右泻也。这么说，未免有点玄乎，其实拇指、食指都可以弹，其作用在加速行气。
捻	《针经指南》："捻者，以手捻针也。务要识乎左右也，左为外，右为内，慎记耳。"当大指向前，食指退后，称之为左转或外转；大指向后，食指向前，称为右转或内转。
循	指催气速至的一种手法。《针灸指南》："循者，凡下针于部分经络之处，用手上下循之，使气血往来也。"此法多在得气缓慢之时用之。
扪	《针经指南》："扪者，凡补时，用手扪闭其穴是也。"指出针后以手指扪按穴位无令正气外泄，是谓补法。《针灸大成》列为下手八法之一。
摄	指用手指甲掐、切、抓、捏经络部位的一种方法，是行气手法。《针经指南》："摄者，下针如气涩滞，随经络上下，用大指甲上下切循，使气血通行也。"
按	按者，插也。针刺时向下插针为按。另外，如欲使气上行，用指按在所针腧穴之下方；欲使下行，手指按压在穴之上方。正如《针灸大全·金针赋》所说"按之在前，使气在后；按之在后，使气在前"，是一种增强针感的手法。
爪	指针刺时用左手大拇指甲按压找寻穴位所在之处，然后固定穴位以便准确进针的一种方法。其目的是宣散营卫之气和避让血管、神经、淋巴管等组织，减少针刺之痛楚。
切	针刺辅助手法名。指针刺前用拇指甲切压穴位，便于进针的一种方法。《针经指南》："切者，凡欲下针，必先用大指甲左右于穴切之，令气血宣散，然后下针，是不伤荣卫故也。"

　　针刺的基本手法是捻转提插，每刺必用之法，而辅助手法，顾名思义，是一种补充式增强基本手法之不足的手法。唯爪切二法，其作用类同，因此《针灸问对》将爪、切两法合并为一，近代文献也常称谓"爪切押手"。另加一种努法，努（弩）为弓，矢为箭，所谓努法，指入针得气后，用大指次指控制针头，中指抵压针身成弩（努）机状，具有行气的作用。在临床上，基本手法是每刺之前必用之法，

而辅助手法是下针后通过基本手法操作后仍未得气的情况下择而用之。

三、补泻手法

历代书籍记载的补泻手法种类繁多,可谓是蔚然大观,如《黄帝内经》《难经》《神应经》的补泻手法,另外还有南丰李氏、四明高氏、三衢杨氏等补泻手法。仔细看来,有的是故弄玄虚,有的是治疗法则,如男左女右、上下午和补南泻北等,不能作为补泻手法。

常用的补泻手法有迎随、捻转、徐疾、开阖、呼吸、九六、纳支。在复式手法中有烧山火、透天凉、阳中隐阴、阴中隐阳等,其操作方法另章赘述,这里仅就补泻手法的不同看法与大家商榷。

1)补泻手法总共100多种,上面所提到的只是一些常用手法而已。除此之外,还有方圆补泻、赤凤摇头、龙虎交战、苍龙摆尾等。虽笔者对有些手法也未能尽知,但认为需把握两个方面:一是调和阴阳,是以徐疾、提插为代表;二是调和营卫,是以迎随、捻转为代表。

2)运用补泻手法,必须建立在中医辨证论治基础上。一般说,辨证正确、配穴合理、取穴正确、补泻得当,效果就好,反之则差。

3)针刺补泻手法,还必须在得气情况下进行。《灵枢·九针十二原》篇:"刺之要,气至而有效。"历代针灸师对针刺得气都很重视,但也不能一概而论,不能强求患者一定要有针感才算得气。没有针感是否没有得气呢?非也。临床医生都很清楚,针感与疾病轻重有密切关系的。一些疾病严重和疾病久远的患者,以及个体差异,生性感觉迟钝者,就不一定有针感。只要术者手下有感或患者局部肌肉跳动和抽搐,都可以视为得气,就可以施行补泻手法。

4)针刺补泻手法,众说纷纭,多数文献说法似有矛盾,如《黄帝内经》说"先补后泻",而《神应经》则说"先泻后补";又如左转右转问题,有的书上说"左转为补,右转为泻",有的书上说"左转为泻,右转为补";更有莫测的是上、下午有别,男子与女子不一,如此等等。祖国医学是以《黄帝内经》为依据,应以《黄帝内经》说法为准,其他书本可能由于口授或转抄时传讹,有些是因受当时社会的影响,如阴阳、九六等。

5)以往曾有人提出"轻刺激为补,重刺激为泻",对这个说法,大家是有争论的,目前尚未统一。以轻重刺来区分补泻是把针刺补泻手法简单化,是比较容易掌握的针刺手法,但这种手法是不能用来概括和代替补泻手法的。因为这些说法与古代文献讲法有出入和矛盾,如复式手法中的"烧山火"与"透天凉",前者刺激量重为补法,后者刺激轻倒是泻法,似乎不妥。

6）补泻手法中的"紧按慢提""紧提慢按""左转右转"问题。"紧"只不过代表紧急重的意思；"慢"只是代表紧急轻的意思，是提插的轻重快慢之分。左转右转是捻转方向多与少之分，也就是说使用左转时向左捻转多一些，向右捻转少一些；右转时向右捻转多一些，向左捻转少一些。

7）有人质疑"迎随补泻"：认为针刺"天突"穴时，一般总是以 90°向下刺，但任脉是上行的，那岂不是有泻无补。又如"提插补泻"法中针刺十二井穴，以及肌肉浅薄部位的穴位时，如何区分补泻法问题。这些问题的提出似乎有点多余，如"天突"也可以直刺，再则"天突"穴主要用于胸、肺和颈部疾病，但治疗这些疾病绝非一个"天突"所能解决的，必须要有一个完整的处方，才能成为一个治疗方案。在这个方案中，必须有主穴和配穴，但主穴必须根据病情需要实行补虚泻实；配穴则可视病情灵活应用。由于"天突"穴的特定部位和特定需要，这个穴位不要说施行补泻手法，就是捻转、提插都不能使用。因为穴位后面有气管、食管，无名动脉和无名静脉，若是反复提插、捻转，控制不佳，刺破血管，会造成血胸。

至于十二井穴问题，在临床上用来治疗发热、昏迷、休克，以及热性病证等，在针刺过程中，一般都采用速刺法，其实这也属于徐疾补泻法中的泻法，以达到清热、救急、醒脑之目的。

另外，关于肌肉浅薄部位的穴位问题，则可以采用针芒补泻法。这么多补泻手法是为各个不同部位、不同情况采用不同的补泻手法而设的。

8）《灵枢·小针解》篇："迎而夺之者，泻也。追而济之者，补也。"各家注释认为"迎随"是泛指各种针刺补泻手法之总则。补泻手法名目虽多，手法各异，但万变不离其宗，各种补泻手法都脱离不了"迎随"两个字，迎随是一切手法之纲。因此，不能小看一枚小小的毫针，在这一捻一转、一提一插、一徐一疾之间，变化万千，微妙之极。针灸是这样，中医内科也是这样，比如治疗外感风寒表证的桂枝汤，如果芍药剂量超过桂枝的一倍就变成了治疗中焦虚寒、脏腑不和的小建中汤。就是这些微妙之变化，产生不同的治疗效果，祖国医药就是这样的奥妙。

针 刺 得 气

针刺得气是针刺手法中的一个核心部分。针刺手法是用于治疗的一种手段，其目的在于促使针刺得气，然后采用一定的手法使之调气，从而达到治疗上的效果，因此，离开了针刺得气而谈针刺手法是不全面的，反之，强调针刺得气而忽视针刺手法也同样是不正确的。

历代医家都悉心研究针刺得气,但多囿于临床体会和理论。近年来,由于针灸临床医学的发展和科学技术的进步,针刺得气也开始进行实验研究,试图揭示其本质,并取得了一定的成绩。

一、得气的含义

得气一词,于《黄帝内经》中多处出现,原意有两种说法。

1. 针灸术语　如《素问·离合真邪论篇》:"吸则纳针,无令气忤,静以留之,无令邪布,吸则转针,以得气为故。"

2. 指治病用药　如《素问·至真要大论篇》:"少阴之主……佐以所利,资以所生,是谓得气。"此得气指中医治病用药应注意气候和机体本身脏腑的生化关系,由此可见,得气一词并非针灸专用词汇。

二、针刺得气

针刺得气,究竟得的是什么气? 过去文献上提到的很多,没有统一的说法,高老认为针下得气不外乎正、邪两气,非独真气,也非独邪气。真气是需要保存的,引真气的目的是为了祛除邪气;泻邪气的目的,实际上也是维护真气。《素问·离合真邪论》说"真气者,经气也",邪气者,即病气也。邪气侵犯人体,必先亏损真气而入也,此谓"邪之所凑,其气必虚"之理也。

真气运行于经络,而邪则客于经络,两者有何区别? 得的是什么气? 正邪两气何以鉴别?《灵枢·终始篇》曰"邪气来也,紧而疾,谷气来也,徐而和"。邪气感,针下感到过于紧,难于舒展,这是病气表现。若得真气则扶正祛邪,得邪气则泄而祛之,邪祛则真气自复。

得气的表现形式,每个针灸医生都知道,即患者主观感觉和医生的指下感,这无疑是重要的,但如果补充医生对患者直视(包括患者的表情、动作、X线下或手术视野内脏器的某些功能性改变等)和仪器测试(如心电图、脑电图、血压等)这两方面的内容,似乎更加完整,可以免除一些医生对一部分不能正确反映主观感觉(如婴幼儿、聋哑、昏迷)的患者是否针下得气的错误判断,如针刺聋哑患者,运针时出现眨眼、蹙眉、龇牙等基本上都是由于针下得气所致;再如失血性休克针刺水沟穴如见血压回升,不管医生手下感觉如何,都应视为得气。

三、痛感也是一种得气表现

针刺得气是针灸施术过程中,患者所产生的酸、重、胀、麻和术者手下如有鱼吞钩饵之感觉,那痛的感觉算不算得气? 对此,针灸人士多持不同看法,没有把它列入得气范畴。陆瘦燕先生则认为痛感亦属得气感之一。有何依据？且看《针灸大成·南宋李氏补泻》："审其气至未，如觉针下沉重紧满者，为气已至，如患人觉痛则为实，觉酸则为虚，如针下虚轻浮虚滑者，气犹未至。"杨继洲注《标幽赋》时又说："若气不朝，其针为轻滑，不知疼痛，如插空腐者。"可见古时对此种现象也是作为一种得气的表现来看待。其实针灸临床医生都有这种体会，有些患者任你用什么手法或任何医生施术，他所反映的只有痛感，直到他病愈还是有痛感。再如临床上针刺水沟、素髎、十宣、十二井穴等穴，受针者多感剧痛，而急救效果却十分显著。如果术者承认"气至则有效"的理论，那么这种效果显然是建立在得气基础上的。这样，痛感作为得气的一种表现形式，当无异议。那么为什么没有列入酸、重、胀、麻之列？因为此乃个例，发生的概率极低，很少遇到。有的当了一辈子医生或许也没有碰到过以痛为表现形式的得气患者，但这种疼痛当与手法不熟练；穴位部位不正；针尖起毛；进针透皮时的刺痛或体内疼痛要有所区别，不能一概而论。

四、灸法得气的问题

对于灸法有得气与否这个问题，过去讨论很少，《灵枢·经水》篇"其治以针艾，多调其经气"，调气是应该建立在得气基础之上的。宋代的闻人耆年在《备急灸法》中曾这样说过："骑竹马灸，实能脱人之危于将死之际……候灸罢二穴，移下竹杠，其艾火即流注，先至尾闾，其热如蒸，又透外两肾（睾丸），俱觉蒸热，移时复流注涌泉穴。"艾灸在阴矫正胎位时，能够引起胎儿活动和子宫活动增加，垂体——肾上腺皮质系统兴奋。近代既然把温热感和循经感传等列为得气表现，那么灸后的这些反应理当也同样对待，不能因为这种情况出现较少而摒弃在外。《备急灸法》还有这样一段话，"依前法一灸七炷了，经半日许，灸疮内流水甚多，觉火气游走，周遍一身，蒸蒸而热，再视正疮疊肿，已消减五六分矣"，且艾火流注到处，其效尤速，这与"气至而有效"的理论也完全吻合。因此说灸法也有得气，不过其表现形式与针刺得气不同而已。

五、得气与深浅的关系

针刺得气与针刺深浅的关系，一般来说是取决于疾病新久、体形肥瘦、年龄大小、脏腑的部位和季节等因素。《灵枢·百病始生》篇对邪之中人的传入途径有这样的记载，即从皮毛而入，按络脉、经脉、俞脉、伏冲之脉、肠胃、肠胃之外募原之间，逐步深入，因此，针刺深度除按书本所规定的各腧穴的尺度以外，还应根据邪之传入途径和脏腑所居不同部位，以及疾病之深浅而灵活掌握，不能一概而论。在推广新医疗法时期，一度提倡"刺得深，刺激强，透穴多"等主张，认为这样治疗效果就好。对这样的认识有商榷的必要，《灵枢·官针》说"疾浅针深，内伤良肉……病深针浅，病气不泻"，再如《素问·刺奇论篇》警告说："刺骨者，无伤筋，刺筋者，无伤肉，刺肉者，无伤脉，刺脉者，无伤皮，刺皮者，无伤肉……"如果犯深深浅浅之误，不但会伤及内部好肉，还会伤害机体与正气。除此之外，如病深浅刺则病邪不去，浅病深刺，还会使病邪由浅入深之害。

六、隐形得气的判断

简单地说有没有感知不显或根本不被感知的得气？这一问题的提出是基于一个临床事实，有些患者虽予以多种手法，其得气感觉极微，甚至没有，但稍事休息（候气）或采用一些诸如改变针向，纠正针刺角度、深度，手指循经切按或周围热敷等方法（催气）加以激发，大部分患者都可以产生得气感，但有的患者要经过多次刺激后才能显现出来，这就是《灵枢·行针》篇中所说的"数刺乃知"；还有些患者针刺时并没有得气，高老往往采取留针的方法候气，这种手段实际也是一种隐性得气的表现形式。针刺感传也属于一种得气的表现。至于感传问题，相同穴位针刺，这次发生感传，不等于下次也能发生感传，这就要视这个人自己对针刺感传的敏感程度和体位的正确与否。如针环跳穴，患者必须采取侧卧、屈上腿、伸下腿的姿势容易产生感传；再如刺委中穴，俯卧取穴时，过电样的感传概率不高，如果改变体位，采用仰卧直腿抬高75°，感传概率就比较高。除此之外，通过手法得气时，都不要过于强求针感或感传，务必重视的是不要因为患者没有针感或感传而一味地向里深入，此易产生气胸及刺伤神经内脏等而引发医疗事故，应引以为戒。

针刺补泻手法

针刺补泻手法最早记载于《黄帝内经》，如《灵枢·九针十二原》的徐疾补泻，《素问·刺志论篇》开阖补泻，后世学者有所阐述和发展，如《难经》中的第六十一难至第六十八难专门讨论了刺法和补泻，提出了"子母补泻法""泻南补北法""提插补泻法"和"捻转补泻法"等手法。到了唐宋时期，针灸医学基本上以总结《黄帝内经》《难经》为主。金元以后，特别是明代，针灸学术有了很大的发展，补泻手法也随之由简到繁，由单式手法到复式手法，名目繁多。清代以后，由于当时政府的闭关自守，祖国医学也同其他手工业、工业一样，遭到了禁锢，针灸也渐渐衰落,甚至到了被禁止使用的地步。

古时对针刺补泻手法极为重视,名目之多,可谓蔚然大观,使后世学者望洋兴叹,也正因此,使针刺补泻手法在很大程度上得不到重视和广泛应用。

一、补泻手法的作用和意义

要了解针刺补泻手法的作用和意义,必须先了解补泻手法与经络之气之间的关系。祖国医学认为疾病的发生是由于体内阴阳相对平衡遭受了破坏,机体真气虚弱,邪气乘虚而入。正气是人体的抗病能力,是人体发病的依据;邪气泛指各种致病因素,是发病的条件。"外因是变化的条件,内因是变化的根据,外因通过内因而起作用",因此,疾病发生与否,取决于正气的强弱,如果正气强盛,卫外固密,邪气就无法侵入,所谓"正气存内,邪不可干"。只有在正气不足、卫外不固的情况下,邪气才有可能乘虚而入,作用于体内而引起疾病,这就是"邪之所凑,其气必虚"。《素问·离合真邪论篇》曰:"真气者,经气也。"《灵枢·刺节真邪》篇云:"真气者,所受于天,与谷气并而充身也。"这里的所受于天,包括两层含义:一是禀受于父母精气而产生的气,也就是元阴元阳之气,亦即肾阴肾阳之气;二是经肺吸入的空气与脾胃吸收的运化而来的水谷之气。两者结合而成为真气。《黄帝内经》所谈之真气、元气是人之根本,根绝则茎叶枯焉,气是人体结构与功能活动的根本物质,而脏腑又为生气之源,如"胃为气之根",人体上的穴位与经络又是神气之所游行出入之处。《灵枢·九针十二原》篇曰:"节之交,三百六十五会……所言节者,神气之所游行出入也。"这里所言的神气,就是真气,是人体生命活动的动力。《灵枢·刺节真邪》篇云:"用针之类,在于调气。"欲调气,需用补泻手法方可实现。中医学理论认为"诸病皆因于气",疼痛疾病都是由"气机扰乱"所起。气在整个人体中,或在几个脏腑之中,或在一脏一腑之中,感有余或不足,就会产生阴阳虚实的不协调而产生疾病,因此《素问·玉版论要篇》云:"揆度奇恒,道在于一……神转不回,回则不转,乃失其机。"奇,指不平衡;恒,即平衡;神转不回,指机体是不断运动的,一旦发生病变,就会造成"回则不转"的病理现象。要揣度机体病与不病,病之深浅,就得考察其平衡与否。治疗时,必须根据其病之虚实程度作出补虚泻实的治则,使机体功能通过补泻手法而恢复平衡。

二、补泻手法与疗效关系

临床上能否正确运用补泻手法与疗效密切相关。古代医家对补泻手法十分重视,《灵枢·胀论》篇曰:"当泻则泻,当补则补,如鼓应桴。"《难经·七十三难》

指出"补者不可以为泻,泻者不可以为补"。《灵枢·九针十二原》云:"无实,无虚,损不足而益有余,是谓甚病。"意思是说,对于实证不可用补法,用之使邪气更实;虚证不可用泻法,用之使正气更虚,这样就会病上加病,是谓甚病。古人这样告诫后人,有其一定的经验教训,不能视为危言而忽略之。

正确运用补泻手法,对提高针灸疗效确有一定的作用,运用补泻手法,其疗效一般比不用补泻手法的为高,尤其是治疗内脏疾病时更为突出。比如同样针灸足三里,对消化系统功能亢进的可以得到抑制,功能低下的得到振奋,这种抑制与振奋的过程是要通过医者施行不同的补泻手法来完成的。一般来说,功能亢进的用泻法,达到泻实的作用;功能低下的用补法,达到补虚的作用,使机体功能的亢进和抑制、气血的有余与不足等得到调整。现举临床病例以佐证。

例1. 1971年,上海发生流行性结膜炎,当时滴眼液供应不足,高老就用针灸治疗。有一位李姓患者,两目红肿疼痛,羞明,干涩难睁,大便秘结,小便色赤,舌尖红苔薄黄,脉洪大而数。此属风火郁遏,肝胆火炽之故,治以清火明目。取穴:太阳双侧、行间双侧、合谷双侧。手法:捻转进针。次日复诊时疗效不显,去合谷双侧、加少商双侧,点刺放血,余穴均改用泻法,次日患者即感目赤肿痛消退,治疗3次后获愈。

【按语】 此病取太阳以通利眼睛周围气血之壅滞,行间以疏通肝胆之邪热,合谷以泻阳明之火。取穴符合辨证要求,唯独手法使用不当致疗效不显,二诊纠正手法后,3次即治愈。

例2. 1971年,高老随学校赴青浦金泽新旺大队学工学、农学、医学三学时,有一位郭姓患者患慢性气管炎半年多,咳嗽痰多,痰易咯出,胸脘痞闷,纳少,舌苔白腻,脉浮而濡滑。这是由于脾虚土不生金之候,治宜培土生金法。取穴:太渊双侧、太白双侧、丰隆双侧、肺俞双侧。手法:补法。治疗3次后,除胸闷、纳少外,其他症状均有好转。四诊时改用泻法治疗,取穴同前,留针时间延长,当时患者反应,下针后针感强烈,疼痛难忍,结果使病情加重。这说明,那次针刺手法加重,是改用泻法的结果。五诊时原方加足三里以培土生金,每日1次,治疗10次痊愈。

从以上两例病例来看,在临床上能否正确运用补泻手法,是直接关系到疗效而不能忽视的问题。

三、解读补泻手法

补泻手法有单式手法与复式手法两种。单式手法,也称基本手法,见表2。复式手法是由两种以上单式手法所组成,见表3。

表 2 单式手法

名　称	操作方法 补法	操作方法 泻法	作用	适应
徐疾法	(1) 徐进针,疾出针 (2) 徐出针而疾按之	(1) 疾进针,徐出针 (2) 疾出针而徐按之		
提插法	紧按慢提,先浅后深	紧提慢按,先深后浅		
开阖法	出针扪穴	不扪其穴	调和阴阳	一切脏腑经络寒热虚实之证
呼吸法	呼气时进针 吸气时出针	吸气时进针 呼气时出针		
纳支法	过其时(气衰)取其母穴	当其时(气盛)取其子穴		
迎随法	(1) 顺经而刺 (2) 顺经取穴	(1) 逆经而刺 (2) 逆经取穴		
捻转法　左	(1) 手三阳、足三阴大指向后食指向前从左转右 (2) 手三阴、足三阳大指向前食指向后从右转左	(1) 手三阳、足三阴大指向前食指向后从右转左 (2) 手三阴、足三阳、督脉大指向后食指向前从左转右	疏调营卫	一切经脉壅阻不通、营卫不和之证
右	(1) 手三阳、足三阴大指向前食指向后从右转左 (2) 手三阴、足三阳大指向后食指向前从左转右	(1) 手三阳、足三阴大指向后食指向前从左转右 (2) 手三阴、足三阳大指向前食指向后从右转左		
中	任脉、督脉大指向前食指向后从右转左	任脉、督脉大指向后食指向前从左转右		
九六法	捻转提插用九数	捻转提插用六数		一切脏腑经络寒热虚实之证和经脉壅阻不通、营卫不和之证

注:纳支法的气盛气衰是根据十二经脉应十二地支的运转而发生气盛气衰情况来应用的,非呼吸补泻中的气之盛衰。呼吸补泻之气是指呼吸之天气,而纳支之气是指经气而言,两者有本质上的区别,不可混淆,其十二经配十二地支见表4。

表 3 复式手法

名　称	基本组成	操作方法	作用	适应证
烧山火	提插、徐疾、呼吸、开阖、九六数	呼吸进针,先浅后深,三进一退,紧按慢提,行九数,吸气出针,出针扪穴	温阳	寒证(阳虚)
透天凉	提插、徐疾、呼吸、开阖、九六数	吸气进针,先深后浅,一进三退,紧提慢按,行六数,呼气出针,不扪其穴	泻火	热证
阳中隐阴	徐疾、提插、九六数	先在浅部紧按慢提九次,再进入深部,紧提慢按六次	先补后泻	先寒后热、虚实夹杂之证

名　　称	基本组成	操　作　方　法	作　用	适　应　证
阴中隐阳	徐疾、提插、九六数	先进入深部紧提慢按六次，再退到浅部紧按慢提九次	先泻后补	先热后寒、实中有虚之证
龙虎交战	捻转、九六数	左转九数，右转六数，必要时也可分三部进行	疏通经气止痛	一切疼痛之证
子午捣臼	捻转、提插、九六数	进针后，先紧按慢提，左转九次，再紧提慢按右转六次	调和阴阳疏通经气	水蛊胀、膈气

表4　十二经脉配地支表

十二经	肺	大肠	胃	脾	心	小肠	膀胱	肾	心包	三焦	胆	肝
十二支	寅	卯	辰	巳	午	未	申	酉	戌	亥	子	丑

1）针刺补泻手法有100多种，表2、表3所列仅是比较有代表性的基本的补泻手法，除此之外，还有"进山火""火烧身""太阳火""两极火"等，有"苍龙摆尾"，还要"苍龟探穴"，如此琳琅满目，概括起来不外乎两个方面：一是调和阴阳手法，以徐疾、提插为代表；二是疏调营卫手法，以迎随、捻转为代表。这两类手法在分类上虽然不同，但是由于经络之气和营卫之气是一个不可分割的整体，有相互为根的关系，因此，在临床上常常可以通用，往往可以起到综合性的治疗效果。

2）运用补泻手法必须建立在中医辨证论治的基础上，一般辨证正确，取穴无误，补泻得当，效果就好，反之就差，即"虚则补之，实则泻之""无实实，无虚虚，损不足而益有余"。

3）补泻手法一般应该在得气的情况下进行，如《灵枢·九针十二原》篇说"刺之要，气至而有效"。

4）针刺补泻手法众说纷纭，从各家文献来看，手法似乎也有矛盾，例如，《黄帝内经》说"先补后泻"，而《神应经》则说"先泻后补"；又如左转右转问题，有的书上说左转为补，右转为泻；有的书上却说左转为泻，右转为补，更为莫测的是上午与下午不同，男子与女子不同，如此等等。高老认为，祖国医学的经典著作是《黄帝内经》，因此应以《黄帝内经》说法为准。但《黄帝内经》也有说法不一，如上两表介绍的徐疾补泻，《灵枢》与《素问》的讲法也不一样。《灵枢》说徐而疾则实者，言徐内而疾出也；而《素问》却说徐而疾则实者，徐出针而疾按之。如此等等，有待进一步实践和探讨。

5）目前有好多医生认为轻刺激为补，重刺激为泻。对这个问题，目前还没

有统一定论。高老认为,轻重刺激是我们临床常用的而且比较容易掌握的一种手法,但不能用来概括和代替补泻手法,理由有三:

其一,从文献上看:"徐而疾则实",徐内(缓慢长时间的增加刺激量)疾出(很快);"疾而徐则虚",疾进(很快短时间的进针)徐出(很慢),两者比较前者刺激量重为补,后者轻为泻。

其二,从"烧山火""透天凉"看:前者刺激量重是补法,后者刺激量轻反为泻法。

其三,从临床上看:对一些沉疴大疾,虚弱之证,按照补泻关系应用补法;而如小儿麻痹证、中风后遗症、休克(亡阴亡阳)等,一般多用强刺激。

6) 对一些特殊部位的穴位如何运用补泻手法,如天突穴,在操作上一般都会进针后针尖向下刺,因任脉属上行经脉,此种刺法属逆经而刺,故曰该穴只泻无补;又如十宣穴及头面部肌肉浅薄部位的穴位较难区分补泻,正因这些问题,所以古代要设立名目繁多、种类各异的补泻手法,供临床上不同疾病、不同体质、不同部位来选择,如针刺天突穴和十宣穴时,可采用徐疾补泻法,头面部及肌肉浅薄处的穴位可采用迎随补泻法等。总之,要根据不同情况和自己的经验灵活应用,不能一成不变。

7) 针刺补泻手法在运用上,迎随与徐疾二法操作比较简便。提插与捻转二法,因各人体会不同,理解各异。提插补泻手法的"紧按慢提"和"紧提慢按"中,紧慢是指提插的轻重之分,"紧"代表重的意思,"慢"代表轻的意思。"紧按慢提",意即向下按(插)的时候,用力重,速度快;往上提的时候,用力轻,速度慢。"紧提慢按",意即向上提的时候,用力重,速度快;向下按(插)的时候,用力轻,速度慢。左转右转指捻转的方向和轻重,左转时,大指向前用力重或幅度大,大指向后用力轻或幅度小;右转时,大指向后用力重或幅度大,大指向前用力轻或幅度小。操作时必须要牢记,施术结束时,如所施手法为左转,最后一次捻转必须是左转幅度大一些;如所施手法为右转,最后一次捻转必须是右转幅度大一些。

至于"烧山火""透天凉"不必拘泥古训,如按古训,这一操作无法进行。如"烧山火",见于《针灸大全·金针赋》,是一种常用的复式手法,由于针后可产生一种热的感觉,故名。《针灸大成》:"慢提紧按,分天、人、地三部行针,先浅后深,三进一退,行九阳数,鼻吸口呼,插针为热。"按《针灸大成》这一操作原则,近些年来,国内形成了多种术式,较为常用的是爪切速刺,进针于天部,得气慢提紧按,行九阳数,再进入人部,三进到地部(人、地两部操作同天部),即可得热,然后将针退至天部,稍停,慢慢出针,急闭针孔,如不热,不出针,按上法施术。

"透天凉"用针后可在局部或全身产生凉感,故名,首见于《针灸大全·金针赋》。其操作方法为紧提慢按,分天、人、地三部行针,先深后浅,三退一进,行六阴数，口吸鼻呼，提针为寒。近年来，国内多用爪切速刺，随吸气后，直刺到地部；得气后，紧提慢按，用六阴数，再将针提至人部；依前法施术，最后用力将针提到天部，稍停，出针，不闭针孔，如不凉，依法再施。

"烧山火"与"透天凉"，两者相对而言，一热一寒，一阳一阴，高老推测，先有"烧山火"，然后才有"透天凉"。《针灸大全·金针赋》"插针为热，提针为寒""插则气满，气满则实，实则热，提针则气虚，气虚则寒。"施行"烧山火"产生热的感觉，比较容易做到，重插能产生热，不仅因为气满的原因，也有物理作用，正如燧人氏钻木取火一样。火属于阳，有了阳必须要有阴，因此与"烧山火"相对应的就有了"透天凉"，要求施术后产生寒的感觉，寒属阴，热用插，插的反面就是提，因此得出了插热提寒的说法，但"透天凉"成功的概率比较低。至于《针灸大成》所提出的分天、人、地三部各施九、六数是非常困难的，试想 40 mm 的一根毫针，从针根到针尖总长 4 cm，操作时针根部还需留出 0.4 cm，剩下的三等分，每一部只有 1.2 cm 的距离范围内分九六数提插，1.2÷9＝0.133 3 cm，1.2÷6＝0.2 cm，如此小的距离根本就无法操作。高老在临床上不分天、人、地三部，直接在 3.6 cm 范围内施行紧按慢提或紧提慢按，这样比较符合实际，操作简便。至于产生寒或热的感觉因为仅有实验提示：补泻手法可以引起规律性的末梢血管舒缩反应，但可不包括出现寒或热的感觉。

经络学说是补泻手法的理论基础

经络学说是祖国医学的基础理论之一，它不但贯穿在中医各科生理、病理、诊断、治疗，而且还指导针刺补泻手法的运用。《灵枢·刺节真邪》篇说："用针之类，在于调气。"同样针刺足三里穴，对胃肠功能亢进者能够抑制，功能低下者能够兴奋，同一穴位为什么会出现两种截然不同的作用呢？问题在于不同的疾病，采取不同的手法，从而起到不同的效果。针刺的目的，就是通过不同的针刺补泻手法达到调气的作用。古代补泻手法的建立，也是建筑在这一基础上的。因此，补泻手法中可以分为调和阴阳和疏调营卫两个方面，这都充分说明针刺补泻手法与经络学说的关系。

一、补泻手法与经络的关系

要了解补泻手法与经络的关系，必须首先要了解补泻手法与经脉之气之间的关系。祖国医学认为疾病的发生，是由于体内阴阳相对平衡遭受了破坏，使机体真气虚弱,邪气乘虚而入。真气指人体的抗病能力,是人体发病的依据。邪气泛指各种致病因素,是发病的条件。"外因是变化的条件,内因是变化的根据,外因通过内因而起作用"。因此疾病发生与否,取决于真气的强弱。如果真气强盛,卫外固密,邪气就无法侵入,即所谓"正气存内,邪不可干"。只有在正气虚衰、卫外不固的情况下,邪气才有可能乘虚而入,作用于体内而引起疾病。这就是"邪之所凑,其气必虚"的道理。《素问·离合真邪论篇》说:"真气者,所受于天,与谷气并而充身也""气者,人之根本,根绝则茎叶枯焉"。这里的气是指"元气"和"真气"。这就说明气是人体结构与功能活动的根本物质,而脏腑又为生气之源,气在整个人体中,或在几个脏腑之中,或在一脏,或在一腑之中,感有余或不足、阴阳虚实不协调则疾病产生,因此《素问·玉版论要篇》说:"揆度奇恒,过在于一,神转不回,回则不转,乃失其机。"在治疗上必须衡量其病之虚弱程度,然后作出补虚泻实的治疗措施,使其恢复平衡。而人体上的穴位,又分布在经络之上,是脏腑经脉之气所输注结聚之处。《灵枢·九针十二原》篇说:"节之交,三百六十五会……所言节者,神气之所游行出入也。"这里所指的神气就是真气,也就是人的生命活动力,是针刺补泻手法的理论根据。

二、补泻与治疗的关系

《素问·调经论篇》说:"刺法言,有余泻之,不足补之。"补虚泻实是针刺补泻法治疗的一个基本法则。这种治疗法则是符合"不同质的矛盾,只有用不同质的方法才能解决"的一种辨证思路,与中医方剂学中的治疗法则一样,必须建立在祖国医学的基础上,通过四诊八纲,辨证论证,确立其补泻原则。疾病的发生、发展,从疾病的类型来看,有阴阳之分;从病邪侵犯的部位来说,有表里深浅之别;从疾病的病性来看,有寒热之分;从病邪与机体的抗病能力来看,有虚实之差。因此,针灸治疗必须遵循一个补虚泻实的原则。

什么是针刺补泻原则呢?《灵枢·经脉》篇说:"盛则泻之,虚则补之,热则疾之,寒则留之,陷下则灸之,不盛不虚以经取之。"一般来说,阳证多为实热,用泻法;阴证多为虚寒,用补法。表里是病邪的深浅而言,皮肉病也就是表病,应浅刺疾出;筋骨病,也包括脏腑病也就是里证,宜深刺久留;虚证、实证是辨别病邪与机体抗病能力之盛衰强弱,此是决定针刺补泻的准则,虚证宜补,实证宜泻,虚实相兼,应补泻兼施;虚实不明显,可用平补平泻;寒热是疾病的一种属性,寒证宜留针,热证宜浅刺疾出或刺出血,但临床上也有真热假寒、真寒假热错杂情况,不能一概视之,应分别对待。凡真热假寒,指热极似寒的一种病理变化,又称"阳盛格阴"之证,本属热证,因热极邪气深伏于里,阳气被遏而表现出四肢厥冷、脉沉伏而细等假寒症状。临床上多见患者虽恶寒,但不欲盖衣被,四肢厥冷但胸腹灼热,并出现口渴、咽干、舌苔黄干、小溲赤、大便秽臭或秘结、脉细但按之有力等阳热盛的证候,当以寒治。真寒假热,是指阴证似阳的症状,属于"阴盛格阳"之证,本属寒证,因寒到了极点,出现身热、面色浮红、口渴、手足躁动不安、脉洪大之假热现象,或简称为"格阳"。临床上多见患者身虽热,却反喜盖衣被、口虽渴而不思饮、手足躁动但神态安静,脉虽洪大,但按之无力之假象,如此当以热治。总之,针刺补泻手法必须以中医的基础理论为指导,结合个体的胖瘦强弱等具体情况灵活应用。

三、补泻手法与疗效的关系

临床上能否正确运用补泻手法与疗效有直接关系,古代医家对补泻手法也十分重视,《灵枢·胀论》篇说"当补则补,当泻则泻,如鼓应桴"。《难经·七十三难》曰"补者不可以为泻,泻者不可以为补"。《灵枢·九针十二原》篇明确指出"无实无虚,损不足而益有余,是谓甚病"。古人之言是有一定经验教训的,不可以为危言而忽视之。

实践告诉我们,正确运用补泻手法对提高疗效确有一定的作用,尤其是治疗内脏疾病,更为突出。以前高老认为扎针治病,只要有针感就行,也同样能够取得疗效,这是因为每个腧穴都有其独特的主治性能,但是现在高老认为仅仅依靠腧穴的主治性能是有限的。临床上能否正确掌握针刺补泻手法,是直接关系到针刺疗效而不能忽视的一个问题。

切诊在临床中的应用

切诊,中医四诊之一,包括脉诊与按诊,是一种以经络、腧穴为基础,通过手指的触摸与按压,从而获得重要辨证资料的一种诊断方法。

一、切诊与针灸关系最为密切,应用也最为广泛

最早的切诊(按诊)是遍诊法,包括寻找压痛点及条状物、结节、肌肉冷热、僵硬等异常反应。《灵枢·背腧》说:"欲得而验之,按其处,应在中而痛解。"由于切诊的广泛使用,人们慢慢认识到当人体出现某些病症的时候,其脉动情况也会出现异常,如迟、数、浮、沉都各有所应。以此察病,谓之"脉诊"。由此可见,"按诊是脉诊的基础,脉诊是按诊的发展"。

后来由于方药的发展，张仲景的《伤寒论》中出现了穴诊法，而《难经》则主张独取"寸口"。寸口诊法以其方法简捷而盛行至今，这是《难经》对人类医学作出的一大贡献，从此体表的按诊随之湮而不彰，但是从目前的现状来看，由于针灸科的治疗病种范围越来越小，以关节痛、神经痛等为多见，而内科病、妇科病较少，因此有医者认为针灸治病无须察脉，殊不知早在《灵枢·九针十二原》即强调"凡用针者，必先诊脉"。

二、独取"寸口"的原因

切诊何以知病，乃因"经脉所系"。经络是人体运行气血、联系脏腑肢节、沟通上下内外、调节机体平衡的通路，从现代医学来看，可能包括神经、血管、淋巴管，以及内分泌等结构及其某些功能。但神经、血管等的结构和功能并不完全能解释经络学说的内容和功能，如"肝开窍于目"，从现代医学观点来看，肝与目之间无直接的组织和功能上的"联系"，而经络学说中的足厥阴肝经循行路线上入颃颡（咽上颚骨之上窍），连目系（指眼球后方通入颅腔的组织）。又如"肾开窍于耳"，是因耳是肾之外窍，听觉之好坏与肾中精气的盈亏有关，肾中的精气充盈，髓海得养，则听觉灵敏；反之，则听力减退，或见耳鸣，甚则耳聋，如此等等都可以用经络学说来解释，这是祖国医学的独创，是现代医学所无法替代的精髓所在。总之，经络与人体各个组织器官有着广泛的全面的联系，而这种联系就会在体表某些部位表现出来，如脉象的改变和经络（腧穴）的隆凸凹陷、压痛、舒快等，因此说切诊是以经络为依据的，离开了经络将成为无源之流、无根之木。

综上所述，切诊是以经络学说为依据的，十二经脉皆有动脉，如手太阴肺经的中府、云门、天府、侠白，手阳明经的合谷、阳溪，手少阴经的极泉、神门，手太阳经的天窗，手厥阴经的劳宫，手少阳经的和髎，足太阴经的箕门、冲门，足阳明经的大迎、人迎、气冲、冲阳，足少阴经的太溪、阴谷，足太阳经的眉冲，足厥阴经的太冲、足五里、阴廉，足少阳经的听会、颔厌等。《难经》为何提出独取"寸口"呢？寸口者，肺脉也，《素问·经脉别论篇》说："肺气流经，经气归于肺，肺朝百脉。"它上系吭嗌，下连于肺，是呼吸气之要道，全身的营气、卫气及吸入的空气都会集于肺脏。肺经之脉所过之"寸口"，因为荣卫之气白天循行 25 周次，而黑夜也循行 25 周次，这样为 1 周，所以到 50 周次时，重又会于手太阴的寸口。因此，寸口是五脏六腑气血循环的起止点，自然能反映出各脏腑经气的盛衰盈亏之变化。其所以称谓"寸"是因为这个部位脉跳长短仅一寸九分（中指同身寸），故曰"寸"，"口"是代表经气往来的意思，因此便把这个部位叫"寸口"。我们三个指头切脉，为啥不用四指，这是因为三指相等于我们针灸取穴同身寸的二寸。而三个指头为什么是二寸,也是根据寸口脉的长短为一寸九分而推理出来的。

三、"三部九候"

何谓"三部九候"? 有两种解释,即古代的三部九候和《难经》以后的三部九候。

(一) 古代的三部九候

把人体的头部、上肢、下肢三个部位,每部有上、中、下三处的动脉,在这三个部位诊脉,称谓"三部九候"。

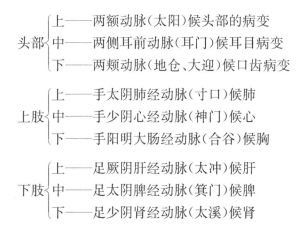

头部
- 上——两额动脉(太阳)候头部的病变
- 中——两侧耳前动脉(耳门)候耳目病变
- 下——两颊动脉(地仓、大迎)候口齿病变

上肢
- 上——手太阴肺经动脉(寸口)候肺
- 中——手少阴心经动脉(神门)候心
- 下——手阳明大肠经动脉(合谷)候胸

下肢
- 上——足厥阴肝经动脉(太冲)候肝
- 中——足太阴脾经动脉(箕门)候脾
- 下——足少阴肾经动脉(太溪)候肾

(二) 《难经》以后的三部九候

自从《难经》提出了切脉独取寸口的观点以后,这在脉诊方法上是一大发展,《难经》还将"气口"划分为寸、关、尺三部。寸、关、尺三部的划分,是以关部为中心界限,关部定位是在腕后高骨处,关前为寸,关后为尺,从高骨至鱼际长一寸,故名曰寸。从高骨至尺泽是一尺,故名曰尺,皆乎寸尺之间为关部。寸为阳,尺为阴,关者阴阳之中者。这阴阳属性与相应内脏有关,如两尺部属肾,肾为阴中之阴,故尺部属阴;左寸属心,右寸属肺,心肺同居于膈上,心为阳中之阳,肺为阳中之阴,故寸部属阳。至于寸、关、尺的具体尺寸和归属脏腑如表5。

表5　寸关尺的尺寸和归属脏腑

类　别	尺　寸	左　手	右　手
寸　脉	寸内九分	心(膻中)	肺(胸中)
关　脉	介于尺、寸两者之间	肝(胆)	脾(胃)
尺　脉	尺内一寸	肾(膀胱、小肠)	肾(命门、大肠)

寸口脉分为寸、关、尺三部,桡动脉在桡骨茎突处定为关部,关前一指为寸部,关后一指为尺部,每部分别用浮、中、沉三候详细诊察,寸、关、尺三部各有浮

中沉三候,三而三之,就成为九,故名三部九候。

其中,浮脉主腑,沉脉主脏,中以候有无胃气,三浮(寸、关、尺)属阳,主病在表;三沉属阴,候病在里;中举阴阳之间,主病在中。这里所说的阴阳,在脉诊中所指范围很广,一般来说,寸部属阳主肺,尺部属阴主肝肾;就脉象来说,浮、长、滑、数等均属阳,沉、迟、短、涩等属阴,诸阳主表、主热、主实,诸阴主里、主寒、主虚,以上是辨脉之大法。

四、常脉、病脉、真脏脉

怎样识别脉象正常与异常现象,首先要认识常脉之形态,这叫做识常才能知异。

(一) 常脉

常脉,就是正常人的脉搏,脉来去从容,和缓有力,有节,不大不小,不快不慢,不浮不沉,频率大约每息(一呼一吸)搏动四五次(相当于每分钟搏动 70～75 次),五十至而无间歇者称谓常脉,儿童每息搏动可以快些。

(二) 病脉

病脉,是指疾病反映于脉象的变化。一般说来,除了正常生理变化范围及个体生理特异之外的脉象,有异于常脉表现属病脉。如洪数脉,对于正在进行剧烈运动的人来说,乃是反映当时的生理状态,不能作为病脉来论处,否则就是一种病脉。

(三) 真脏脉

真脏脉,即危重患者的脉象,是脏腑病发展到严重阶段的脉象,由于脏腑功能衰竭,精气耗尽,胃气将绝而显现出来的一种脉象。危重病患者,常有心律紊乱,因此,临床上常见疾、促、结、代、散诸脉。

五、脉象

脉象数目甚众,在临床上因医者对脉象体会不一,对脉象诊察各人之内心领会在文字或口头上都很难描述,因此,各家描述的脉象不尽相同,现将常用的脉象的形态和主病列于表6,供参考。

表 6　脉象的形态与主证

项　目	参　考　脉　形	主　　证
浮脉	脉位浮浅,轻取即得,举之有余,重按反觉减弱	浮而有力为表实,无力为表虚,多见于感冒、热病初起,但某些久病阳虚者也可见浮大无力脉象
沉脉	脉位深沉,轻取不应,重按始得,《脉经》"沉脉举之不足,按之有余"	主病在里,沉而有力为里实,无力为里虚

项　目	参　考　脉　形	主　　　证
迟脉	脉来迟慢,一息不足四至,相当于脉率每分钟60次	多见于寒证,与沉脉大抵相同,但沉脉之病为阴逆而阳郁,迟脉之病为阴盛而阳亏,但经久锻炼的运动员脉搏多迟缓有力,不属病脉
数脉	脉来急速,一息五至以上,相当于每分钟脉搏在90次以上	主热证,数而有力为实热,数而无力为虚热,同时还可见于窦性心动过速和室性心动过速,以及心房颤动等
滑脉	往来流利,应指圆滑,如珠走盘	主痰饮、实热等证,又主妊娠,健康人亦可见此脉
涩脉	往来艰涩,不流利,虚细而迟,如轻刀刮竹之状,或一止复来	主血少伤精,津液亏损;或气滞血瘀,可见于贫血、心功能不全等
虚脉	脉来浮大,软而无力,有空虚感,虚合四形:浮、大、迟、软	主虚证,如气虚、血虚、失血、脱水等
实脉	寸、关、尺三部举按皆有力,大而长,微强	主实证,多见于实热内结,停痰食积
长脉	脉长超过本位,首尾端直,若长而和缓,是中气旺盛的健康脉;若长而弦硬,按之有牵绳感则属邪正俱盛之实证	可见于实热内结,或热盛动风之证。经云:长主有余
短脉	脉波幅较短,不足于寸口,应指在关部较明显,而寸、尺部不足	主气病,短而有力主气郁气滞;短而无力为肺气虚,中气不足
洪脉	脉来如波涛汹涌,来盛去衰	多主热邪亢盛,热病伤阴,阴虚于内,阳盛于外,如虚劳、失血、泄泻
微脉	脉细小而软,似有似无,欲绝非绝	多见于休克、虚脱或慢性虚弱等
紧脉	脉来绷紧,状如牵绳转索	常见于寒邪侵袭或里寒独盛,寒邪夹宿食,出现腹痛、关节痛等
缓脉	有正常与病脉之分,若和缓均匀为平脉,若弛缓松懈为病脉	主湿邪为病或脾胃虚弱,若浮缓为伤风,沉缓为寒湿,缓大为风虚,缓细为湿痹,缓涩为脾薄,缓弱为气虚
弦脉	脉体端直而长,如按琴弦状	多见于痛证、风证、痰饮,以及高血压、肝胆疾病
芤脉	脉浮大中空,如葱管状,按之两头实而中空	多见于大出血后
革脉	脉浮而搏指,脉来弦大,按之中空外坚,如按鼓皮	主亡血、失精等
牢脉	脉实大弦长,浮取中取不应,沉取始得	主阴寒积聚的病证,如癥瘕、痞块、疝气等
濡脉	脉来细软而浮,轻按可得,重按反不明显	多见于亡血伤阴或湿邪留滞之证
弱脉	脉来细软而沉,柔弱而滑	见于气血不足的虚证

项 目	参 考 脉 形	主 证
散脉	脉浮散不聚,轻按有分散零乱之感,中按渐空,重按则无	主气血消亡,元气离散所致,见于疾病的垂危阶段
细脉	脉细直而软,状如丝线,但重按始终可以触到	主气血两虚,诸虚劳损
伏脉	脉来隐伏,重按推筋着骨始得,甚则伏而不见	主邪闭、厥证、剧痛或邪气内闭的病证
动脉	脉形应指跳动如豆,搏动的部位较狭小,节律不均匀	见于惊恐及痛症,亦可见于孕妇
促脉	脉来急促有力,而呈不规则间歇,促脉来去数,时止复来	主阳盛实热,气滞血瘀,多见于停痰、食积及风湿性心脏病、冠心病等
结脉	脉来迟缓而呈不规则间歇	常见于寒凝气滞及疝气、积聚、癥瘕或心血管系统疾病等
代脉	脉来缓弱而有规则的间歇,间歇时间较长	主脏气衰弱,多见于心脏疾病,如风湿性心脏病、冠心病等,惊恐、跌仆重症及个别孕妇亦可能出现代脉
大脉	脉来大而满指,波动幅度倍于平常	主实热,元气将脱之证,若大而有力为邪热实证;大而无力为虚损,气不内守之证

六、切脉的应用

切脉虽是临床诊治患者的重要手段,是中医治病四诊之一,但高老以为,切按皮部找寻压痛点及条状物对针灸科医生来讲非常重要,但就切脉而论,针灸科不是中医内科,尤其是那些骨关节及神经痛之类的疾病对脉象的改变关系不大,那么要不要切脉? 要的。因为切脉不唯是诊断疾病的重要手段,而且是针灸医生重点了解体察患者体质的虚实情况,从而确定选取穴位、论补泻、别深浅、调虚实、辨忌宜的主要依据。

1. 察肾间动气 "治病必求其本,是故切脉亦须求源。"《难经·八难》曰:"十二经脉者,皆系于生气之原。"所谓生气之原,谓十二经之根本也,谓肾间动气也。此五脏六腑之本,十二经脉之根,呼吸之门,三焦之原。陆瘦燕先生认为肾间动气,就是原气,是维持人体生命活动的真气,人身十二经脉,全仗肾间动气作为生发之源,因此肾间动气的正常与否,结果直接反映着机体的荣枯盛衰。关于肾间动气的部位,唐代医学家杨玄操认为此部位即丹田,平人阴阳协调,元气潜而不越,脉来有神,故其动应力和而缓,不急不躁,一息四五至,与寸口相应。如按之像循嫩竹之梢,应手而弦,此为元阴不足,失其滋涵,以致阳气偏亢,脉现躁越。治当补其原阴之气,常取太溪、关元、肾俞等穴。严重时还可以出现结代之脉,这说明元阳之气已衰,五脏六腑之气随之而衰竭,此时当用大炷急灸关元、气海、命门、足三里等穴温固元阳,以防暴脱。

2. 察冲阳、太溪　冲阳、太溪分属于胃、肾两经,察此二脉可知人之先、后二天,人体的一切生机,在乎取决胃气的有无,胃气之在于脏,常人则表现为不疾不缓、不浮不沉、和柔轻缓、匀净分明。冲阳脉的搏动情况,往往可以反映胃气的盛衰,特别是病脉中的胃气情况,更可以察知疾病的进退吉凶。张景岳说:"如今日尚和缓,明日更弦急,知邪之愈进,邪愈进则病愈甚矣。今日甚弦急,明日稍和缓,知胃气之渐复,胃气复则病渐愈轻矣。即为顷刻之间,初急后缓者,胃气来也;初缓后急者,胃气之去也。"太溪者,肾脉也,其脉与两尺相应。临床上,凡太溪脉濡细者,寸口尺部也常微弱,上盛下虚者则寸口常大于太溪,下实上虚者则寸口脉常小于太溪;太溪独盛,则相火常炽。对于病情比较严重的患者,陆瘦燕先生常察冲阳、太溪两脉来断其预后。因为人之元气,出自先天,为精神之父;人之胃气,出于后天,为血之母,后天必本先天为之主持;先天必赖后天为之滋养。病虽重,只要冲阳脉不衰,说明胃气犹存,生机未绝;但脉旺弦急,木来克土,则预后多为不良;如果胃气衰竭,冲阳脉绝不至,此乃"脉无胃气",极为凶险。但如果冲阳偶绝,而太溪尚盛说明肾气未绝,先天之根未断,纵然危候,无忧陨灭;若太溪脉弦,那就说明病已垂危,难以逆转了。

3. 察上下　《灵枢·终始》篇说:"所谓平人者,不病。不病者,脉口、人迎应四时也,上下相应而俱往来也。"这段经文可以反证这样一个问题:脉若不应四时(春弦夏钩,秋毛冬石)或上下不能相应,则是机体患病的具体表现。陆瘦燕先生从大量的临床实践中体会到,凡肝阳上逆者,其颔厌脉往往搏动较甚,而寸口及太冲脉都相对弦细,临床上当补涌泉导血下行、泻行间以平息肝风、补太溪以滋水涵木;如因肝肾两亏,中气下陷,其颔厌脉的搏动常现微弱而不易触及,而寸口三部及太冲脉亦细小微弱,治疗上应该灸百会,导诸阳之气上升,取肝俞、肾俞、足三里等穴,补益肝肾,以滋其本。

4. 辨左右　《灵枢·官能》篇说:"左右不调,把而行之。"针灸治病不论脉诊、按诊都应察左右经脉,视其脉动异常、腧穴压痛等,可以辨证断病,立法证治。尽管古人有男子主气,左大为顺;女子主血,右大为顺的说法。但陆瘦燕先生认为左右脉象,总以持平为善,如果出现左右偏胜,说明气血运行已经失去常态,其速度和强度的改变,往往预示或反映某些疾病。如中风发作前后,经常会出现这种情况。如果平人在正常情况下,短时间内脉象异常,随即又恢复正常者,这是患病的信号,应及时采取措施调养,以期逆转。不过人体的脉象往往受内、外环境的影响。由于气候环境、七情饮食、男女老少等各种原因,虽不是患病,也可以使脉象发生变化,这些变化切不可当作病脉。

关于脉象的男女左右有别的说法,"男子以左为主,女子以右为主"。对这种男女有别的说法,应该加以研究,批判地接受,不能单纯地认为此乃封建迷信的说法。其实这种观点在《难经》《素问》里都有记载,男女之间的生理结构是有其别的,例如女的有月经能生育、有乳汁能孕育儿,男的有前列腺,女的就没有,在情志上女的与男的多异,这是已经被科学所证实;又如男子的肾为先天之本,而女子则以肝为先天之本,这些是大家一致所公认的,既然如此,为什么要否定脉气的男女有别呢?事实上,在临床实践中(大部分患者)印证男脉关上、寸部盛,女脉在关下、尺部盛,因此男子尺脉常弱,女子尺脉常盛。元代著名针灸学家滑伯仁说:"阳之体轻清而升,天道也,故男脉在关上,阴之体重浊而降,地道也,故女脉在关后。"这是男女生理禀赋上的区别而已。

5. 重整体 中医诊病从整体出发,强调辨证论治,局部的病变应该联系整体,整体病变也要考虑到相关局部,不能头痛医头,脚痛医脚,要做到整体治疗,中医的四诊就是重整体的诊疗方法。就切诊而言,寸口脉诊固然十分重要,但作为针灸医师还应该在这个基础上充分发挥本学科的特点,系络为纲,有目的的遍察全身。例如,脉诊,通常以寸口为主体,还要参会上下、左右作比较。对一些慢性、虚弱、危重患者,还要考虑到脐下肾间动气和冲阳、太溪脉的具体变化。当然这些方法并非人人必用,应择而行之。除此之外,针灸学科还有一个重要的特点,那就是切按经络皮部和腧穴,这就要求医生充分掌握经络的"是动病"和"所生病"的具体内容及中医学的基础理论。例如,咳嗽属肺、肾两经之病,临床凡兼胸痛、高热者,往往在肺俞、中府、孔最等穴处出现压痛;咳嗽咯血,面如漆柴,属肾经之病,其太溪、筑宾、俞府、肾俞等穴反应异常,在治疗上可以取用属该经的有关腧穴。"热者清之""虚则补之"对于脏腑病,陆瘦燕先生非常重视对(背)俞、募、原、下合穴的应用,凡脏病及腑、腑病及脏者,应以切按(背)俞、募为主,前者兼原穴,后者兼下合穴。临床上,凡上述腧穴反应异常,除局部病变外,还应考虑到有关脏腑的疾病。

(1)中风:分中风、中痰、中气。

中风:脉见浮缓,浮为风邪,缓是正气尚存的反映,这是脉与病相符的脉象。如果出现脉象坚实急数,则为病邪太盛,是中风病所忌讳的。

中痰:脉来多浮滑,风病见痰涎壅盛,昏迷不省人事属中痰之症。

中气:脉来沉迟,多见情志激动,损伤脏气,厥逆而发生。

(2)遗精:凡遗精见到阴虚心旺者,就可见到洪数而软,或微涩而软的脉象,严重的可以见到芤脉,洪与数是火旺的缘故,芤与软是精液虚竭的反映。

(3)眩晕:一般精气虚损、肝阳上亢、痰火上攻者为常见,属痰的脉来滑实,属火的脉来洪数,属肝阳的脉来弦数。

(4)头痛:头痛病患者,多见弦脉。大凡疼痛,经脉往往变得紧急,故脉弦。

(5)腰痛:腰痛成因主要由于肾脏虚损,阳气不充,风、寒、湿疾乘虚而入,阻滞经络,以致疼痛。腰痛病变,既以内伤里证为主,故脉来多沉,因疼痛故脉兼弦。

(6)痹证:脉来以浮、涩、紧三种最为常见,因涩是气血不足的表现(内因),浮、紧是风、寒、湿邪痹阻经络的反应。紧主痛,痹证往往会有剧烈痛,故往往会出现紧脉。

七、对切诊的几点看法

(一)切诊是中医诊断方法之一

在临床上应用极多,但望、问、闻、切四诊是一个整体,过于强调切诊而忽略其他三诊,或轻视切诊而过于重视望、问、闻三诊都是不合适的。有的患者就诊时手一伸,不说话,不提供病史,并错误地认为医生凭脉象能说出病情的为"高明";也有一些医生为了显示其本领,切脉后凭靠自己的一点小聪明结合自己的实践经验来诊断疾病。其实这两种做法均有失偏颇,只有全面收集病史,通过望、问、闻、切四诊综合考虑,才能得出正确的结论。

(二)在临床上,有的脉症相符、有的不相符

如急病见浮、洪、数、实脉者为顺,说明邪气虽盛,但正气足以抗病;如急病见沉、微、细、虚脉者为逆,说明邪气盛而正气已衰。

顺者预后好,逆者预后不好。

(三)在切诊过程中可能有两种运用方式

一是以证察脉法:如患者出现的症状,预测可能出现的脉象,用心体会其脉的形态。例如,一个异常疼痛患者,痛势较剧,遇寒则甚,得热则轻,此乃属寒痹之类,亦称谓痛痹。根据这一病情,切脉时估计出现紧脉和涩脉之可能,之后体察认识该脉脉形的这种方法察证就叫做"从证测脉"。

二是以脉察证法:根据患者出现的脉象来判断有哪些疾病存在的可能,如脉来弦滑或洪数,弦主肝胆,滑主痰,洪主热主亢,以此可以推断肝阳亢进、痰热内积之证,在询问病史时就要从这两个方面去探索,以此达到脉证相符之境界,这就叫"从脉测证"。

在临床上两者都可以应用,但两者比较,"从证测脉"较易,"从脉测证"较难。

（四）"舍脉从证"

当在临床上所出现的症状是疾病的本质，而脉象只是一种假象时，需舍脉从证。如一个不寐患者，体形肥胖，呕恶，胸闷，苔腻，脉细数。一般而言肥胖之体多痰湿，从呕恶、胸闷、苔腻之症综合考虑属痰热上扰，心神不宁之证，理应出现滑脉，如今脉证不符，当以"舍脉从证"治之，取百会、安眠、内关、神门、三阴交、足三里、丰隆穴治之。

（五）"舍证从脉"

当脉证不一致时，经过分析以脉诊作为审查病机确立治疗方案时，如大咯血的患者，血虽止而脉理应呈细弱之虚象，而今却是滑数。滑数之脉，主内有热邪，势必会迫血妄行而再度出血之可能，当以"舍证从脉"确立泻热宁血的治疗方案，取百会、曲池、期门、合谷、太冲穴治之。当然，这些大咯血病还是请西医内科配合治疗较好。

针 刺 意 外

针刺治病是比较安全的，但必须遵循一定的操作规范，这种规范一旦被破坏，临床上则会出现一系列的症状，这就是所谓的针刺意外。针刺意外以晕针、折针和神经、血管、内脏刺伤较为多见。若不能及时识别和认真处理，往往会造成不良后果。轻者留有后遗症，重者造成肢体瘫痪，甚至丧失生命。而对这个方面，针灸临床工作者怎样认识？根据有关报道，结合个人的体会谈几点肤浅的想法。

一、晕针

《灵枢·血络论》："脉气盛而血虚者，刺之则脱气，脱气则仆。"

《针灸指南·标幽赋》："空心恐怯，直立侧（针）而多晕。"

晕针与晕厥在临床上并无区别，只不过这种晕厥是针刺所引起的。因此，讨论晕针，实际上就是讨论针刺与晕厥之间的关系。

众所周知，晕厥是一种急起而历时短暂的一时性意识丧失。在多数病例中，已知其直接原因使脑部血流减少所引起，而引起这种变化则是心脏输血量的减少，心搏一时性骤停，突然剧烈的血压下降或脑血管普遍暂时的闭塞。祖国医学对晕厥的认识，多以气血逆乱或气虚下陷，清阳不升所致。

针刺为什么会引起晕厥，主要有以下原因：

1）平素对针灸治病缺乏了解，针刺前情绪紧张，惶恐不安（恐惧感），加之进针疼痛，针感强烈，以致一时性气机逆乱，猝然昏倒。这类晕针多在针刺即时或留针不久后发生，此类人神经比较敏感。

2）在饥饿、劳累、大汗、大吐、大泻、大出血的情况下，进行针灸，元气本虚，复加刺激强烈，以致气虚下陷、清阳不升而突然晕厥，这类晕针多在针刺即时或留针过程中发生，此类人身体素质较弱。

3）针刺某些针感剧烈而又特殊的穴位，如肩井（闷胀感）、天突（窒息感）、十二井穴（锐痛感）等，这类晕针多在针刺即时发生，以女性多为常见。

4）长时间站立于固定位置的患者，因下肢肌肉和静脉的张力减低，血液积蓄下肢，回心血量减少，脑部供血不足，发生晕厥。《素问·刺禁论篇》中所说的"刺郄中大脉，令人仆脱色"即指此。

5）针刺某些特殊部位，如人迎穴与其深部的颈动脉窦大体上同一位置，该窦对血液循环有重要作用，刺激该窦由于窦血管壁压力增高，通过窦神经的反射作用而使血压下降，心跳减慢，严重时可发生晕厥。

6）刺血疗法中发生晕厥的病例远比一般针刺多，大多是见血恐惧，精神紧张所致，临床上多见于年轻体弱的妇女。但也有部分是出血过多（一般在超过200 mL 以上时），导致气随血脱，发生休克。

因针刺发生的晕厥，其发作可谓是突发性，但常需几秒甚至几十秒的时间不等。其间可有头晕，两目发黑，手足发冷或发麻，上腹部不适，恶心，面色苍白，出冷汗，肢体无力，神昏或焦虑不安等前驱症状。此时，患者一般自诉心里难受，头晕，想吐，或被医生发觉。否则，就会进入发作期，在人事不省时跌倒。其时血压下降，脉搏微弱，瞳孔散大而对光反射迟钝，角膜反射可消失，间有遗尿等症状出现。

针刺引起的晕厥一般是自限性的，不需要做任何特殊治疗。可先起针，令患者平卧，取头低脚高位，松解衣带，保持室内空气流通，但要注意保暖，轻者静卧片刻，饮以热茶，即可恢复。或用压舌板插入口腔，轻触咽喉壁，使之发生咽反射，一般 1～3 次即可面色转红，自觉症状消失；或针刺水沟（醒神开窍）、百会（灸升阳举陷）、足三里（补气和胃）等使其复原。若经上述处理无效，当视具体情况做出进一步处理，如嗅浓氨溶液（阿莫尼亚水），肌内注射咖啡因，呼吸或循环系统衰竭时可注射尼可刹米（可拉明）等，实际上这些都极少用到。

关于晕针的预后，一般来说，晕针本身不会造成严重的后果，也无后遗症。但也有报道因晕针引起耳源性眩晕（宿疾），以及心脏病患者因晕针而致死亡,推想也是因为晕针而引发宿疾(心脏病)所致。晕针会引起宿疾这个观点如果能够辨别成立的话,那么对患有诸如心脏病这样的患者造成晕针,在某种程度上将是不幸的,虽报道这些病例很少,还不足以说明问题,仅此供大家思考。

二、折针

《肘后备急方》:"针折肉中,象牙屑水和,敷上立出。"

针刺过程中发生针身断裂称为折针,古代文献对此多有记载,这可能与当时针的质量粗劣、材质欠佳有关。近代由于工业进步,材质改良,折针事故已很少发生,但仍有个例时有报道,发生折针的原因不外乎:

1) 针的质量不好,缺乏韧性,如过去的铁针、铜针之类。

2) 针体特别是针根已有损伤剥蚀,针前失于检查。自使用一次性针以来,此类折针已很少发生。

3) 运针时用力过猛和滞针时,因出针不易而暴力抽拔。

发生折针后,必不惊慌,告知患者保持原来体位,以防断端向深部陷入,若残端处有部分显露体外,可用镊子拔出;若残端与皮肤相平或低于皮肤,但用肉眼见到针根者,可用左手食、中二指在针孔两侧向下按压,使残端露出皮表,然后取之。若残端也深入皮下,而该端下有骨骼时,也可重压针孔两侧,利用硬组织将针顶出。要是折针发生在内关、外关等处,可用手指或其他物品在原针孔处用力下压,使针体从对侧穿出。若经上述处理不能将针取出,则应视折针部位、临床情况而做出决定。若折针在四肢深部而患者无任何不适及排除不得者,可暂时不做处理,日后针体会被结缔组织包围。这虽不影响健康,但需定期视察,必要时再做处理。

折针遇到下列情况时,当予立即取出:

1) 针体折断在重要脏器附近,或并非重要器官部位而患者自觉不适,或妨碍功能运动者。

2) 由于术者穴位消毒和操作太多,断针部深入,感染以致发展成为脓肿者。

说到取异物,高老曾经工作的医院,一位低年资医生不慎将一枚三寸长的针断在环跳穴里,因青年医生当时心慌没有及时告诉患者不要移动体位,而使针体转移,医院立刻转送黄浦区某医院外科处理,主任医生亲自操刀,但半小时未果,出院后在家休息,待创口愈合后再送上海市第八人民医院(擅长取异物),诊治不到 15 分钟已把异物轻松取出。

为了避免折针临床上应注意以下几点:

1）《针灸聚英》说："素问云：针耀而匀。示人临病。当查看其针。令光耀滑泽匀直而无曲损也。能守此训。自不致折矣。"

2）最易折针的部位是针根部，因此操作时不要整个针体插入，应留 0.2～0.3 寸在外。

3）遇到起针、滞针情况时注意，滞针多数是因为施术者在施针刺手法时，过于朝一个方向捻转，使肌纤维缠绕针身，所以起针时轻捻针体，若向前捻不动则向后退，松然后起针，向后捻不动则向前捻转，切不可使用暴力。

三、神经、血管、内脏针刺伤

（一）刺伤神经

1. 中枢神经损伤

（1）延髓：《针灸·刺禁论》："刺头中脑户，入脑立死。"

案. 患者，男，39 岁，精神病。

深刺风府穴共 6 次，末次后 2 天，患者呕吐清水，自觉头痛，微热，卧床不起，不能进食，至第 5 天，患者语言及吞咽感困难，所咽食物常由鼻孔流出，四肢瘫痪，小便滞留，次日检查神志清楚，语言不清，鼻音，喉内有痰声，瞳孔缩小，血压 100/60 mmHg，心率每分钟 40 余次，肌张力减退，深反射消失，无病理反射，四肢痛感消失，当即诊断为延髓瘫痪；第 8 天昏迷一次，并口吐白沫，瞳孔散大，呼吸困难，脉搏 160 次/分，抢救无效死亡。尸体检查见延髓外形肤色变圆变粗，锥体与橄榄体界限消失，切面自延髓上端至下端有长 4 cm 之出血区。

延髓为脑干在脊髓与脑桥之间的圆锥形部分，上大下小，其下界与枕骨大孔平齐，连续脊髓。延髓中有呼吸、心跳、血管运动、发声、咀嚼、吞咽、呕吐等中枢，其反射活动为人体维持生命活动所必需，故被称为生命中枢，若有损伤则会造成极其严重的后果。

从解剖学角度看，针灸伤及延髓都从枕骨大孔进入，深刺颈项部的穴位，如风府、哑门、风池、颈夹脊 1～2 等，都可以从不同的角度刺入该孔。其中以风府、哑门为最近，因此针刺这些穴位时，应特别审慎。例如，针刺风府穴时，患者当端坐，头微向前倾，针刺方向应与颈部额状面成 90°角刺入，或针尖向对侧口唇方向针刺，切记向前上方对侧眼窝方向针刺，一般刺入 3 cm 深时，针尖会碰到枕骨与寰椎连接的韧带而遭遇阻力，此处若有针感即可停止；若无针感亦应在此深度范围内寻求（可用"候气""催气"等手法）切勿强行深入，延髓的部位是在上述韧带前面深约 3 cm 处，因此若是小心的话，针尖刺入延髓的可能性并不是一般所说的那么容易，个人认为针刺本穴的深度，一般控制在一个同身寸左右为宜，消瘦型患者及小孩不在此列。

延髓刺伤后，患者多有头痛、呕吐、瘫痪等症状，此时要严密观察血压、呼吸、脉搏和意识状态，积极组织中西医抢救，遗憾的是预后并不乐观。

(2) 脊髓:《素问·刺禁论篇》:"刺脊间，中髓为伛。"

脊髓呈扁圆柱形，位于椎管内，长约 45 cm，它上端在枕骨大孔处与延髓相接，下端叫脊髓圆锥，成人的脊髓到达 L_1 下缘，以下为脊神经根丛，称为"马尾"。因此，凡成人深刺悬枢穴(L_1、L_2 棘突间穴位都有可能刺伤脊髓)。

一般说脊髓被毫针轻刺一下，除某些患者诉有麻木感外，并不出现其他症状。中度的刺激，则表现为全身酸痛，胀感，四肢乏力，一侧或两侧下肢不完全瘫痪或步态跛行这些症状，一般临床 1 周左右即可恢复。若是刺激较重，则会出现全身无力，食饮不振，轻度头痛，发热(一般在 37～38℃ 之间)，两下肢感觉迟钝或软瘫，以及膀胱、直肠功能紊乱等，这些症状只要注意休息一般也多能逐步恢复，尿潴留 1～3 天后即可排空，重者要持续 10 天左右；下肢运动的恢复一般要经过 1 个月左右的卧床休息才能逐渐下地行走，跛行则需要 2～3 个月的时间才能慢慢恢复，若能配合针、药治疗，其恢复时间则可相应缩短，如果损伤部位较重，还可能出现呼吸麻痹而死亡。

2.周围神经损伤　如面神经麻痹。《圣济总录》曰:"耳后宛发不可伤，伤及令人口颊㖞斜。"

案. 患者，男，15 岁，学生。

患者原患脑发育不全，近有精神症状，胡言乱语，毁物打人，夜不成眠，治拟宁心安神，取穴内关、安眠，用卤碱("681")穴位注射，每穴(点)1 mL，当左侧安眠穴注入药物未完，即发现患者同侧口角低垂，面向左侧㖞斜，前额皱纹消失，眼裂扩大，鼻唇沟平坦，不能做皱额、皱眉、闭眼、露齿和吹口哨等动作。经与神经科、五官科会诊诊断为面神经麻痹(因穴位注射"681"所致)，后按面神经麻痹针刺常规治疗，3 周后恢复。

此外，还有因曲池穴注射安乃近而致桡神经麻痹引起手腕下垂和足三里注射金霉素引起腓深神经麻痹而致足下垂的病例。据报道安徽巢县某医师介绍，对于枕大神经痛患者用无水酒精局部封闭而发生局部脱发 5 cm×7 cm，形似斑秃。

根据临床所见，针刺引起周围神经严重损伤，多数是由穴位注射(因穴位刺激或压迫神经）所引起，当然单纯针刺如果长时间的强刺激也会发生沿神经分布路线灼痛、麻木，甚至运动障碍或末梢神经炎等。这就告诉我们针灸医务工作者掌握一定的解剖知识是必需的。在治疗以前，必须对穴位的选择、针刺的深度和强度、施用的手法和选用的药物做密切策划。

（二）刺伤血管

在针刺意外中，刺伤血管与临床上有意识的刺血治病在概念上完全是两回事。关于刺伤血管的记载，仅《素问·刺禁论篇》竟有 12 处之多，涉及面广。这与古时用针较粗和缺乏解剖学知识有关，近代由于采用不锈针，细而柔软，富有弹性，刺伤血管和折针的可能性已显著减少，且后果也远没有过去的那么严重。现举数例，以期引起重视。

1. 眼区　《铜人腧穴针灸图经》："承泣……禁不宜针，针之令人目乌色。"

因针刺眼眶周围穴位时致使眼区出血的病例并不罕见。

眼眶内除有眼眶、视神经、眼肌、泪器、血管及神经以外，其余空隙都是脂肪组织填充。如果针刺不当，刺破血管，因出血而使眼眶内容物增多，压力增重，则造成眼球前突性移位，患者自觉眼球发胀、发紧或视物不清。内出血停止后，周围外观青紫，俗称"熊猫眼"。这类意外常发生在以下情况：

1）深刺眼区穴位，进针角度不对，当针尖触及眶壁时，提针更改针刺方向，如此多次反复操作，增加了直接刺伤血管的可能，或因提插捻转等手法牵拉周围组织，致使小血管破损断裂。

2）针尖过于尖锐或有起毛，直接刺中或钩拉血管。

因此，针刺眼区穴位，应先将眼球推离刺激点（穴位），并予固定，然后沿眶壁与眼球之间进针，手法直进直出（输刺法），不要捻转提插手法，并注意针身是否笔直，针尖有无起毛。一旦发生出血，可用绷带压迫法或冷敷法止血。眼周青紫，经 10 天左右吸收，不留痕迹，也不影响视力。

3）针刺天突穴时，一般两种刺法：一是平刺，二是用力压向胸骨柄斜刺，平刺时若患者发现打呃，说明针尖已接近气管，见咳嗽，应停止进针。向胸骨柄针刺时，角度不宜太大，也不宜太深，因为胸骨柄后有动、静脉，如操作不当，刺破血管造成血胸的事例也时有发生。

2. 乳房　《素问·刺禁论篇》曰："刺乳上，中乳房，为肿根蚀。"

案. 患者，女，26 岁，乳腺炎。

因急性乳腺炎某医生用未经消毒的三棱针直刺红肿处，针刺当时有剧痛，起针后见鲜血从孔中流出，短时间内即出血 200 mL 左右，患者即感觉头昏、眼花、口渴、心慌并晕倒，后经强烈压迫出血方止。次日检查不复出血，痛更剧。第4日再次出血，先后3次，其出血500 mL左右。既往无出血史，后手术处理，术中见一核桃大死腔，内有已凝固之血块充盈，取出血块又见鲜血从第3肋骨下缘射出，喷射与心搏一致，压迫第3肋骨下血止，后经缝扎愈合。

这个病例清楚告诉我们，由于医生的责任心不强，任用粗针深刺，以致误伤肋间动脉，所以三棱针之刺，必须注意适用范围、严密消毒、掌握深度。《中华外科杂志》1960年4月也报道过此类病例，因针刺章门穴引起肋间动脉破裂，造成腹腔内大出血而致死亡，自当引起注意。

《天津医药》曾报道1例因针挑合谷穴而引起动脉瘘和3例因足三里穴位注射青霉素引起局部供血不足，造成肢端坏死的病例，最后都以手术截肢而告终，应从中吸取教训。

由于针刺意外而造成出血不止，临床处理总以止血为先，最简单的方法是"压迫法"，如有内部出血的可用"冷敷法"，血止以后改用"热敷法"，以帮助吸收。为了避免出血，一方面要懂得人体的解剖知识，另一方面要注意选择工具，针刺时要避开血管。最好采用爪切押手进针法，出针后轻按针孔。

（三）刺伤内脏

《素问·刺禁论篇》："脏有要害，不可不察。"

《素问·诊要经终论篇》："凡刺胸腹者，必避五脏。"针刺伤及内脏器官，屡见报道，涉及面很广，现列述如下：

（1）刺伤肺

案. 患者，男，26岁，腰背痛。

患者于1962年11月2日因腰痛求治，予针委中、肾俞，针后拔罐，4次后腰部症状减轻。后因背部疼痛再针某一肋间穴位，当时某学员用2寸长毫针去刺，针左肝俞时，下针后即有胀感，然后针右肝俞穴并留针。此时患者顿感疼痛剧烈，并与呼吸一致，同时可听到针在里面"呱嗒呱嗒"响。患者将此情况告诉术者，在另一学员的建议下，术者将针拔出一点，仍留针10分钟。患者在路途上，倍觉右胸胀闷，又继续走了一段路，除胸部胀痛外，并出现呼吸急促、咳嗽，至晚上4点，症状加剧。肺科检查显示右胸外侧呼吸音减低，胸透右肺透光度均匀增加，无明显肺实质改变，肺脏压缩60%，左肺野清晰，心膈正常，诊断为"损伤性气胸"，并抽出气体800 mL。当即患者好转后回家，1周后复查，透视右肺扩张良好，未见气胸影，右膈肋角处见有少量积液。1个月后再次复查肺、心影皆正常。4个月后随访胸部无明显不适。

肺是一个体积很大的器官,位于胸中,纵隔两侧,左右各一,几乎占据了整个胸腔。肺的体表投影区涉及的穴位很多,若直刺过深,极易导致气胸。为避免此类针刺意外,须熟知肺的体表投影,如胸膜顶包裹肺尖,突入颈根部,高出锁骨内侧 1/3 上方 2~3 cm,背部相当于 T_1 上缘。平静呼吸时,肺下界在锁骨中线、腋中线和肩胛线分别与第 6、8、10 肋相交,在后正中线处平 T_{10} 棘突。肺因呼吸而上下移动的范围为 3 cm 左右。值得一提的是,深刺肩井穴也同样可以刺伤肺,须审慎行事。

针刺伤及肺脏,必然伤及胸膜。胸膜分脏、壁两层。肺的呼吸有赖于胸膜腔受压状态和肺组织的扩张性。当胸壁、胸膜和肺脏被针刺损伤时,针孔可能在肺收缩时关闭,但在咳嗽、呼吸等动作时重新张开使空气进入胸膜腔,造成创伤性气胸,因此一旦咳嗽、吸气,空气通过针孔渗入胸膜腔内,但不能从支气管排出,使胸腔压力逐渐增高,纵隔向对侧偏位,患侧肺脏或心脏受到压迫,严重时可以引起心脏衰竭和窒息而死亡。

气胸发生以局部症状轻重取决于气胸发生的快慢、积气的多少,有无并发症和两肺原的情况,气胸的发生一般多在受伤后突发剧烈胸闷、胸痛(疼痛可向同侧肩及手部放射)气急、呼吸困难、发绀,甚至窒息等症状,若伴有胸膜腔大量出血,可发生血压下降等休克现象,每随胸内压的上升和出血增多而加重,呼吸运动减低,叩诊呈过度反响,气胸部位呼吸音减弱或消失,甚至气管向健侧移位。听诊时左侧气胸可使心浊音界消失,右侧气胸可使肝浊音界下降,X 线透视不但可以确诊,而且可以知道漏气多少与肺组织的受压情况。

临床诊断气胸以后,术者不要隐瞒事态,一旦发生后及时处理,以防加剧病情。患者要保持安静,以免继续扩大。轻患者可取半卧位休息,避免任何活动,尽量减小呼吸幅度,并予抗生素类药物防止感染;紧张、烦躁者可予镇静药;伴有咳嗽者可用镇咳药(如可待因等);较为严重的病例,可用气胸器测压抽气,抢救患者生命;若无气胸器,可用 50 mL 注射器于锁骨中线第 2 肋间穿刺抽气,缓解气急;若为闭锁性气胸,只需排出气体即可;若为开放性气胸,气体不断漏出,可在针头尾端套上一个橡皮管,将其另一端浸入闭式引流水内继续排气,以免窒息。必要时请有关医生会诊处理。针刺伤肺,一般发生在背部腧穴较多,因此了解膀胱经背部腧穴与自体表胸膜后壁垂直距离厚度是必要的。现将 8 具成年男尸左右两侧的腧穴数据列于表7,单位为 cm。若折合中指同身寸,临床一般以 2.5 cm 折合为一同身寸(成人),为安全起见,针刺上述穴位的深度,除标准外,应从数字中减去 1~1.5 cm 内为宜。

表 7　背部腧穴距脏器的垂直距离(cm,$\bar{x}\pm s$)

穴　名	左　侧	右　侧	穴　名	左　侧	右　侧
大　杼	6.28±1.23	5.83±1.10			
风　门	5.05±0.87	5.04±1.00	附　分	4.49±1.10	4.49±0.79
肺　俞	4.34±0.72	4.43±0.84	魄　户	3.47±0.89	3.57±0.57
厥阴俞	3.88±0.73	4.03±0.69	膏肓俞	2.99±0.77	2.98±1.00
心　俞	3.59±0.76	3.76±0.61	神　堂	2.39±0.69	2.48±0.55
督　俞	3.33±0.62	3.88±1.10	谚　譆	2.11±0.53	2.04±0.46
膈　俞	3.04±0.76	3.48±0.57	膈　关	1.95±0.59	1.93±0.36
肝　俞	3.48±0.84	3.63±0.62	魂　门	2.04±0.29	2.01±0.38
胆　俞	3.36±0.82	3.58±1.21	阳　纲	2.03±0.24	2.09±0.32
脾　俞	3.38±0.38	3.25±0.61	意　舍	2.24±0.38	2.15±0.34
胃　俞	3.30±0.58	3.44±0.55	胃　仓	2.25±0.46	2.13±0.27
三焦俞	3.30±0.53	3.53±1.00	肓　门	2.26±0.79	2.80±0.89
肾　俞	3.51±0.80	3.88±0.77	志　室	3.03±0.95	3.23±0.97

（2）刺伤心：《素问·刺禁论篇》曰："刺中心，一日死，其动为噫。"

案. 患者，男，49 岁，肺结核。

1955 年因咳嗽、气促、吐痰、疲乏等症，经某医院诊断为肺结核。某医师为其针灸治疗，隔日 1 次。第 7 次由上腹部隔衣针刺，患者大喊疼痛，哭说受不了，并见显露于衣外之针一上一下的跳动。不久将针退出，见患者呼吸困难，口唇发绀，两手紧握，表情极度痛苦，立即行人工呼吸，但急救无效，患者迅即死亡。后尸体检查发现，剑突下 2 cm 及 3.5 cm 处（偏左）各有针眼一个。体内可见心脏体积显著增大，心包膜极为紧张脆弱，整个心脏占据大部分胸腔，肺脏被压缩，心包膜呈淡青绿色，并有明显针眼 1 个。近胸骨剑突下之横膈膜面有针孔 1 个，周围有充血现象。膈膜上之肌肉间亦有明显可见之针孔，并有较大溢血斑块。除去血块，切开心包膜，膜内充满血液及血凝块，共 430 mL。除去血块，见右心室前壁有一不规则的破裂孔，大小约 0.2 cm×0.4 cm，孔之周围 3 cm×1.5 cm 大小充血发红处，孔距心尖约 5 cm。

从上推测，针在衣服遮蔽下由胸骨剑突下转向胸腔左侧约作 40° 角刺入，其死因乃针刺入右心壁后，由于心脏不断地收缩和舒张，致使心壁上的创口不断地扩大而发生机械性的心脏裂伤，大量血液迅速流入心包膜内，使心包压力骤然增加，阻止心脏的正常舒张，心脏因缺血而停止跳动，血液循环因而停止，呼吸终止,导致死亡。

心脏在体表的投影,左上角在左侧第2肋软骨上缘,右上角在右侧第2肋软骨下缘,都距胸骨中线2~3 cm,左下角(即心尖)在第5肋间,右下角在第6软骨上缘,距胸骨中线分别为7~9 cm和2.5 cm,四点连线范围以内的穴位,针刺时应特别当心。

(3)刺伤胆

案. 患者,男,62岁,气管炎。

有近20年气管炎病史,某次针灸治疗,其中一针针在右上腹,当即疼痛难忍,要求起针,起针后1小时,仍感疼痛不减,并向全腹蔓延,伴剧烈呕吐,呕吐物为胃液及黄水,两天后住院。体格检查:体温38.2℃,脉搏102次/分,血压130/90 mmHg,腹部平坦,全腹有压痛,反跳痛和腹肌紧张,尤以右上腹部明显,肠鸣音亢进。实验室检查:血红蛋白130 g/L,红细胞$8.9×10^{12}$/L,白细胞$14.9×10^9$/L,中性粒细胞百分比86%,淋巴细胞百分比14%,X线透视见两肺纹理增粗,膈下未见游离气体,腹部无液平。处理:予以大量抗生素,并输血300 mL,在局部麻醉下行剖腹探查,术中发现腹腔内有大量绿色液体,胆囊肿大为90 mm×50 mm×50 mm,表面充血,并有片状坏死区及脓痂包裹,在胆囊底针刺通胆囊侧壁,直达十二指肠韧带外缘,做胆囊切除术,40天后痊愈出院。

正常的胆囊位于肝脏下面的胆囊窝内,上面借结缔组织与肝体相剂,下面游离,覆以腹膜,是一个储存胆汁的梨状器官,长7~9 cm,宽2.5~3.5 cm,其容量约50 mL,胆囊因有肝脏等器官覆盖保护,位置较深,只有在充满胆汁的情况下,囊底才略突出于肝的前缘,达前壁腹侧第9肋软骨与腹直肌的交角处,表面光滑,并有一定的张力。因此在一般情况下,由针刺引起胆囊损伤的并不多见,只有在胆囊本身疾病(炎症、结石、肿瘤等)而使胆汁郁结,体积增大的情况下,针刺右侧日月、期门、不容、承满、腹哀、梁门、章门等穴时,由于方向不对和针刺过深时才能造成。胆囊损伤后由于压力关系,可使胆汁外流,引起胆囊炎和胆汁性腹膜炎,临床表现为腹部疼痛,剧烈呕吐,腹肌强直,胆囊区压痛明显,体温升高,严重时可有休克和毒血症出现。

发生上述症状以后,可先做保守治疗,针刺、中药都以疏肝利胆、清热止痛、抗感染为主,在治疗过程中若症状加剧,体温持续上升,白细胞总数与中性粒细胞明显升高时,应及时与外科会诊,采取进一步治疗措施,如手术治疗等。

（4）刺伤脾：《素问·刺禁论篇》："刺中脾，十日死，其动为吞。"

案. 患者，男，36 岁，血吸虫病。

8 年前患血吸虫病，以后左上腹部有一肿块，并逐渐增大。自诉入院前 3 天因上腹部疼痛在农村接受针刺治疗 2 次。针刺部位：一穴在心窝处（剑突下），二穴在上腹。第二次针刺时留针 10 分钟，其间有咳嗽，针后头痛加剧，数小时后遍及全腹，且有口干、心慌等症，经临床检查符合脾破裂内出血诊断，立即予以抗休克治疗，并开腹探查，共吸出鲜血 800 mL，术中发现患者脾脏较正常大 1.5 倍，左上腹一针孔正对脾，切除术后愈。

正常的脾脏若蚕豆形，位于第 9～11 肋间，一般在肋下不易摸到。若患者之体质瘦弱，气虚下陷，每可使内脏下坠，或病理性脾脏，都有可能移到肋缘以下，也可因某些疾病，如久病、慢性血吸虫病、肝硬化、白血病、脾脏肿瘤等而使脾脏肿大，严重者其下界可超出脐水平以下，此类脾脏其游离度低于正常，脆性也明显增加。因脾脏大而涉及的体表穴位增加，刺伤的机会随之增多。针刺损伤正常脾脏除发生在左腹章门、京门等穴向内上方深刺和左背魂门、阳纲等穴针刺不当外，其他甚是罕见，但对病理脾脏则是例外。临床上因针刺引起脾脏破裂的病例，多半是因为针刺痞块，深刺腹部穴位引起的。因为脾脏在呼吸时随腹肌上下移动，这样刺入脾脏的针就完全有可能将脾脏划破，裂成伤口，造成无法制止的内出血。

脾脏破裂以后，患者有明显的上腹部疼痛，且因内出血刺激腹肌而放射至左肩疼痛，刺激腹膜而出现弥漫性腹膜炎和移动性浊音，失血过多时可发生失血性休克。腹腔穿刺若抽得不凝固之血液即可确诊。临床处理时，用一般止血、升压等药物不能解决问题，一般都需行脾脏切除术。

（5）刺伤肝：《素问·刺禁论篇》："刺中肝，五日死，其动为语。"

案. 患者，男，40 岁，急腹痛。

患者因患急性腹部胀痛已 12 小时，于 1963 年 8 月 9 日 10 时 30 分急诊入院。患者入院前夕，因食后胃痛，在卫生所行针灸治疗，在上腹部扎针三处（鸠尾、上脘、中脘）。进针与留针时，均感刀割样剧烈疼痛，起针后服药 2 片，疼痛一时缓解入睡，夜间因腹痛醒，全腹呈弥漫性疼痛，呼吸困难，口渴，恶心。曾于 1960 年患无黄疸型肝炎，入院时口唇苍白，烦躁不安，全腹稍隆起，剑突下有 3 个针眼，无溢血及水肿，全腹紧张有广泛的压痛及反跳痛，腹肌反射消失，血压 80/60 mmHg，白细胞 16×10^9/L，红细胞 2.02×10^{12}/L，血红蛋白 50 g/L，出凝血时间正常，血小板 250×10^9/L，腹腔穿刺抽出鲜血，剖腹探查，腹腔内积有鲜血，肝在右锁骨中线下 4～5 cm，剑突下 5～6 cm，质柔软，表面光滑，腹腔内血液清拭后,发现肝左叶即剑突下有 0.5 cm×0.5 cm 出血灶三处,排成一行,鲜血喷射,病灶周围组织细胞坏死,遂将肝左叶切除后,充分止血缝合,然后输血补液,控制感染,保肝药治疗,于 9 月 30 日痊愈出院。分别在之后半年、一年后随访,情况良好。

肝脏的部位大部分在右季肋部,仅左叶之一部分在左季肋部,肝上界约与脾同高,约平齐右侧第 5 肋间,可随呼吸上下移动,成人的肝下缘不超出右侧肋弓,通常不被触及(在腹壁松弛或体形瘦长的人,肝下缘可在肋下 1～2 cm 处触及),在腹上部突出于剑突与脐连线的上 1/3 交界处,新生儿的肝在比例上特别大,约占腹腔容积的一半,临床上深刺这个范围以内的穴位,如鸠尾、巨阙、步廊双侧、乳根、不容、承满右侧、期门右侧、日月右侧都有直接刺伤肝脏的危险,特别是深刺兼有留针,往往会使肝脏划破,造成可能的大出血,若有上腹部疼痛,腹肌紧张,压痛和内出血现象,应及早行手术将破裂部缝合,否则预后较差。

因此,针刺上述穴位时,一般应以不超过腹膜为原则。

(6) 刺伤胃肠:高老在学医期间,常常听陆瘦燕先生说的"腰背薄似纸,腹部深似海"意思是说胸背部的肌肉浅薄,针刺时容易发生意外,腹壁较厚,相对比较安全,但针刺腹部过深,也并不是安全无害的,除上述脾、胆、肝脏外,因针刺不当,伤及胃肠,也同样可以发生意外。

针刺伤及胃肠以后,一般不像刺伤其他脏器那样即时出现症状,往往在针刺后 1～2 天开始被发现,因此容易被医生所忽视,临床表现为腹膜刺激征,开始时一般表现为腹痛、呕吐,往往被医生误认为是疾病本身转剧,待之出现腹部压痛,腹肌强直,肠鸣音减弱或消失等症状时才引起注意,以致造成肠间脓疡或局限性腹膜炎。出现这种情况,一般先用抗生素等保守疗法,必要时应手术治疗。

为了避免上述意外,针刺腹部穴位的深度,应严格控制在腹壁各层,不能进入腹腔,针刺时细心谨慎,慢慢进针,若感阻力顿失,证明针灸已深入腹腔,应立即提出腹腔内,且不可在腹腔内反复乱捣。

(7) 刺伤肾:《圣济总录》:"水曹不可伤,伤即令人尿血不止。"

案. 患者,男,37 岁,腹痛。

因上腹痛行针灸治疗,取穴左、右肾区及中脘等穴,3 天后发现右肾"肾周围炎",第 4 日从右肾区抽出陈旧性血液 200 mL,第 8 天行右肾探查术,见膜内潴留陈旧血 200 mL,肾内上方有一胡桃大囊肿,内有血性液体,肾后的中部有一横裂口,长 6～8 cm,深 0.5～1 cm,最后以右肾切除术告终。

正常的肾脏,呈蚕豆形,位于腰部近腹腔后壁,沿脊柱两侧,左右各一。左肾

上端平 T_{11}，下端平 L_2，右肾比左肾低半个椎体，肾区的体表穴位有意舍、胃仓、肓门、志室等穴。针刺过深可以直接刺中，同一平面的脾俞、胃俞、三焦俞、肾俞等穴若向外前针刺过深也同样可以刺及，一般来说肾脏被毫针轻刺一下不致引起严重后果。临床发生意外者，多因针刺上述穴位（或该区域阿是穴）深刺留针或在深部行捻捣手法而致。

（8）刺伤膀胱：《素问·刺禁论篇》："刺少腹中膀胱，溺出，令人少腹满。"

膀胱位于耻骨联合后方，正常的膀胱充盈时其顶部可以超过耻骨联合上缘二横指处，在发生尿潴留的时候，其顶部有时可以上升到脐下二横指处。因此，在膀胱充盈情况下，针刺中极、曲骨、大赫、横骨、归来、气冲等穴都有刺伤膀胱之可能。若在尿潴留中，则针刺在气海穴水平线下的任脉、肾经、胃经的腹部穴位都能使膀胱遭到损伤，膀胱刺伤以后，由于张力的关系，尿液从膀胱迫出流入腹腔，少腹胀满难受，一般说膀胱内的尿液是无菌的，若有泌尿系统感染者，则应服用抗生素防感染，其他无特殊处理，所以针刺下腹部穴位，应让患者排空小便后，可免除这类意外的发生。

四、几点意见

1）《素问·刺禁论篇》所述刺中五常的死期，其文难于理解，况在死期日数上与《素问·诊要经论篇》所说的日数不同，所谓一日死、五日死等，是古人根据临床经验的一种推测，但不是绝对的，要灵活理解。

2）折针因目前针的质量提高，而且不能反复运用，故这方面的报道很少，若一旦发生，应准确掌握手术和非手术指征。

3）针刺伤及内脏的频率大致与体表投影区的面积成正比，亦与体表投影区的穴位使用频率成正比。其原因多因解剖部位不熟，针刺过深，手法不当所致，其中针刺过深是关键，关于针刺深浅的可能变化和重要神经、血管的所在部位都应该留意，针刺时据情操作，方保无虞。

4）针刺意外的构成，除上述因素外，有部分是由于医生对工作不负责，如隔衣针、消毒不严、操作大意等，如一边操作一边谈话。《素问·针解篇》提出针刺时应该"如临深渊""手如握虎""神无营于众物"，确实是经验之谈，应引起我们的重视。

体现中国智慧的针灸取穴法

度量衡乃中国四大发明之一。古代的度量衡是以尺、斤、斗、合来计量的，但这些计量是永恒不变的。各国的衡器都是这样，只是名称不同而已，如国外以克、米等为计量单位。无论是中国的还是外国的都无法用于人体上的穴位定位。因为人体有高有矮，有胖有瘦，不能用固定的量具来测量高矮胖瘦不一的人体而用作穴位定位的工具。我们祖先非常聪明，他们将人体各部规定一定尺寸，例如，前胸剑突至脐规定为8寸，不管人之长短都是8寸，也就是说分成8个等分，人长的等分距离就大，短的就小。有了这个衡量尺度我们就有各个穴位的定位标准了。

针灸治病必先辨证取穴，辨证明确，用穴中的，手法娴熟，补泻得当，治病效果就佳。自古有"取三经用一经而必正，取五穴用一穴而必端"的说法，说针灸取穴必须按照等分比例严格定位，不是用目测定位。

究之目前临床应用，大多采用目测法。这种取穴方法，对正确取穴相去甚远，即使有正确的辨证和取穴，恐亦难以收到预期的良好效果。

取穴方法，考之古人不下三个类型。

一、体表标志

1. 固定标志　如五官、毛发、爪甲、乳头，多种肌性和骨性标志。
2. 动态标志　如各关节的皮肤皱纹、随肢体动作而出现的皮肤凹陷等。

二、指量法

指量法分直指法和横指法两种。直指量法最初见于《千金方》《外台秘要》"中指上一节（即末节）二横纹相去为一寸"。后《针灸大全》作了很具体的说明，"大指与中指相屈如环，取中指中节横纹上下相去长短为一寸"，后人称之为"中指同身寸"。

横指法，四指并拢四横指相当3寸，两横指相当于1寸半。《千金方》称这种方法为"一夫法"，说"凡是一夫之法，覆手并舒四指，第二指关节横过为一夫"，并常见用此种方法来折量身体各部腧穴，对穴位的准确性出入极大。盖人有高矮肥瘦之分，虽各书都注明为患者本体的手指，而事实上我们并没有先量患者的手指的长短，而后用来测量患者的穴位。再则人体各部的长短也未必一致，有的人四肢长身体短，有的身体长而四肢短，用横指量法来确定穴位定位，即使是其本人之手指来度量亦恐难达到正确的要求，为此高老认为此法仍有不可取之处。

如此说来最理想的穴位定位方法是折量法，在体表标志的基础上，取远离标志部位的穴位时，用折量的方法来定最为标准。如前胸正中线上胸骨剑突至脐为8寸，它的1/2为中脘穴，以此类推。《古今医统》曾说："……盖必同其身体，随在而折之,故无肥瘦长短之差讹也。"这种按比例折量穴位的方法,可以根据肥瘦长短按比例伸缩,才能达到正确无讹的要求。

《灵枢·骨度》篇首先记载人体各部位分寸,见表8。

表8　人体各部折量分寸表

部　位	起　止　点	折量寸	度量法	说　　　明
头面部	前发际正中至后发际	12	直寸	用于确定头部经穴纵向距离
	眉间(印堂)至前发际	3	直寸	用于确定前或后发际及其头部经穴的纵向距离 若前发际不明者可以眉心向上3寸作为前发际,若后发际不明者可以大椎穴向上3寸作为后发际
	第7颈椎棘突下(大椎穴)至后发际	3	直寸	
	眉间(印堂)至第7颈椎棘突下(大椎穴)	18	直寸	
	前两额发角(头维)之间	9	横寸	用于确定头前部经穴的横向距离
	耳后两乳突(完骨)之间	9	横寸	用于确定头后部经穴的横向距离
胸腹胁部	胸骨上窝(天突)至胸剑联合(歧骨)中点	9	直寸	用于确定胸部任脉穴位的纵向距离
	胸剑联合中点至脐中	8	直寸	用于确定上腹部经穴的纵向距离
	脐中至耻骨联合上缘(曲骨)	5	直寸	用于确定下腹部经穴的纵向距离
	两乳头之间	8	横寸	用于确定胸腹部经穴横向距离
	腋窝顶点至第11肋间游离端(章门)	12	直寸	用于确定胸胁部经穴的纵向距离
背腰部	肩胛骨脊柱缘至后正中线	3	横寸	用于确定背腰部经穴的横向距离
	肩峰缘至后正中线	8	横寸	用于确定肩背部的横向距离
上肢部	腋前、后横纹头至肘横纹(平肘尖)	9	直寸	用于确定臂部经穴的纵向距离
	肘横纹(平肘尖)至腕掌(背)侧横纹	12	直寸	用于确定前臂部经穴的纵向距离
下肢部	耻骨联合上缘至股骨内上髁上缘	18	直寸	用于确定下肢内侧足三阴经经穴的纵向距离
	胫骨内侧髁下缘至内踝尖	13	直寸	
	股骨大转子至腘横纹	19	直寸	用于确定下肢外侧足三阳经经穴的纵向距离(臀部至腘横纹14寸)
	腘横纹至外踝尖	16	直寸	用于确定下肢外后侧足三阳经经穴的纵向距离

针灸各部取穴都可以按照以上标尺进行比例折算,无不中的,如背部膀胱经第一侧线为1寸半,第二侧线为3寸,根据肩胛骨内侧缘至棘突间距为3寸,1寸半为其1/2。

肘部曲池穴只要屈肘横纹尽处是穴,手三里为曲池前2寸,肘横纹至腕横纹为 12 寸,它的 1/6 就是手三里穴位所在。

腹部关元穴为脐下 3 寸,神阙至耻骨联合为 5 寸,只需衡量神阙至耻骨联合的上 3/5 即可。

总之,除了体表标志比例,按照骨度法分寸折量方法取穴,既方便又准确,而且比指量法方便易得。

解读孟子的"七年之病,求三年之艾"

灸法中最早使用艾叶的时间不可考,应该从原始社会新石器时期就已开始,经历五帝三代,直到春秋战国,应用日盛。文字记载最早见于《诗经·王风》:"彼采艾兮,一日不见,如三岁兮。"在现存文献里以《庄子·盗跖》最早提及灸:"丘所谓无病而自灸也。"《左传》记载公元前 581 年,医缓给晋景公诊病时说"攻之不可,达之不及",此处"攻"即是"火攻"就是艾灸;"达"是"针刺"。《孟子·离娄篇》有"今之欲王者犹七年之病,求三年之艾也"。

孟子用中药艾叶治病的例子做比喻,可见春秋战国时代,艾灸疗法已经颇为盛行。艾,菊科蒿属多年生草本植物,李时珍《本草纲目》称:"此草多生山原,二月宿根生苗成丛,其茎直生,白色,高四五尺,其叶四布,状如蒿,分为五尖,桠上复有小尖,面青背白,有茸而柔厚,七八月叶间出穗如车前穗,细花,结实累累盈枝,中有细子,霜后始枯。"艾叶在中国境内大部分地域广泛生长,随处可见。古人利用冰块制作透镜,聚焦太阳光,引燃艾绒,是常见的取火方法,艾叶作为引火物又名冰台。《淮南子·天文》有"阳燧见日,则燃而为火"。火的应用为灸法的发明创造了必要的条件,古人在运用烤火治病的过程中,不断积累经验,逐渐发现,用艾叶做成的艾绒作为施灸的材料有以下优点:容易搓捏成团,不松散;容易点燃;火力温和,不着明火;不留余碳;气味芳香。最为重要的是以艾热施灸疗效较好,因此将艾作为最常用的施灸材料一直沿用至今。

"七年之病,求之三年之艾"此句孟子之言流传甚广,很多人将其理解为,患了 7 年的病要治好需要寻求存放多年的干艾叶。基于这种理解,便有了三年、五年陈艾为佳的说法。我们首先来看此段文字的原意。原意是说现在想称王得天下的人,就像那些患了 7 年疾病的人,需要找存放多年的艾来治疗。联系下文"苟为不畜,终身不得",意指如果平时不积蓄,那终身都得不到。这里的"畜"是积蓄的意思,就是平时需要积攒,即慢慢积累。也就是说,想要成为王,不是一蹴而就,而是由好仁之君,施行仁政,一点点累积,民众自然归顺。孟子这个比喻通俗易懂,但反过来看"三年之艾"这个解释,七年的病要寻求存放多年的干艾叶,为什么是存放多年的干艾叶,这种艾叶比较好吗? 这样解释似乎有些牵强,句子本身及前后文并无此意。若"三年之艾"只解释为存放多年,则没有很好呼应下文"畜"的意思。这样"三年之艾"可以有两种解释:一是用较长时间积累的艾叶来治疗,即较大剂量的艾灸治疗;二是花较长时间接受艾灸治疗。众所周知,得了 7 年的病,非一朝一夕能治疗好。"三年"在这里是明显的虚数词,表示很多的意思。故"七年之病,求三年之艾"应指治疗 7 年的病,或者说治疗慢性病,不能急于求成,需要用较大剂量、较长时间的艾灸治疗。

《本草从新》中记载艾叶"能回垂绝之阳,通十二经,走三阴,理气血,逐寒湿,暖子宫,温中开郁,调经安胎……以之灸火,能透诸经而除百病"。而根据现代文献研究,已明确艾叶化学成分有挥发油、黄酮类、三萜类、微量元素及鞣质等化合物[19],主要有效成分为挥发油和黄酮类化合物。其中,从艾叶中提取的挥发油具有平喘、镇咳、消炎、抑菌、护肝利胆、促进消化、补体激活等作用[20]。黄学红[21]等研究发现,艾叶油在慢性支气管炎治疗过程中可发挥明显的止咳平喘、祛痰作用,且呈现一定的量效关系。而在何正有等[22]关于新鲜艾叶和陈艾叶挥发油的含量比较中发现,艾叶挥发油总量随贮存时间的延长而减少,挥发油中多数烯类、部分醇类与醛类化合物的含量也逐渐降低,而各化合物相应的醇、酮、酸等氧化产物的含量则逐渐增多。艾叶陈化前后其挥发油成分的种类及含量会发生比较明显的变化。

明代李时珍《本草纲目》云:"凡用艾叶,须用陈久者,治令细软,谓之熟艾。若生艾,灸火则易伤人肌脉。"又云:"拣取净叶,扬去尘屑,入石臼内,木杵捣熟,罗去渣滓,取白者再捣,至柔烂如绵为度。用时焙燥,则灸火得力。"艾叶入药或作为灸法使用要求并不相同,中医灸法所用艾条宜选陈艾。而现代研究表明,艾叶消毒杀菌的功效物质基础一般归因于其挥发油成分,民俗悬挂艾叶用于消毒杀菌常选鲜艾,有实验表明端午节前后采摘的艾叶比春季和秋季采摘的艾叶的挥发油的总含量要高。还有研究显示,年份越久、艾绒比例越高,易挥发成分的相对含量越少,难挥发成分含量越多[23]。也有研究提示长链烷烃是艾叶燃烧的主要物质基础,新艾内含挥发油较多,灸疗时燃点附近的挥发油挥发至燃烧部位,产生短时高温,一段时间后挥发油含量减少,温度下降,导致燃烧不稳定,且挥发油含量高时,灸疗火力太强,"易损人肌肤"。3 年陈艾正构烷烃总含量明显高于新艾,亦明显高于 5 年陈艾,而挥发油明显减少,可保证艾灸时艾条的易燃并燃烧稳定[24]。难挥发成分是否是艾灸发挥作用的关键,陈年艾绒是否存放时间越久,疗效越好并没有明确记载。现有报道中采用挥发油评判艾叶质量的观点也有待商榷,灸艾叶及艾绒的质量控制需要从物理性状、化学特性多方面进行深入研究[25]。存放过久的艾条燃烧时其烟雾是否有害目前尚无报道,目前基本一致的观点是:一定浓度的艾烟是安全的,高浓度艾烟和长时间的艾烟下暴露则可能对机体有害[26]。

对于古书古句的理解不能人云亦云,需要科学思考,认真分析。中医的传承任重道远,辨伪存真显得尤为重要。"三年之艾"可解释为存放多年陈艾,或者说是花费多年时间积累的艾叶,但陈艾质量并不一定为佳,存放时间过长还可能出现质量下降,功效反而不能保证。将"七年之病求三年之艾"理解为七年的久病,需要进行长期的艾灸治疗,结合前后文语义和临床实际,应该更合理一些。

辨　中　风

中风一病,在20世纪40年代高老随陆瘦燕先生学医时,此病尚属罕见。当时医院也比较少,大医院仅广慈(现上海交通大学医学院附属瑞金医院)、公济(现上海市第一人民医院)、仁济医院这三所,小医院有南洋医院、怡和疗养院(现上海市徐汇区中心医院)、提篮桥监狱医院、四明医院(现上海中医药大学附属曙光医院旧址)等,数量较多的是一些中西医私人诊所。当时患了中风病以后,不少患者请私人医生上门诊治,高老随陆瘦燕先生出诊,见过不少中风危重患者的针灸治疗,对一些中脏、中腑的危重患者,陆瘦燕先生除了切寸口之脉外,还要切会厌脉、趺阳脉和太冲脉以示预后。之后随着社会的进步,人民生活水平的提高,中风病患者也随之增多。原本是上了年纪的人得此病而现在越来越趋于年轻化,原本属于罕见病,现在成了一种常见病。随着现代医学的进步,现在得了中风病以后,一般都送医院急诊抢救治疗,针灸科再也看不到中风初发患者,现在到针灸科诊疗的都是一些中风后遗症患者。中风后遗症的康复治疗是针灸科的强项。

中风之症有中脏、中腑、中经、中络、中气之分。中脏多滞九窍,唇缓失音,鼻塞耳聋,眼盲,便秘,甚或直视张口手撒,遗溺不禁,喉痰如拽锯,此多不治。其中腑者,多著四肢、手足不遂,半身不遂,或左瘫右痪。中经者,肢不能举,口不能言,虽无别症,久则会造成气脱。中络者,属于中风轻证。外无六经之形证,内无便溺之阻塞,唯口眼㖞斜,或左或右,起食息无恙;有中气者,语言謇涩,涎痰涌滞,或牙关紧闭,不知人事,但手足不偏废为异,此皆为类中风也。

中风不语,有心、脾、肾三类之分,又有风寒客于会厌而不语者。经曰:"心者,君主之官,神明出焉。"若心经不语,即昏迷不知人事,或直视摇头等症。故心不受邪,受邪即殆,此败症。若脑络受邪,或时昏时醒,或时自喜笑,此乃中风难治之症,预后一般都不良。有的甚至造成语言无法恢复。脾经不语,或神智清,或唇缓、口角流涎,语言謇涩。若腰足痿痹,或耳聋遗溺,此乃为肾经不语也。再有风、寒客于会厌不语者,这是劳顿疲劳,复加外感风、寒之邪客于会厌所致,发音低沉嘶哑,属于口能收,舌能转,枢机皆利,但不能发音或发音嘶哑者也。

综上所述,中风患者,其人素有土湿木郁之体。土湿则脾弱,而气不能达到四肢,手足或时发麻;木郁则肝虚,肝虚则血不能滋润诸筋。一旦内外风相搏而造成斯疾。其脏腑湿盛者,必被痰壅心肺,故神糊言拙,其经络燥盛者,必然火烁其脉,故筋挛肢蜷,则瘫痪之病成矣。经曰"邪之所凑,其气必虚",此病发作,人之原气先伤(内风)而后贼风中之(外风),若邪中于络,口眼㖞斜,邪中于经,手足不遂,邪中于腑,语言错乱,不识人事,邪中于脏,舌即难言,口吐涎,如中风之浅者,仅口眼㖞斜,㖞左判右,㖞右判左,谬刺之。中风有气虚、血虚之分。左半肢瘫痪者,属血虚,除常规针灸治疗外,配以中药桂枝归芩汤主之;若右侧偏废者属气虚,以黄芪秦艽汤主之;若中风身体缓急,口眼不正,舌强语謇不利,除常规用穴之外,加刺灵道、阴谷、廉泉等穴之外,配以小续命汤主之;若风邪初中,手足不遂者,输刺之,若痰涎阻塞,迷惑不清者,除常规用穴之外加取百会、太阳、风池、足三里、丰隆,配以中药葶苈散主之。中风证是风,即可从风治之,不可以脱证论治。凡一切针灸与汤药,不可施以补法,万勿轻施。

论 痹 证

痹者,闭也,痛也,即闭塞不通之意,不通则痛矣。痹证泛指邪气闭阻躯体或经络骨节而引起的一种病症,但通常由风、寒、湿邪所致。岐伯云:"风寒湿三气杂至,合而为痹也。其风气胜者为行痹,游走不定也,此起彼落痛无定处,亦叫风痹、周痹,周痹者,是邪气在血脉之中;寒气胜者为痛痹,亦称寒痹,肢体关节疼痛较剧,遇寒加重,得温痛减;湿气胜者为着痹也,又称湿痹,肌肤麻木,肢体关节疼痛沉重,痛有定处。"《素问》云:"厥阴有余病阴痹。不足病生热痹。"热痹者,素有蓄热或寒从热化,关节红肿热痛,活动受限,或伴发热、咽痛、口渴、尿赤等症。现代医学中的风湿热、风湿及类风湿关节炎、肌纤维组织炎、骨关节炎、某些部位痛等病症,多属本病范畴。其病因、症状与针灸取穴见表9。

表 9　痹 证 的 分 型

病　名	病　因	症　状	针 灸 取 穴
行痹	风气偏盛	一说风痹即行痹,症见肢体关节走窜疼痛,痛无定处	肩部:取肩髃、肩内俞、肩髎、臑俞 肘部:曲池、手三里、外关 腕部:阳池、阳溪、腕骨
痛痹	寒气偏盛	亦名寒痹,症见肢体关节疼痛较剧,遇寒则重,得热痛缓	手掌部:合谷、八邪 背部:大杼、曲垣 腰部:肾俞、身柱、大肠俞、上次髎 臀部:秩边、环跳、居髎
着痹	湿气偏盛	又名湿痹,肢体重着疼痛固定不移,肌肤不仁,关节酸痛	股部:髀关、伏兔、梁丘 膝部:梁丘、内、外膝眼、阳陵泉、足三里 踝部:商丘、丘墟、解溪、绝骨 行痹者加膈俞、肝俞
热痹	阳气有余而阴不足寒从热化	关节红肿热痛,活动受限或发热、口渴、面赤	痛痹者加肾俞、关元 着痹者加脾俞、足三里、阴陵泉 热痹者加曲池、大椎

　　其次,在《黄帝内经》等古籍中,按病变部位之不同,又分为筋痹、骨痹、脉痹、肌痹和皮痹,统称为"五痹"。其病因与症状见表10。《灵枢》经云:"内不在脏腑,而外未发于皮,独居分肉之间,真气不能周,故曰周痹。"是由病之不去,复感于邪侵入血脉、肌肉之间所致。周痹者是邪气在血脉之中,随脉上下移行,不能左右也,众痹则不然,众痹者更发更止,更居更起,以左应右,以右应左,但不能周遍全身。痹者或痛或不痛,或不仁,或寒或热,或燥或湿,病在骨者为重,在肌肤间者为轻,在脉者血凝而不流,在筋则屈而不伸,伸而不能屈者病在骨,屈而不能伸者病在筋,在肉则不仁,在皮则寒,阳气胜而遇阴则发热,阴气盛而遇湿则汗多而濡。痹之特性"逢寒则急,逢热则纵"凡此种种,痹证明矣。

表 10　五　　痹

病　名	别　名	病　因	症　状
脉痹	热痹	脏腑移热,复感外邪	有不规则的发热或不发热,肌肤灼热疼痛,皮肤或见红斑,近似脉管炎
筋痹	/	风、寒、湿气侵袭于筋	筋脉拘急,关节疼痛而伸张不利,行走维艰
肌痹	肉痹	多因伤于寒、湿所致	病在肌肤,肢冷疼痛,肌肤麻木或酸痛无力或汗出,近似皮肌炎
皮痹	寒痹	风、寒、湿邪侵于肌表	邪在皮毛,隐疹风疹,搔之不痛,初起皮肤如虫行状,肢冷麻木
骨痹	/	寒、湿之邪伤于骨髓所致	骨痛身重,骨髓隐痛,痛苦不已,四肢挛急,关节浮肿

痹之范围很广,凡是因闭塞不通而引起的症状,都可以称之为痹证。例如,现代医学的冠心病或其他一些心脏病,我们中医称之为"心痹",是由脉痹日久不愈,复感外邪或思虑伤心,气血亏虚,复感外邪,内犯于心,心气闭阻,脉道不通所致;又如胸痹,一般是指胸膺部阻塞疼痛为主的病证,胸痹亦称"胃痹",指上腹胀闷,凝结不行,食之即痛之胃病,亦称之为胸痹或胃痹,如此等等。

此外,还有肝痹、脾痹、肾痹、肠痹、胞痹等,兹不复赘,《黄帝内经》曰"邪之所凑,其气必虚"这句话看起来好似对内科而言,其实不然。五痹日久不愈,复感其邪,就会内舍其合之脏,如骨痹不已,复感于邪,就会内舍于肾;筋痹不已,入舍于肝;脉痹不已,入舍于心;肌痹不已,入舍于脾;皮痹不已,入舍于肺;反之五脏为阴,阴喜清静安谧,静则神气长存而邪不能侵,躁则神气消亡,邪转之入内如入无人之境地。凡人居处环境失宜,则邪气外客,加之饮食不节则肠胃内伤,此乃邪痹于腑之根由。五脏、六腑之痹的治疗,五脏痹取其输,六腑痹治其合(表11)。

表 11 五脏、六腑之痹的取穴

五 脏 输 穴		六 腑 合 穴	
脏 名	穴 名	腑 名	穴 名
心	大 陵	小 肠	小 海
肝	太 冲	胆	阳陵泉
脾	太 白	胃	足三里
肺	太 渊	大 肠	曲 池
肾	太 溪	膀 胱	委 中
		三 焦	委 阳

论治痿独取阳明

痿是指以四肢萎弱无力,不能随人的意志而动为主的一种病症,出自《素问·痿论》。此病多发于下肢,故又名痿躄。"痿"是指肢体萎弱不用,"躄"是指下肢软弱无力,不能步履之意。初起多见下肢无力,渐至手足软弱,肌肉麻木不仁,皮肤干枯,肌肉萎缩等。严重的甚至瘫痪不用,其病因责之肺热叶焦,金燥水亏,邪热灼伤血脉,或阳明热伤筋络,筋弛不收,或肝肾亏损,精血不足,使筋失濡养。《景岳全书·痿证》认为"元气败伤,则精虚不能灌溉,血虚不能营养者,亦不少矣。若概从火论,则恐真阳亏败,以及土衰水涸者有不能堪"。《临证指南医案·痿》明确指出本病为"肝肾肺胃四经之病"。以上说明肝、肾、肺、胃气血津液不足是本病发病的主要因素,故治疗上以滋养肝肾、补益肺胃为主。

本病相当于现代医学病中类似于弛缓性瘫痪,如小儿麻痹后遗症、中风软瘫后遗症、神经炎、肌萎缩、重症肌无力、肌营养不良等均可参照痿证论治。

《黄帝内经》云:"阳明虚则宗筋纵,带脉不引,故足痿不用也。"这里所说的宗筋非《黄帝内经·厥论》篇所言"前阴者宗筋之所聚"之前阴也。阳明筋缓而不收或不仁或拘急,屈伸废而腰脊颓,是为痿躄之候。当大补气血,决非以前阴为病治之。

痿证有脉痿、筋痿、肉痿、皮毛痿、骨痿之分。事实上五痿不能机械划分,它有深浅轻重之异。历代医家何以独取阳明,是取阳明经穴位而针之,非言运用阳明经之药也。岐伯曰:"阳明者,脏腑之海,主润宗筋,以束骨而利机关,冲脉合于宗筋,会于气街,皆属于带脉,而络于督脉,阳明为之长,故言治痿独取阳明也。"

治之奈何,除了独取阳明以外,再根据其病变于何脏而补其经的荥穴,通其经的俞穴,原气虚的就用补法,热气盛的就用泻法。在临床上,下肢痿软者取环跳、髀关、伏兔、阳陵泉、足三里、悬钟等穴为主;上肢取肩髃、曲池、列缺、合谷等穴为主,如肺热者加尺泽、大椎、肺俞;胃热者加中脘、内庭;湿热者加阴陵泉、脾俞;肝肾阴虚者加肝俞、肾俞;脊柱外伤者加相应节段华佗夹脊穴。

论腰椎间盘突出症

腰椎间盘突出症,是当前临床比较常见的一种疾病。一般多发生在30～50岁,很少发生于老年人。因为腰椎间盘的髓核到了40多岁以后逐渐开始脱水萎缩,因此腰椎间盘纤维环不至于关节的运动髓核挤压而造成纤维环的破裂,导致髓核随之突出。

由于腰椎间盘的突出或膨隆,可使椎间神经根受压,引起继发性、无菌性的炎症反应,产生疼痛物质对软组织的化学刺激,导致腰部剧烈疼痛。其疼痛可向两侧臀部沿坐骨神经通路向下放射,疼痛难忍,行走不便。严重的躺在床上不能动弹,影响生活质量。

过去这类病症少见,其发病原因都有外因可查,如摔跤,肢体受外力强烈撞击,扭蹩或不恰当姿势搬运重物,咳嗽、喷嚏等外来原因所造成。而现在的发病是在无外因的情况下,不知不觉的情况下突发或逐渐发生,当CT或MRI检查时,诊断为腰椎间盘突出症。若患者因腰腿痛治疗,一经检查大多可诊断为腰椎间盘突出症。为什么有那么多的腰椎间盘突出症呢?高老认为如今这种病症如此多可能因为过去的检查手段落后，仅凭 X 线检查无法识别腰椎间盘突出症。明明是一个腰椎间盘突出症，因检查设备的落后而当作腰腿痛来治疗。而今有了 CT 和 MRI 的先进检查手段，更不能不明不白的治疗，虽然这个病很复杂难治。

现代医学，对于周围型腰椎间盘突出症，凡符合手术指征的都建议进行手术治疗。但在高老的临床体会中，这种治疗若干年以后，再次复发的也不在少数。而对于那些中央型的腰椎间盘突出症，也只能用非甾体类药物保守治疗。这种疗法只能临时缓解症状而不能根治疾病。长期服用这类药物，在某些患者身上疾病没有治好，反使内脏功能下降，导致新的疾病。因这些药物会损害肝肾功能，服药期间必须定期的检查肝肾功能，一旦发现这方面的改变必须立即停止服用这类药物。除此之外，还有一种治疗手段，那就是牵引疗法。通过牵引使整个脊椎间距拉伸，局部组织放松，上下椎体对椎间盘的压力减小，从而使椎间盘的纤维环得以放松或修复。但它的缺点是结束牵引后，椎体恢复原样，继续压迫椎间盘。

过去很少见的腰椎间盘突出症而今为什么如此之多，而且这些病例是无外因可查，有那么难治呢？关键在于它的发病机制没弄清楚。要弄清楚这一问题，首先要弄明白在没有外因的情况下为什么会得腰椎间盘突出症？为什么难治？有人甚至认为，这些器质性病变，针灸有什么用？但事实上，不少腰椎间盘突出症患者通过针灸而得到了很好的疗效，那么其原理何在？

大家知道，人体脊椎也是一种关节，与人的其他关节一样。关节的联合靠的是周边的肌肉韧带、肌腱、筋膜等软组织固定。在这些软组织的协同下，完成关节方位的活动。脊椎两侧的软组织在正常情况下保持着均衡的力量，相互平衡，相互协调，关节才能按正确的方位活动。一旦一侧出现偏差，两侧的力量不平衡，就会使关节活动方向变异。这真像我们平时所看到的一个高大的铁管烟囱，或建筑工地上的"井"字架，四面都必须用凉风绳固定，才能使烟囱挺立不斜。若是某一根绳索出了毛病，烟囱就会向另一侧倾斜。同理，人体某一侧软组织因寒邪侵犯，致经络阻滞，局部组织缺乏濡养，就会产生两侧软组织力量上的不平衡，使脊椎骨产生倾斜或位置上的偏移，那么就会造成椎间关节活动时偏离原来的正确位置，因此椎骨会挤压椎间盘或纤维环。如果病变一侧不能及时修复，由于人体的不断活动而反复挤压，而使纤维环破裂，造成髓核突出，直接压迫神经或神经根，而引起继发性、无菌性炎症的病理现象，其病理符合《黄帝内经》所讲的阴缓阳急或阳缓阴急的发病原理。此即腰椎间盘突出症无诱发病因可查的关键所在。

腰椎间盘突出症在某种程度上也可以说是一种骨关节疾病。当然针灸不会直接去刺激骨组织,我们明白了它的发病机制,是先由软组织的病变而造成骨关节活动偏离而造成的(当然也有诱发原因所致的腰椎间盘突出症,这里暂不论述),那么在诊疗上,只要修复两侧的软组织就可以了。治疗时,首先要找出椎间盘突出的方位,如果突出在右,那么病变在左,治疗时右侧用泻法,左侧用补法。如突出在左,病变在右,则泻左补右。中央型的腰椎间盘突出症,两侧穴位可行平补平泻手法。这就是高老在临床治疗腰椎间盘突出症的关键所在。

　　2003年的时候,高老在家乡治疗过1例瘫痪在床的腰椎间盘突出症患者,他曾在宁波李惠利骨科医院治疗,医院建议要手术治疗,患者害怕手术遂求诊于高老。治疗了2个月时间,原瘫痪在床的患者重新站了起来,行动自如,似无病之躯,重新走上工作岗位。13年过去了,未曾复发。

参考文献

[1] 王佐良,吴绍德,陆焱垚.略论著名针灸医师陆瘦燕的学术思想[J].上海中医药杂志,1979,(3):6-8.

[2] 梁繁荣,杨洁.略论陆瘦燕针灸学术思想[J].上海针灸杂志,2010,29(9):559-561.

[3] 吴焕淦,口锁堂,刘立公,等.针灸学家陆瘦燕[J].中国针灸,2006,26(12):885-889.

[4] 陆焱垚.陆瘦燕、朱汝功针灸临床经验选介(一)——以经络学说为辩证论治主体的医疗特点[J].上海中医药大学学报,1999,13(1):32-33.

[5] 陆瘦燕.经络学说的探讨与针灸疗法的关系[J].中医杂志,1959,(7):10-13.

[6] 陆瘦燕.经络学说的探讨与针灸疗法的关系(续)[J].中医杂志,1959,(8):62-66.

[7] 陆瘦燕.切诊在针灸临床上的运用[J].上海中医药杂志,1964,(1):19-22.

[8] 陆焱垚.陆瘦燕、朱汝功针灸临床经验选介(二)——全面切诊、整体治疗的医疗特点[J].上海中医药大学学报,1999,13(2):31-33.

[9] 陆瘦燕.从针灸的辩证论治程序谈到处方配穴原则[J].上海中医药杂志,1958,(12):10-16.

[10] 陆瘦燕.针刺补泻手法的探讨[J].上海中医药杂志,1962,(2):1-6.

[11] 陆焱垚.试论陆瘦燕、朱汝功的针灸学术思想[J].上海中医药大学上海市中医药研究院,1996,10(C1):20-23.

[12] 陆瘦燕."烧山火"与"透天凉"手法的探讨[J].中医杂志,1963,(9):9-13.

[13] 陆瘦燕,朱汝功,汤颂延,等.针刺手法"烧山火"、"透天凉"临床效果的初步观察(37例136针次的资料分析)[J].上海中医药杂志,1965,(5):24-29.

[14] 陆瘦燕,周才一,万叔援,等."烧山火"、"透天凉"两种针刺手法对体温和某些体液成分的影响[J].上海中医药杂志,1965,(9):33-36.

[15] 陆瘦燕,秦于生,奚永江,等.经络"导气"针法的感觉循行与多方位经穴肌电测绘之临床

观察(31 例 120 针次初步报告)[J].上海中医药杂志,1963,(11)：1-6.

[16] 陆瘦燕.略论针刺补泻手法[J].天津医药杂志,1963,(10)：627-631.

[17] 陆焱垚.陆瘦燕、朱汝功针灸临床经验选介(三)——精通手法,针灸兼施的医疗特点[J].上海中医药大学学报,1999,13(4)：32-33.

[18] 陆瘦燕.留针温针伏针伏灸[J].中医文献杂志,1994,12(3)：36-39.

[19] 王富春.刺法灸法学[M].上海：上海科技出版社,2009：63.

[20] 孙蓉,黄伟,王会.与功效、毒性相关的艾叶化学成分研究进展[J].中国药物警戒,2009,6(11)：676-679.

[21] 黄学红,谢元德,朱婉萍,等.艾叶油治疗慢性支气管炎的实验研究[J].浙江中医杂志,2006,41(12)：734-735.

[22] 何正有,张艳红,魏冬,等.湖北产鲜艾与陈艾挥发油的化学成分[J].中成药,2009,31(7)：1079-1082.

[23] 靳然,于密密,赵百孝,等.不同年份蕲艾叶及不同比例艾绒化学成分研究[J].中国针灸,2010,30(5)：389-392.

[24] 洪宗国,魏海胜,吕丰,等.不同贮存期艾叶正构烷烃的 GC-MS 分析[J].上海针灸杂志,2015,34(5)：382-383.

[25] 靳然,孟笑男,赵百孝.灸用艾叶的道地药材及加工标准的探讨[J].中国针灸,2010,30(1)：40-42.

[26] 章婷婷,赵亚,王念宏.艾烟安全性研究概述[J].西部中医药,2015,28(12)：136-139.

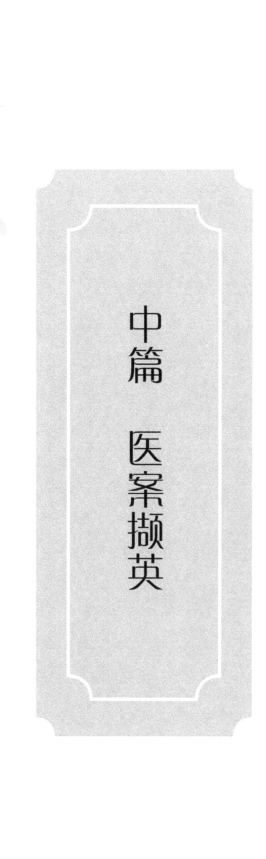

中篇　医案撷英

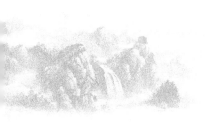

头痛（2例）

案 1. 徐某，女，31 岁。2016 年 4 月 20 日初诊。

【主诉】 头痛、头晕 2 个月余。

【现病史】 患者 2 个月前无明显诱因下出现头痛、头晕，眼胀，曾赴外院神经内科就诊，诊断为"自主神经紊乱"，服用中药治疗，自诉疗效不显。现感头痛、目眩、颠顶及颞侧疼痛为甚，伴心烦易怒等，胃肠时有不适，食后胃部偶觉疼痛，气短乏力，纳一般，二便尚调，夜寐欠安，舌淡苔薄，脉弦细。

【既往史】 既往体健。

【中医诊断】 头痛。

【西医诊断】 血管神经性头痛。

【治法】 平肝潜阳，通络止痛，佐以健脾和胃。

【处方】 针刺。

取穴：百会、太阳_{双侧}、上星、通天_{双侧}、率谷_{双侧}、风池_{双侧}、内关_{双侧}、中脘、足三里_{双侧}、三阴交_{双侧}、合谷_{双侧}、太冲_{双侧}。

操作：嘱患者仰卧，穴位常规消毒，采用 1.5 寸毫针。爪切捻转进针，内关、合谷、中脘、足三里、三阴交、太冲温针，红外线治疗仪（TDP）照射腹部，留针 20 分钟。

每周治疗 1 次。

二诊加刺天柱_{双侧}、大杼_{双侧}，患者头痛、头晕症状明显改善，但颈椎仍板滞不适；三诊症状较前好转；四诊时患者诉头痛缓解、肩部仍板滞不舒，且近日月事不至，遂加刺双侧归来；五诊头晕头痛已痊愈，余症好转，月经仍应期未至，加刺关元、气海并施以温针。

【按语】 中医认为，头痛之病因多端，但不外乎外感与内伤两大类。头为

"诸阳之会""清明之府",又为髓海所在,凡五脏精华之血,六府清阳之气,皆上注于头。如《张氏医通》云:"六府清阳之气,五脏精华之血,皆朝会于高巅。天气所发六淫之邪,人气所变五脏之逆,皆能上犯而为灾害。"若六淫之邪外袭,或直犯清空,或循经上干,致头部经脉拘急;内伤诸疾,致正气内虚,阴阳失调,肝阳上亢,脑脉失养,临床上系风邪袭络、肝阳上亢、痰浊阻遏、瘀血阻络及气血虚弱者为多,均可导致头痛的发生。头痛风邪入络者,则见头痛阵作,或抽掣作胀,如头痛剧烈,经久不愈,时作时止而呈发作性者为"头风";肝阳上亢者则见头痛目眩,颠顶部和颞部为甚,伴心烦善怒,目赤口苦等症;痰浊阻遏者,头痛昏蒙,胸脘痞闷,纳呆呕恶。瘀血阻络者,头痛经久不愈,痛处固定,如锥如刺;气血亏虚者,痛势较缓,头目昏重,神疲面白,劳则加重。本病初病多实,治宜祛邪,以祛风散邪为主,久病多虚,治则以补虚为主。在此基础上根据不同病因辨证论治。

本例患者头痛而晕,神疲乏力,舌淡苔薄,脉弦细,属肝阳上亢证,治疗主取头部腧穴百会、太阳、风池,加内关、中脘、足三里健脾和胃,三阴交养阴和血,远端取太冲以平肝阳祛风散寒,取内关、三阴交以养心安神。诸穴合用,共奏平肝潜阳,通络止痛,健脾和胃之功。至二诊,头痛、头晕症状明显改善,但颈椎板滞不适,故局部加天柱、大杼以行气通络止痛。至四诊头痛、颈椎症状也已改善,但月事不至,主穴基本同上,复以三阴交、足三里,归来益气养阴,调理冲任。至五诊,头晕头痛已痊愈,余症好转,月经应期未至,故加气海、关元,并施以温针灸益气养血调经。

案2. 夏某,女,45岁。2015年11月23日初诊。

【主诉】 右侧头痛伴右颈肩部酸痛2年。

【现病史】 头项及右肩部酸痛2年,活动时较甚,颈动脉检查示双侧颈内动脉供血降低。脉沉细弱,苔薄。

【既往史】 无。

【中医诊断】 少阳头痛。

【西医诊断】 偏头痛,颈椎病。

【治法】 祛风止痛。

【处方】 针刺。

取穴:风池_{双侧}、天柱_{双侧}、大杼_{双侧}、角孙_{右侧}、络却_{右侧}、头维_{右侧}、合谷_{左侧}、外关_{左侧}、侠溪_{左侧}。

操作:嘱患者正坐位,穴位常规消毒,采用1.5寸毫针。爪切捻转进针,合谷、外关、侠溪温针,TDP照射颈项部,留针20分钟。出针后颈项部拔罐,留罐10分钟。

每周治疗1次。

1周后复诊,患者诉颈项及右肩部酸痛有所好转;继治同前,经10次治疗后头项部基本无疼痛,右肩部酸痛明显好转。

【按语】 《素问·痹论篇》曰:"风寒湿三气杂至,合而为痹。"风为百病之长,风邪伤人可致太阳经气不利,营卫不和,出现颈项僵硬等颈椎病症状,寒为阴邪,易伤阳气,阳气受伤,脉气不通,不通则痛,出现疼痛等症状,寒主收引,寒凝气滞,筋失所养,故有肌肉痉挛等症状。风池、天柱、大杼为陆氏治疗颈椎病的主要取穴。大杼为骨会(八会穴之一),近于柱骨之根,是骨精气所会聚的部位,天柱是足太阳经气所发之处,风池位于颈项部,又能祛风散寒。三穴同用,为治疗颈项部疾患的重要取穴。络却(膀胱经)、角孙(三焦经)、头维(胃经)因其所在部位,可选为治疗偏头痛的要穴,高老同时还取对侧的合谷(手阳明)、外关(手少阳)、侠溪(足少阳)配合头部的这三穴治疗偏头痛,临近取穴和远道取穴相结合,增加临床疗效。

面痛(1例)

案. 那某,男,61岁。2012年10月22日初诊。

【主诉】 右侧面颊疼痛1个月余。

【现病史】 1个月前突发右侧下颌部触电样疼痛,经上海交通大学附属仁济医院放射科检查提示:颅内未见明显异常。左侧上颌窦轻度炎症。刻诊:血压160/95 mmHg,右侧下颌部触电样疼痛,呈阵发性、短暂而剧烈的疼痛,上下牙咬合困难,右侧肢体汗出较多(与左侧明显不同),苔白腻,脉弦。

【既往史】 患者有家族性右侧偏头痛病史。2012年曾发右侧三叉神经痛,经针灸治疗14个月后症状消失。

【中医诊断】 面痛。

【西医诊断】 三叉神经痛。

【治法】 平肝潜阳,通络止痛。以针药结合治疗。

【处方】

(1) 针刺:取太阳右侧、风池右侧、率谷右侧、下关右侧、颊车右侧、地仓右侧、东风右侧、外关双侧、侠溪双侧、合谷双侧、复溜双侧穴。

操作:患者坐位,穴位常规消毒后,用1.0寸管针进针,以提插捻转手法行针至酸麻重胀,下关深刺,外关与侠溪连接电针,以TDP照射右侧面部,留针20分钟。

每周 1 次。

（2）方药：茵陈 15 克，黑山栀子 12 克，薏苡仁 15 克，桂枝 6 克，赤芍 15 克，白薇 9 克，龙齿 24 克，牡蛎 30 克，石斛 9 克，黄芪皮 24 克，补骨脂 9 克，益智仁 9 克，牛膝 15 克，生姜 3 片，大枣 5 枚。水煎服，每日 1 剂，早晚分服。

针药结合治疗 1 周后，右侧肢体汗出已止；3 周后，诸症皆有明显改善。血压降至 135/90 mmHg。中药减去补骨脂、益智仁、牛膝，加丹参 9 克，麦冬 9 克，柴胡 6 克，水煎服，每日 1 剂，早晚分服。至 7 周时，右侧下颌关节咬合作声已有好转。再宗前意加减治之，诸症渐趋改善，共治疗 19 次而愈。

【按语】 三叉神经痛是最常见的脑神经疾病，以一侧面部三叉神经分布区内反复发作的阵发性剧烈痛为主要表现。病因目前尚未清楚，40 岁以上男性较为多见。本病诊断要点，疼痛呈发作性，刀割样、撕裂或烧灼样剧痛，间歇期完全不痛，发作间隔长短不定。洗脸、进食、刷牙、讲话等动作易诱发疼痛。患侧上唇、鼻孔和面颊三者交界处常为疼痛的起点，刺激此点易引起疼痛发作，称谓发痛点或扳机点。其疼痛的特点：在头面部三叉神经分布区域内，发病骤发骤停、闪电样、刀割样、烧灼样、顽固性、难以忍受的剧烈性疼痛。说话、洗脸、刷牙或微风拂面，甚至走路时都会导致阵发性剧烈疼痛。疼痛历时数秒或数分钟，疼痛呈周期性发作，发作间歇期同正常人一样。针灸治疗：若疼痛范围属三叉神经第Ⅰ支分布区域选鱼腰；属第Ⅱ支分布区域选四白；属第Ⅱ支与Ⅲ支或第Ⅲ支分布区域选下关。

患者有偏头痛病史及偏头痛家族史，2012 年曾发右侧三叉神经痛，经针灸治疗 14 个月后症状消失。此次右侧面颊疼痛复发，或因肝胆气郁化火生风，肝阳上亢，窜扰面部经络所致，宗平肝潜阳，通络止痛的治则，取风池、率谷、外关、侠溪疏解少阳，"胃足阳明之脉，起于鼻……下循鼻外，入上齿中"，取胃经下关、颊车、地仓及面部太阳、东风通调局部经络气血，补合谷泻复溜以止汗，诸穴合用，经 19 次治疗而愈。

面瘫（4 例）

案 1. 黄某，女，31 岁。2014 年 11 月 24 日初诊。

【主诉】 右侧面瘫 5 天。

【现病史】 8 天前，耳中疼痛，未引起重视。5 天前，晨起漱口流水，对镜一照见口眼㖞斜，经某医院神经内科诊断为面神经麻痹，服用抗病毒制剂及甲钴胺片治疗,未见明显好转。现右侧额纹消失,眼睑闭合不全,口角㖞斜,鼓腮漏气,饮水时漏水,耳垂后压痛(＋),脉弦,苔薄白。

【既往史】 无。

【中医诊断】 面瘫。

【西医诊断】 面神经麻痹。

【治法】 温经散寒,通络止痛。该病以针药结合治疗。

【处方】

(1) 针刺:取太阳_{右侧}、风池_{右侧}、下关_{右侧}、阳白_{右侧}、四白_{右侧}、颊车_{右侧}、地仓_{右侧}、迎香_{右侧}、翳风_{右侧}、合谷_{左侧}穴。

操作:患者坐位,穴位常规消毒后,用1.0寸管针进针,得气后,行捻转泻法,颊车与合谷接电针,轻浅刺激20分钟。同时用远红外线照射患侧面部。

每周治疗1次。

(2) 方药:制白附子6克,菊花9克,细辛3克,羌活9克,川芎6克,白芷6克,桔梗6克,防风6克,夏枯草9克,檾豆衣9克,天麻6克,钩藤6克,僵蚕9克,珍珠母30克。每日1剂,水煎,早晚分服。

医嘱:避吹风,注意休息。

针刺治疗8次基本治愈。

【按语】 面瘫由风、寒、热之邪乘虚侵袭面部筋脉,经气阻滞,筋脉纵缓不收而成,相当于现代西医学的面神经麻痹。西医认为由病毒感染或神经缺血引起面部肌肉运动障碍,以口眼㖞斜为主要症状的一种疾病。常于睡眠醒来时发现口眼㖞斜,一侧面部呆板、麻木,不能蹙额、皱眉、鼓腮,口角向健侧㖞斜,患侧鼻唇沟变浅,露睛流泪,有味觉减退或听觉过敏。本病采用针灸外治加中药内服,共凑疏风通络之功,加速症状的改善,控制疾病的蔓延。以上针灸处方用穴均是面瘫常用穴,《类经图翼》:"主口眼㖞斜:颊车、地仓、水沟、承浆、合谷。"《铜人腧穴针灸图经》载下关主"偏风,口目㖞"。《针灸大成》曰四白治"口㖞僻不能言"。地仓治"主偏风口㖞,目不得闭,饮水不收,水浆漏落"。加之面口合谷收,太阳、风池祛风通络止痛,直中要害,㖞僻去已。

若不能蹙眉加攒竹;鼻唇沟平坦加迎香;人中沟㖞斜加水沟;颏唇沟㖞斜加承浆;乳突痛加翳风或完骨;舌麻、味觉减退加廉泉;中枢性面瘫则加太冲、风府。

中药方剂由牵正散加减,祛风通络。疗效满意,治疗8次而愈。

案2. 宋某,女,24岁。2014年10月29日初诊。

【主诉】 左侧面瘫1周。

【现病史】 1周前,起床时自觉左侧面部不适,后发现左侧口眼㖞斜,额纹消失,左眼闭合不利,经复旦大学附属华山医院、上海交通大学医学院附属瑞金医院治疗,症状未见改善。苔薄,脉弦。

【既往史】 无慢性病史。

【中医诊断】 面瘫。

【西医诊断】 面神经麻痹。

【治法】 疏风通络。该病以针药结合治疗。

【处方】

(1)针刺:取太阳左侧、阳白左侧、颊车左侧、下关左侧、地仓左侧、四白左侧、翳风左侧、风池左侧、合谷右侧穴。

操作:患者坐位,穴位常规消毒后,用1.0寸管针进针,得气后,地仓与合谷接电针,留针20分钟,同时用TDP照射患侧面部。

每周治疗2次。

(2)方药:桑叶9克,菊花9克,白蒺藜9克,料豆衣9克,夏枯草9克,桔梗6克,细辛3克,川芎6克,白芷6克,制白附子6克,天麻6克,钩藤6克,僵蚕9克,珍珠母24克。每日1剂,水煎,早晚分服。

医嘱:避风寒。

针刺结合中药治疗3次后症状改善,治疗6次后症状明显改善,治疗10次痊愈。

【按语】 面瘫是针灸科常见病、多发病,以一侧面颊筋肉松弛,口角向健侧㖞斜、眼睑闭合不全为主的病证,又称口眼㖞斜。本病可发生于任何年龄,无明显季节性,发病急速,以一侧面部发病多见。本病若病程拖延日久,有因病侧面肌挛缩而使嘴角歪向病侧,称谓“倒错”。本病即西医学的周围性面神经麻痹,最常见于特发性面神经麻痹。

明代李梴《医学入门》称:“风邪初入反缓,正气反急,以致口眼㖞斜。”清代喻嘉言《医门法律》则谓:“口眼㖞斜,面部之气不顺也。”此均认为手、足阳经均上头面部,机体正气不足,脉络空虚,卫外不固,外感风邪,乘虚入中面部经络,致经气阻滞,筋脉失养而发生面瘫。治疗重在祛风通络,取手阳明经、少阳经穴及面部奇穴为主针刺治疗,配合牵正散加减中药口服加强疏风通络、平肝潜阳,配以TDP照射温散风邪,取得理想疗效,治疗10次后痊愈。

案3. 王某,女,33岁。2014年9月24日初诊。

【主诉】 左侧口眼㖞斜3天。

【现病史】 患者3天前自感耳后疼痛,清晨起身漱口漏水,后逐渐出现左侧口眼㖞斜,额纹消失,抬眉不能,鼻唇沟变浅,眼睑闭合不全,示齿口角右歪,伴左侧乳突部疼痛。舌红,苔薄白,脉弦。

【既往史】 患者既往体健,否认高血压、糖尿病、冠心病等慢性病史,否认结核、肝炎等传染病史,否认外伤、中毒、输血史。

【中医诊断】 面瘫。

【西医诊断】 面神经麻痹。

【治法】 祛风通络。该病以针灸治疗为主,辅以中药内服。

【处方】

(1)针刺:取太阳_左侧_、风池_双侧_、阳白_左侧_、地仓_左侧_、颊车_左侧_、口禾髎_左侧_、下关_左侧_、合谷_右侧_穴。

操作:患者取仰卧位,穴位常规消毒,采用 1.5 寸毫针,爪切进针,捻转补泻后接电针,下关穴深刺,治疗期间,嘱注意休息,防止吹风受寒,眼睑闭合不全者,每日需点滴眼液 2～3 次以防感染。

每周治疗 2 次。

(2)方药:滁菊花 10 克,白蒺藜 10 克,蚕衣 9 克,夏枯草 10 克,料豆衣 10 克,桔梗 6 克,天麻 6 克,细辛 2.5 克,川芎 6 克,钩藤 6 克,僵蚕 10 克,珍珠母 24 克。

【二诊】 左侧面瘫好转。

(1)针刺:取太阳_左侧_、风池_双侧_、地仓_左侧_、口禾髎_左侧_、下关_左侧_、合谷_双侧_穴。

(2)方药:原方改白蒺藜 9 克,滁菊花 9 克,细辛 3 克;加制白附子 3 克,炙甘草 6 克。

七诊而痊愈。

【按语】 面瘫,俗称口眼㖞斜,分中枢性和周围性两种,中枢性一般伴随智力和语言障碍和肢体不利,临床上以周围性较常见,部分患者患侧舌体及鼻孔有嗅觉和味觉障碍,病程拖延日久可因患侧面肌挛缩而使嘴角歪向患侧,称之为"倒错"现象,此种情况预后不良。

患者平素工作劳累,经常深夜而眠,甚至第 2 日才入睡,久则肝肾之阴暗耗,虚风内动,加之近日劳累受寒,风阳之邪侵袭阳明经脉而致。高老取地仓、颊车、口禾髎、下关,以疏通面部阳明经筋气血,泻风池以泻内动风阳,诸穴合用,并辅以中药祛风活络,以达滋阴息风之效。

案 4. 方某,女,24 岁。2014 年 5 月 7 日就诊。

【主诉】 口角㖞斜 10 天。

【现病史】 患者近 1 月前因工作劳累,休息时间减少,后出现左耳后疼痛,时未予重视。10 天前晨起后突然发现口角向右㖞斜,流涎。后于外院口服激素、维生素 B₁、维生素 B₁₂ 等西药。症状未见明显好转。目前左侧面部麻木,不能皱眉、蹙额、鼓腮等动作。胃纳可,味觉无明显减弱,夜寐一般,小便调,大便不成形,舌淡,苔白腻,脉滑。

体格检查:左侧额纹消失,不能皱眉,左侧鼻唇沟消失、示齿右偏,鼓腮吹气漏气。

【既往史】 1 年前曾患面瘫,后治愈。母亲有面瘫病史。

【中医诊断】 面瘫。

【西医诊断】 周围性面瘫。

【治法】 祛风化痰,潜阳通络。

【处方】 针刺。

取穴:地仓_{左侧}、颊车_{左侧}、阳白_{左侧}、太阳_{左侧}、翳风_{左侧}、下关_{左侧}、合谷_{右侧}。

操作:嘱患者仰卧,穴位常规消毒,采用 1 寸毫针,面部穴位浅刺,并予温针合谷。

每周治疗 2 次。

经治 1 个月,患者初看面部两面对称。左眼闭合稍欠佳。左侧鼻唇沟稍浅、示齿稍右偏。穴位加刺攒竹_{左侧}和丝竹空,操作同前。1 个半月后,患者两侧基本对称。减少针刺穴位,改为地仓_{左侧}、颊车、太阳、下关及合谷_{右侧}。继续治疗 3 周后,基本痊愈。

【按语】 面瘫是针灸临床治疗中的常见病,又称为面神经炎或面神经麻痹。面瘫是由于人体的正气不足、络脉空虚、卫外不固、夹暑湿或夹热等侵入面部少阳、阳明等脉络,导致气血痹阻、营卫不和,以及经脉失养等。面瘫病机多由于患者过度疲劳、熬夜等因素以致正气亏损,肝风内动,加之卫阳不固,外风侵袭,内外相搏,正不敌邪,斯成此病。本病患者曾患面瘫,现劳累后又出现口角㖞斜,考虑其自身正气不足,气血虚弱,筋脉、肌肉纵弛不及。

高老认为,面瘫责之为内、外风相搏所造成。内风主虚是人之过度疲劳引起肝风虚性浮越。外风有风寒、风热之分。面瘫多数是属于风热犯络,热主驰纵,寒主收引。风为阳,其性善行数变,清扬上浮,极易犯上部。在临床上面瘫的复发率很小。除非中枢性面瘫,随之原发病的复作而使面瘫复发。本病例非中枢性面瘫,其实为罕见。温针治疗面瘫有极佳疗效,是温通经气,帮助加强手法,补针力之不足,以便更好地有得气效果。补泻均可使用,当经气虚损时,用补法配合使用温针,能帮助经气运行;当经气为外邪闭阻时,用泻法使邪气宣泄,经络通畅,配合使用温针,可加强血气的运行,达到去壅决滞之目的。

颞下颌关节功能紊乱综合征(2例)

案1. 夏某,女,24岁,2014年11月13日初诊。

【主诉】 左侧张口不利,伴酸胀不适3天。

【现病史】 患者3天前于室外食冷饮后出现左侧张口不利,反复尝试张闭口后出现左侧颞颌部酸胀疼痛。按压疼痛加重。张口受限,并时有弹响声。患者平素喜食坚果、瓜子等零食。患者无耳鸣,头昏,听力异常。刻诊:左侧张口受限伴酸胀疼痛,睡眠可,胃纳佳,二便调。舌淡,苔薄白,脉弦。

【既往史】 无。

【中医诊断】 牙槽风。

【西医诊断】 颞下颌关节功能紊乱综合征。

【治法】 祛风散寒,舒经活络。

【处方】 针刺。

取穴:下关_{左侧}、颊车_{左侧}、听宫_{左侧}、合谷_{右侧}、翳风_{左侧}、阳陵泉_{双侧}。

操作:嘱患者仰卧平躺,穴位常规消毒,采用1寸毫针,爪切捻转进针,面部穴位浅刺;各穴位得气后捻转泻法。局部及周围穴位手法不宜过重,若合谷针感向上传导则效果更佳。留针过程中下关、颊车、合谷、阳陵泉,每针均灸枣核型大小艾绒,一炷即可。留针20分钟,取针后,面部闪罐。每周2次,10次为1个疗程。

经2次治疗症状明显减轻,4次基本痊愈。嘱患者平素避免下颌关节过度活动,注意饮食,少吃干硬食物。避风寒。

【按语】 颞颌关节功能紊乱综合征是临床常见的口腔颌面部常见疾病。其发病原因尚未完全搞清,本病多与情绪、外伤、寒冷等因素相关。这些因素均可能会导致颞颌关节周围肌群痉挛或颞颌关节劳损引发本病。患者因风寒袭面,寒主收引,导致局部筋脉拘急不利,更兼平素喜食坚硬食物,久则劳损,内因外因夹杂而致病。以寒为主,治疗上以驱邪为主,使用温针祛风散寒,舒筋活络。再加拔火罐松解局部。下关、颊车是足阳明经穴,听宫是手太阳经穴,翳风为手少阳经穴,取头面三阳经穴位,局部近端取穴,疏通面部经气。合谷为治疗头面部疾病常用穴(面口合谷收)。承浆为任脉及足阳明经交会穴,刺之能很好地疏通面部经气,为治疗面口疾病要穴。本病为筋脉拘挛不利,筋会阳陵,故针刺以达到治疗目的,诸穴远近相配,经过治疗患者可痊愈。

案 2. 梁某,女,28 岁。2014 年 12 月 29 日初诊。

【主诉】 左侧面部发麻,板滞不适半年。

【现病史】 半年前,因撞击致左侧颧骨骨折,手术后致左侧面颊发麻,知觉减退,口唇活动欠利,未作任何治疗。现左侧面颊发麻,口唇活动不利,脉细,苔薄。

【既往史】 无内科疾病。

【中医诊断】 牙槽风(外伤型)。

【西医诊断】 下颌关节损伤。

【治法】 养经通络,通利关节。

【处方】 针刺。

取穴:翳风左侧、下关左侧、颧髎左侧、颊车左侧、迎香左侧、地仓左侧、合谷右侧。

操作:患者坐位,常规消毒,用 1.0 寸针捻转进针法,得气后行泻法,合谷、下关接电针,留针 20 分钟。

每周治疗 2 次。

二诊时面颊麻木的感觉稍有改善,三诊时左侧口唇已能活动,经过 9 次治疗已基本痊愈。

【按语】 牙槽风分两种:一是由风邪所致,二是由外伤后所致。病因虽不一,但病机都是因筋脉受损,筋不养骨,致骨节活动欠利,吞咽食物困难或骨节作声。本案例患者因外伤手术后致局部经气阻滞,肌肉纵缓不收而成,出现左侧口唇活动不利及发麻等症状,高老主要采用针刺治疗以养经通络。治疗取穴以面瘫常用穴为主,并以电针加强刺激,《类经图翼》:"主口眼㖞斜:颊车、地仓、水沟、承浆、合谷。"《铜人腧穴针灸图经》载下关主"偏风,口目㖞"。颧髎主治"口㖞,面赤目黄,眼睭动不止"。诸穴合用而奏养经通络之功,治疗 9 次而基本痊愈。

落枕(1 例)

案. 林某,男,16 岁。2016 年 8 月 8 日初诊。

【主诉】 落枕 5 天。

【现病史】 患者 5 天前,因打篮球时头部被篮球击中,顿觉脖子有牵拉感,转侧欠利,未及时就医。家长发现其头歪,日渐加重,遂带其来诊。刻诊:头向右侧倾斜,脸转向左侧,因牵拉疼痛而不能向右侧旋转,虽能扶至头正颈直,但不能自行保持,松手即恢复头向右侧倾斜,脸转向左侧的姿势。舌淡,苔薄,脉弦。

【既往史】 体健,无斜颈病史。

【中医诊断】 落枕。

【西医诊断】 落枕。

【治法】 舒筋活络止痛。

【处方】 针刺。

取穴:落枕_{左侧}、风池_{双侧}、天柱_{双侧}、颈夹脊_{双侧}、肩井_{右侧}、巨骨_{右侧}。

操作:患者坐位,穴位常规消毒后,先用 1 寸毫针,刺入左侧落枕穴,边捻转行针,边令患者活动头部,1 分钟内患者即能向右转头,做头部的各种运动均能自如,无牵拉不适。然后,患者俯卧,用 1 寸毫针,刺入双侧风池、天柱、颈夹脊及右侧肩井、巨骨,行捻转泻法,得气后,右侧天柱与巨骨接电针,留针 20 分钟。留针期间,用 TDP 照射颈肩部。

起针后,颈肩部拔罐,留罐约 10 分钟。

患者经过 1 次治疗后,头已能自行转正,但仍略向右侧倾斜。于 2016 年 8 月 10 日复诊,取穴与治疗同前。经过 2 次治疗,已无大碍。

【按语】 落枕又称"失枕",是指患者颈项部强痛、活动受限的一种病症。主要由项部肌肉感受寒邪或长时间过分牵拉而发生痉挛所致,多见于成年人。中、老年患者落枕往往是颈椎病变的反映,且易反复发作。落枕病程一般较短,1 周左右即可痊愈。及时治疗可明显缩短病程。中医学认为,本病多由睡眠姿势不当,枕头高低不适,颈部扭伤引起颈部气血不和,筋脉拘急而致病。也可由风、寒侵袭项背,局部经气不调而致。《诸病源候论》曰:"头项有风,在于筋之间,因卧而气血虚者,值风发动,故失枕。"

本例患者因筋肉牵拉致局部经脉气血阻滞,以致颈部肌肉僵硬、㖞斜,治以舒筋活络止痛。先取经验效穴——落枕穴(经外奇穴)进行针刺,同时嘱患者活动头部,采用运动针法可有效疏通经脉,本例患者 1 分钟后即可左右回顾而不再活动受限。落枕一般表现为颈部肌肉触痛,浅层肌肉如斜方肌、胸锁乳突肌痉挛僵硬,涉及项背部足太阳、足少阳、手阳明等经脉,取风池_{双侧}、天柱_{双侧}、颈夹脊_{双侧}及肩井_{右侧}、巨骨_{双侧},行捻转泻法以宣通经络气血,得气后接电针,后加拔罐以加强疏通血脉、消除瘀滞之功效,治疗 2 次后疼痛消除。

颈椎病(4 例)

案 1. 殷某,女,48 岁。2014 年 12 月 29 日初诊。

【主诉】 颈项疼痛不适,伴头晕半年加重 2 周。

【现病史】 患者半年前感颈项疼痛不适,如重物按压感,转侧不利,伴有头晕。近2周来项强尤甚,按压之觉其项背部肌肉坚硬,压之痛甚。刻诊:颈项部僵硬疼痛不适,略感头晕,无视物旋转感,神清,面红,形体壮实,声音洪亮。胃纳可,二便尚调,夜寐尚安。舌红,苔薄黄腻,舌中部有剥苔,脉弦紧,左寸洪,左关沉弱。

【既往史】 无。

【中医诊断】 痹证,颈痹。

【西医诊断】 颈椎病。

【治法】 舒筋通络止痛,兼以补益肝肾。

【处方】 针刺。

取穴:风池双侧、天柱双侧、大杼双侧、列缺双侧、肾俞双侧、肝俞双侧。

操作:嘱患者俯卧,穴位常规消毒,采用1.5寸毫针,爪切捻转进针。双侧大杼、肾俞、肝俞行温针。以TDP照射颈项部,留针20分钟。取针后在颈项部针刺部位拔罐,留罐10分钟。

每周治疗1次。

方药:桂枝12克,茯苓30克,赤芍12克,白芍12克,桃仁12克,丹皮15克,羌活12克,独活12克,粉葛根30克,海风藤12克。每日1剂,水煎,早晚分服。

【二诊】 2015年1月5日。

患者经治疗后诉颈项部疼痛僵硬不适之症状好转。近日感冒,有头痛、咽干痛、干咳等症状,有胃脘部胀满感。纳可、便调、寐安。舌淡红,苔薄腻,脉浮数紧。辨证分析:肝肾不足、经筋失养、经气失和、经络不通、不通则痛伴有外感风热。治拟舒筋通络止痛、补益肝肾,兼以疏风清热化散外邪。

(1)针刺:取风池双侧、天柱双侧、大杼双侧、列缺双侧、肾俞双侧、肝俞双侧、百会、合谷双侧、太阳双侧、神庭、足三里双侧穴。仍行温针灸(颈项部及四肢部穴位)。

(2)方药:荆芥6克,防风6克,桔梗6克,百部9克,白前9克,紫菀9克,款冬花9克。每日1剂,水煎,早晚分服。

三诊患者诉症状明显改善,已无明显不适,继续巩固治疗1次。舌淡红,苔薄白,脉弦。以温针灸治疗。取风池、大杼、列缺、天柱、肝俞、肾俞穴。

【按语】 本病为颈痹,西医称之为颈椎病,是由于颈椎及其周围软组织和椎间盘的损害,使颈椎间隙变窄,关节囊松弛,内平衡失调所致。目前,患此病的人增多,而且都是一些中青年人,这可能与长时间伏案工作和操作电脑,以及一直低头看手机有关,一般都无外因可查,症状表现各异,根据其受压部位不同可分为神经根型、脊髓型、椎动脉型、交感型和混合型,其分型治疗情况见表12。

表 12　颈椎病的分型

分　型	症　　状	针灸治疗
神经根型	手臂麻木无力,颈项活动受限,颈部后仰、咳嗽等增加腹压时,疼痛加剧。臂丛牵拉试验及压顶试验阴性,椎间隙变窄,骨质增生。	取病变椎体的夹脊穴、风池、大杼、肩井、天宗、曲垣、合谷、列缺、外关等穴,针刺采用中等刺激,平补平泻手法,并根据症状加减一些穴位,温针拔罐。
脊髓型	四肢麻木无力,逐渐出现行走困难及大、小便失禁,肢体感觉减退,膝踝反射,以及肛门反射减弱或消失,椎骨骨质增生或关节移位。	
椎动脉型	头痛头晕,颈椎旋转和后伸时出现一过性眩晕、恶心、呕吐,甚至突发昏倒,臂丛牵拉、压顶试验阳性。	
交感神经型	除有神经根型的症状及阳性体征外,还有反射性交感神经刺激症状,如视力模糊、瞳孔散大、心动过速或心律不齐,同侧面部充血出汗。	
混合型	即有颈椎病的两种类型以上的症状。	

　　颈痹项强之病,虽属项筋之疾,然症因多端,须详加辨析。有感受风、寒、湿邪而病者;有肝血虚肝火旺,筋躁强急者。前者属实,后者属虚,其要皆在经气失和、经筋失养而致。本例患者,颈项疼痛不适为项筋失养、经筋之病。遵《灵枢》之旨,治在"燔针""以痛为腧"。取风池、天柱、大杼等穴,均在项背部;而列缺穴亦是遵循"头项寻列缺"的针治原则,用捻转泻法,以疏调失和之经气,加用温针,是即"燔针",其法均为陆瘦燕先生的经验继承。患者年近五十,按照中医理论属于"天癸"欲竭的年龄,辨证属肝肾不足,补肝俞、肾俞,调肝肾之气,以益肝肾之精,乃治本之法。高老在针灸治疗的同时也予以患者中药治疗,以舒筋通络为主,也兼以活血脉,收到了一定疗效。患者二诊时兼有外感,高老及时调整处方,以止嗽散祛风解表,止咳化痰。高老认为外感咳嗽一类的症状,针灸治疗有一定的局限性,故配合中药收效更大;而在针灸治疗上除了延续初诊时的用穴以疏解项部不适,又加了合谷、列缺、太阳等驱散表邪的穴位,另以太阳、神庭对症治疗头痛,足三里对症治疗胃脘胀满,标本兼顾、补泻兼施是治疗获效的原因。

　　案 2. 岑某,男,29 岁。2016 年 6 月 8 日初诊。

　　【主诉】　颈部酸胀伴头晕 2 周。

　　【现病史】　患者自诉平时多于久坐,工作压力大而导致颈部酸胀不适,伴习惯性失眠,未予重视。1 周前因颈部酸胀感加剧并伴有持续失眠 1 周,于复旦大学附属华山医院治疗,MRI 检查脑部无明显异常,颈椎前突生理曲度消失变直,经推拿治疗后症状未见明显改善,遂来就诊。现感颈部酸胀疼痛,伴头晕目眩、无呕吐、肢体麻木等症（头顶压颈试验阳性），精神饮食可，夜眠差，二便调。舌红，苔少，脉弦细数。

【既往史】 患者平素健康状况良好。否认高血压、糖尿病、冠心病等慢性病史，结核、肝炎等传染病史，外伤、中毒、输血史。

【中医诊断】 项痹。

【西医诊断】 颈椎退行性病变。

【治法】 补益肝肾，生血养筋。

【处方】 针刺。

取穴：天柱_{双侧}、百会、肩井_{双侧}、翳风_{双侧}、合谷_{双侧}、太冲_{双侧}、风池_{双侧}、足三里_{双侧}。

操作：嘱患者坐位，穴位常规消毒，采用 1.5 寸毫针，爪切捻转进针。双侧肩井、合谷、足三里、太冲行温针。以 TDP 照射颈项部，留针 20 分钟。取针后在颈项部针刺部位拔罐，留罐 10 分钟。

每周治疗 1 次。

二诊、三诊患者酸胀眩晕症状未见明显改善，继治同前；四诊患者诉酸胀症状有所好转，仍时有眩晕。针刺改为太阳_{双侧}、百会、风池_{双侧}、翳风_{双侧}、大杼_{双侧}、天柱_{双侧}。操作同前。五诊时患者酸胀、眩晕症状有所好转。六诊患者诉自觉颈后部胀痛，疼痛感蔓延至头顶部，针刺取穴百会、太阳_{双侧}、风池_{双侧}、风府_{双侧}、太冲_{双侧}、合谷_{双侧}，操作同前。七诊时患者后项部疼痛好转，偶有头晕目眩，失眠稍好转，无呕吐、偏瘫、肢体麻木等症，精神饮食可，眠差，二便调，舌红，苔少，脉弦细数。针刺取穴百会、太阳_{双侧}、风池_{双侧}、失眠_{双侧}、翳风_{双侧}、太冲_{双侧}。嘱其注意休息，勿疲劳。继续治疗。

【按语】 颈椎病是增生性颈椎炎、椎间盘脱出，以及颈椎骨关节、韧带等组织的退行性改变刺激和压迫颈神经根、脊髓、椎动脉和颈部交感神经等而出现的一系列综合症候群。

中医学认为本病因年老体衰、肝肾不足、筋骨失养；或久坐耗气、劳损筋肉；或感受外邪、客于经脉；或扭挫损伤、气血瘀滞，导致经脉痹阻不通。

本病治疗以针刺为主，配以温针。选用百会、率谷疏通头部气血，用太冲、太溪平肝潜阳，舒筋活络。风池、天柱可疏通局部气血而止痛；辅以温针以疏通经脉、活血止痛。在治疗过程中因患者病情变化，予以加减穴位以达到治疗效果。复诊后患者颈项酸胀疼痛减轻，偶有头晕目眩、失眠无明显改善，故加安眠穴以宁心安神，缓解失眠症状；太阳穴疏通经气。诸穴远近相配，共奏舒筋活络、理气止痛之功。

案 3. 徐某,女,31 岁。2016 年 4 月 13 日初诊。

【主诉】 头晕伴颈项板滞 2 个月。

【现病史】 患者 2 个月前无明显诱因下出现头晕伴颈项部板滞感,每于头项旋转或后仰时出现一过性眩晕,时有泛恶作吐感,并伴有两侧太阳穴隐隐作痛,右小指麻木感。于外院行颈椎 CT 提示:颈椎生理弧度消失。椎间孔挤压试验阳性,臂丛牵拉试验阳性。苔薄白,脉弦细。

【既往史】 既往体健。

【中医诊断】 项痹。

【西医诊断】 颈椎退行性病变(椎动脉型)。

【治法】 活血通络。

【处方】 针刺。

取穴:大杼_{双侧}、肩井_{双侧}、中渚_{双侧}、液门_{双侧}、百会、太阳_{双侧}、风池_{双侧}、天柱_{双侧}。

操作:嘱患者坐位,穴位常规消毒,采用 1.5 寸毫针,爪切捻转进针。双侧肩井、中渚、液门行温针。TDP 照射颈项部,留针 20 分钟。取针后在颈项部针刺部位拔罐,留罐 10 分钟。

每周治疗 2 次。

二诊患者诉症状较前好转。针刺取百会、太阳_{双侧}、风池_{双侧}、天柱_{双侧}、大杼_{双侧}、曲垣_{双侧}、八邪_{右侧}穴。三诊同前,四诊后头晕等症状程度明显减轻,嘱患者原方继治。

【按语】 患者平素伏案工作日久致颈项部经络气血闭阻,气血不能上达于头部,故出现颈项板滞、头痛等症。本病取颠顶之百会穴疏通局部经络气血,清利头目;取太阳之止头痛之效穴,两穴相配,可疏导头部经气。天柱穴可疏通太阳经气,配以局部风池、肩井等可使局部经气调畅,气血通利。诸穴合用共奏通经活络,行气活血之功。

案 4. 凌某,男,52 岁。2014 年 1 月 8 日初诊。

【主诉】 反复颈项部疼痛 4 月,加重伴右上肢放射痛 2 天。

【现病史】 患者长期伏案工作,4 月前无明显诱因下出现颈项部疼痛不适,休息后稍可缓解,患者未予重视,后症状反复出现。2 天前劳累后出现颈项部疼痛,疼痛固定,伴右上肢放射痛,颈部活动受限,头部后伸时上肢症状加剧,夜间疼痛明显。自服止痛药可缓解,药效后疼痛依旧。无明显头晕头痛,无视物旋转,无脚踩棉花感。刻诊:颈部疼痛不适伴右上肢放射痛。夜寐欠安,胃纳一般,舌暗,苔薄白,脉弦。

体格检查：颈椎生理曲度消失，颈部肌肉僵硬紧张，$C_4 \sim C_5$ 右侧棘突旁、肩胛部压痛，颈椎前屈 20°，后伸 5°，左侧屈 15°，右侧屈度 25°，右臂丛牵拉试验（＋），右椎间孔挤压试验（＋）。双上肢肌力肌张力正常。生理反射存在，病理反射未引出。

【既往史】 无。

【中医诊断】 项痹。

【西医诊断】 神经根型颈椎病。

【治法】 行气活血，疏通经络。

【处方】 针刺。

取穴：风池_{双侧}、百会、$C_4 \sim C_6$ 夹脊穴_{双侧}、肩井_{双侧}、肩髃_{双侧}、肩贞_{双侧}、曲池_{双侧}、大杼_{双侧}、外关_{双侧}、列缺_{双侧}、合谷_{双侧}、中渚_{双侧}。

操作：嘱患者俯卧，穴位常规消毒，采用 1.5 毫针。爪切捻转进针，曲池、合谷、$C_4 \sim C_6$ 夹脊温针。留针 20 分钟后取针。配合火罐治疗，4 次为 1 个疗程。针刺采用中等刺激的平补平泻手法。

每周治疗 1 次。

二诊患者诉近日治疗配合休息，颈部疼痛好转。针刺取风池_{双侧}、百会、$C_4 \sim C_6$ 夹脊穴_{双侧}、曲池_{双侧}、大椎、合谷_{双侧}、液门_{双侧}穴。继续治疗 4 次，患者颈部疼痛不适明显好转。嘱患者注意保护颈椎避免受风寒，加强颈部肌肉锻炼，如做颈椎操、打羽毛球等。

【按语】 颈椎病是一种由于椎间盘组织退行性改变及其继发一系列临床表现的疾病。内因及外因相合而发病。外因多由于感受风、寒外邪，或反复积劳损伤、经络瘀阻不通。内因多由于人之年龄及脏腑功能失调、气血盛衰等有关。本病患者长期伏案劳累，颈部经脉不通，本次急性发病，乃经脉气血运行痹阻，参合四诊舌暗，苔薄白，脉弦亦为佐证。治疗中以局部夹脊穴、风池为主，以疏通经络、活血化瘀。督脉百会、大杼通调气机，配合手少阳中渚、液门，手阳明合谷，手太阴列缺，远近配穴，共同治疗。

漏肩风（2 例）

案 1. 顾某，男，41 岁。2014 年 9 月 22 日初诊。

【主诉】 左肩关节疼痛 7 年多，受凉加重。

【现病史】 7 年前因睡觉时离门窗较近，左肩长期遭受风寒侵扰，逐渐出现左肩疼痛。发病初,疼痛较轻,后逐年加重,受凉时尤甚。未做任何检查和治疗。现左肩上举、后伸时疼痛,活动受限,吹风受寒后疼痛加剧。舌淡,苔薄白,脉弦。

【既往史】 无慢性病史。

【中医诊断】 漏肩风。

【西医诊断】 肩关节周围炎。

【治法】 温经散寒,通络止痛。该病以针灸治疗为主。

【处方】 针刺。

取穴:肩髃_{左侧}、肩髎_{左侧}、肩前_{左侧}、巨骨_{左侧}、臂臑_{左侧}、曲池_{左侧}、合谷_{左侧}。

操作:患者坐位,常规消毒,用1.5寸毫针,双手爪切进针,得气后行捻转泻法,之后在针尾装艾绒,形如橄榄,灸1炷。留针20分钟。治疗过程中,以TDP照射左肩部。

起针后,于左肩部拔火罐,留罐约10分钟。

每周治疗1次。

医嘱:避风寒,平时加强功能锻炼。

治疗2次后左肩疼痛明显减轻,活动受限情况比治疗前有改善。治疗7次后左肩可上举,疼痛基本消失。

【按语】 漏肩风俗称"肩凝症""五十肩",以肩关节酸重疼痛,运动受限为主症,多发于50岁左右的成人。由于风寒是本病的重要诱因,后期常出现肩关节的粘连,肩部活动明显受限,亦称"冻结肩"。本病相当于现代医学的肩关节周围炎。患者有受风寒病史,因风寒侵袭肩部,致使肩部经络气血不通,不通则痛,故本病前期以疼痛为主症,后期以功能障碍为主。寒则收引,筋脉受寒则拘挛,活动受限。疼痛以肩前部为主,为手阳明经证;疼痛以肩外侧为主,为手少阳经证,疼痛以肩后部为主,为手太阳经证,治以通经活络。

高老治疗本病,以局部穴为主,结合循经远道取穴。手法多用捻转泻法,因风寒湿痹阻滞经脉,故用温针,局部加拔罐、TDP,起温散寒邪,温通经脉之效。患者自接受诊治以来,病情逐渐减轻,特别是前两次治疗,疼痛明显减轻,现左肩活动范围明显大于治疗前,仅略有疼痛。肩髃,肩髎,肩前是治疗肩周炎的常用穴。《铜人腧穴针灸图经》:"若患风痹,手臂不得伸引,甄权针肩髃二穴。"《针灸甲乙经》:"肩重不举,臂痛,肩髎主之。"肩前又名肩内陵,属经外奇穴,是治疗肩臂痛的经验效穴。本病以肩前疼痛为主,故配合手阳明经巨骨、臂臑、曲池、合谷,诸穴配合共达通络止痛之功。

高老认为称本病为"五十肩"是有一定道理的,因本病好发于50岁以上的人群,但为什么50岁以上的人会得此病,西医也没有研究出原因。高老认为与体内某此激素的改变有关,但具体是什么激素引起的变化,现代医学到目前为止尚不得而知。

案 2. 朱某,女,45 岁。2015 年 4 月 27 日初诊。

【主诉】 右肩关节酸痛,活动受限 1 年。

【现病史】 近 1 年来,右肩关节疼痛。初起时,仅感右肩酸楚,不以为意,后症状逐渐加重,半年后活动受限。经复旦大学附属华山医院治疗症状未见好转,现背部发冷,右肩外展、后伸受限,自己梳头、提拉裤子困难。苔薄,脉浮。

【既往史】 高血压病史 20 多年。

【中医诊断】 肩凝症。

【西医诊断】 肩周炎。

【治法】 疏风通络止痛。

【处方】

(1) 针刺:取肩髃_{右侧}、肩髎_{右侧}、肩前_{右侧}、巨骨_{右侧}、曲池_{右侧}、后溪_{右侧}、合谷_{右侧}、大杼_{双侧}、风池_{双侧}穴。

操作:患者坐位,常规消毒,用 1.5 寸毫针,双手爪切进针,得气后行捻转泻法,之后在针尾装艾绒,形如橄榄,1 炷。留针 20 分钟。起针后,于右肩部拔火罐,留罐约 10 分钟。治疗过程中,以 TDP 照射右肩部。

每周治疗 1 次。

(2) 方药:牛蒡子 12 克,蒺藜 12 克,僵蚕 9 克,羌活 9 克,姜黄 6 克,海风藤 12 克,汉防己 12 克,威灵仙 15 克,旱莲草 15 克,当归 12 克,淫洋藿 15 克,老鹳草 15 克。每日 1 剂,水煎,早晚分服。

二诊患者诉背部发冷的感觉减轻,右肩疼痛甚剧。针灸治疗同前。原方加秦艽 9 克,制川乌 6 克,制草乌 6 克。三诊时背部发冷的感觉消失,右肩疼痛减轻,入夜眠欠安。原方加合欢皮 15 克,夜交藤 30 克。三诊后诸症皆有好转。六诊时仅右肩发酸,疼痛已消。针刺取肩髃_{右侧}、肩髎_{右侧}、肩前_{右侧},原方加制川乌 6 克,制草乌 6 克。经针药结合治疗近半年,共 24 次,肩部疼痛消失,活动幅度较前增大,梳头、穿衣等动作均能自行完成,疾病告愈。

【按语】 "肩凝症"又称"漏肩风""冻结肩"等,是指肩部长期固定疼痛,活动受限为主症的疾病。本病多发于 50 岁左右的成人,故俗称"五十肩"。患肩局部常畏寒怕冷,尤其后期常出现肩关节的粘连,肩部呈现固结状,活动明显受限,故又称本病可见于现代医学的肩关节周围炎。本病多因体虚、劳损、风寒侵袭肩部,致使经气不利所致。肩部感受风寒,气血阻痹;或劳作过度,损及筋脉,气滞血瘀；或年老气血不足，筋骨失养，皆可使肩部经络气血不利，不通则痛。表现为肩周疼痛、酸重，夜间为甚，常因天气变化及劳累而诱发或加重，患者肩前、后及外侧均有压痛，主动和被动外展、后伸、上举等功能明显受限，后期可出现肌肉萎缩。寒邪侵袭者，疼痛症状遇风寒则剧，得温则减，畏风恶寒，有明显的受寒病史。气滞血瘀者，疼痛拒按，舌暗或有瘀斑，脉涩，肩部有外伤或劳作过度史。气血虚弱者，肩部酸痛，劳累加重，或兼头晕目眩，四肢乏力，舌淡，苔薄白，脉细弱。一般取局部穴位及阿是穴为主，寒邪侵袭加合谷、风池；气滞血瘀加血海、膈俞；气血虚弱加足三里、气海。

本患者辨证为风邪入络，经脉痹阻，取肩髃、肩髎分别为手阳明经、手少阳经经穴，加肩前阿是穴，均为局部选穴，可疏通肩部经络气血、活血祛风而止痛。配合右侧手阳明经曲池、合谷，手太阳经后溪加强活血通络之功。大杼穴归足太阳膀胱经，脊椎两侧有横突隆出，形似机杼，第一椎之骨称杼骨，穴在杼骨旁边而得名。《素问·气穴论篇》注曰："督脉别络，手足太阳三脉之会，故为经脉之大机杼也。"加骨会大杼强筋健骨；风池为治风之要穴，有疏散风寒、通经定痛之功，本病病史超过1年，迁延日久，配合疏风通络、活血止痛之中药口服，治疗半年后症状消失而痊愈。

本病早期针灸治疗效果较好，后期可配合推拿疗法以提高疗效。肩关节疼痛减缓和肿胀消失后，应在医生指导下坚持关节功能锻炼，并注意肩部保暖。

本病早期症状以疼痛为主，针灸治疗效果较好，但此期的患者大多数不会主动求医诊治，而是期望疾病自行恢复，到功能活动受限后，才会真正重视起来。对于本病的治疗，针灸很有优势。在治疗过程中，疼痛缓解较快，功能恢复较慢。当疼痛完全消失后即可停止治疗，尽管此时功能可能尚未完全恢复，但只要患者在家中坚持进行功能锻炼，若干月后，其功能自会恢复。

网球肘（1例）

案. 毛某，女，33岁。2014年12月15日初诊。

【主诉】　右肘关节疼痛2个月余。

【现病史】　患者因劳作过度引发右侧肘关节处持续性疼痛，夜间疼痛尤甚，不能提重物，肱骨外上髁压痛（＋），苔薄黄，脉紧。

【既往史】　无慢性病史。

【中医诊断】 肘痹。

【西医诊断】 肱骨外上髁炎。

【治法】 补气活血,温经止痛。该病以针灸治疗为主。

【处方】 针刺。

取穴:曲池_{右侧}、手三里_{右侧}、天井_{右侧}、外关_{右侧}、阿是穴。

操作:患者坐位,穴位常规消毒,采用1.5寸毫针,爪切捻转进针,得气后,曲池、手三里、天井、外关行捻转泻法;阿是穴,即肱骨外上髁处的压痛点,进针后,向多方向透刺。在针尾装艾绒,形状及大小如橄榄,温针1炷。留针20分钟。留针期间,用远红外线照射右侧肘部。

每周治疗1次。

经3次治疗右肘疼痛减轻,5次治疗后右肘疼痛消失,基本治愈。

【按语】 肘痹,即肱骨外上髁炎,是以肘部疼痛、关节活动障碍为主要临床表现的疾病,俗称"网球肘"。本病属于中医学"伤筋"范畴。一般由于劳作时前臂处于旋前伸腕状态,肌肉紧张痉挛所致。中医学认为劳作不当使筋脉损伤,加之气虚,局部经气不通而致疼痛。患处为手阳明、手少阳经所过之处,故取手阳明经曲池、手三里;手少阳经天井、外关以补气活血,舒筋通络,配合阿是穴疏通局部气血,温针温散寒邪,促进局部脉络畅通,利关节、止疼痛,治疗5次而愈。

痹证(8例)

案1. 冯某,女,73岁。2015年10月29日初诊。

【主诉】 踝关节疼痛四五年。

【现病史】 两足踝关节酸痛肿胀,左轻右重,已四五年。行履困难,脚踝板滞。服药治疗未见改善。今年起赴萧山膏方医院检查治疗,X线片提示右踝骨性关节炎伴滑膜炎,经血液检查:超敏C-反应蛋白(CRP)3.400,抗"O"阴性,类风湿因子(RF)阳性,红细胞沉降率(简称血沉,ESR)37.2(正常参考值为0～15 mm/h),肌电图提示严重神经损伤。脉左沉右弦,苔黄腻而滑。

【既往史】 高血压及糖尿病病史多年。

【中医诊断】 热痹。

【西医诊断】 踝关节骨性关节炎伴滑膜炎。

【治法】 清热利湿,通络止痛。

【处方】

(1) 针刺：取商丘_{双侧}、丘墟_{双侧}、解溪_{双侧}、申脉_{双侧}、中封_{双侧}穴。

操作：患者坐位，常规消毒，用 1.5 寸毫针，双手爪切进针，得气后行捻转泻法，之后在针尾装艾绒，形如橄榄，灸 1 炷。留针 20 分钟。

每周治疗 2 次。

(2) 方药：生地黄 12 克，赤芍 9 克，丹皮 9 克，忍冬藤 30 克，蒲公英 30 克，板蓝根 30 克，豨莶草 15 克，威灵仙 15 克，桑寄生 9 克，虎杖 15 克，土牛膝 15 克，土茯苓 15 克，冬瓜皮 30 克，薏苡仁 30 克，附子^{先煎} 15 克，肉桂 6 克，白茅根 30 克，蜀羊泉 30 克，甘草 6 克。水煎服，每日 1 剂，早晚分服。

【二诊】 2015 年 11 月 5 日。

双下肢肿痛，病足抽筋，经查双下肢深静脉未见明显异常。

(1) 针刺：加取穴方面以一诊穴位加阳陵泉_{双侧}、承山_{双侧}。

(2) 方药：苍术 9 克，白术 9 克，黄柏 12 克，赤芍 9 克，白芍 9 克，丹皮 15 克，忍冬藤 30 克，蒲公英 30 克，秦艽 15 克，板蓝根 30 克，独活 9 克，桑寄生 9 克，虎杖 15 克，土牛膝 15 克，茯苓皮 15 克，冬瓜皮 15 克，薏苡仁 30 克，泽泻 9 克，附子^{先煎} 15 克，肉桂 6 克。水煎服，每日 1 剂，早晚分服。

【三诊】 2015 年 11 月 19 日。

方药：炒苍术 12 克，炒白术 12 克，黄柏 12 克，赤芍 9 克，白芍 9 克，丹皮 15 克，丹参 15 克，忍冬藤 30 克，豨莶草 30 克，蒲公英 30 克，板蓝根 30 克，虎杖 15 克，独活 9 克，桑寄生 9 克，茯苓皮 24 克，冬瓜皮 24 克，薏苡仁 24 克，泽泻 9 克，附子^{先煎} 15 克，肉桂 6 克。水煎服，每日 1 剂，早晚分服。

【四诊】 2015 年 12 月 3 日。

两踝关节肿胀已见消退，现两踝发麻，两足抽筋，苔厚。

方药：炒苍术 9 克，炒白术 9 克，黄柏 6 克，独活 6 克，桑寄生 9 克，带皮苓 24 克，忍冬藤 30 克，土牛膝 15 克，冬瓜皮 24 克，薏苡仁 30 克，泽泻 15 克，丹皮 9 克，附子^{先煎} 6 克，肉桂 3 克，赤小豆 15 克，制川乌 6 克，制草乌 6 克，参三七 3 克。水煎服，每日 1 剂，早晚分服。

【五诊】 2015 年 12 月 17 日。

症见"四诊"。

(1) 针刺：取商丘_{双侧}、丘墟_{双侧}、解溪_{双侧}、太溪_{双侧}、昆仑_{双侧}、照海_{双侧}、申脉_{双侧}、绝骨_{双侧}、阳陵泉_{双侧}、承山_{双侧}穴。

(2) 方药：炒苍术 15 克，黄柏 6 克，附子^{先煎} 15 克，干姜 3 克，肉桂 6 克，薏苡仁 30 克，白花蛇舌草 30 克，益母草 30 克，茯苓皮 30 克，冬瓜皮 30 克，豨莶草

15 克,忍冬藤 15 克,秦艽 15 克,白茅根 30 克,蜀羊泉 30 克,伸筋草 15 克。水煎服,每日 1 剂,早晚分服。

【六诊】 2015 年 12 月 24 日。

现感两足底疼痛。针灸治疗同"五诊"。

方药:炒苍术 15 克,黄柏 6 克,附子_{先煎}15 克,干姜 3 克,薏苡仁 24 克,茯苓皮 15 克,冬瓜皮 15 克,泽泻 9 克,忍冬藤 30 克,土牛膝 15 克,白茅根 30 克,白花蛇舌草 30 克,海桐皮 15 克,追地风 15 克,参三七 3 克,制乳香 6 克,制没药 6 克。水煎服,每日 1 剂,早晚分服。

【七诊】 2016 年 1 月 7 日。

两踝关节肿胀消退,足踝后外侧疼痛甚剧,再宗前意治之。

(1) 针刺:取阳陵泉_{双侧}、承山_{双侧}、商丘_{双侧}、丘墟_{双侧}、昆仑_{双侧}穴。

(2) 方药:炒苍术 9 克,炒白术 9 克,黄柏 6 克,蒲公英 30 克,板蓝根 30 克,忍冬藤 30 克,独活 6 克,桑寄生 15 克,丹皮 15 克,泽泻 15 克,带皮苓 24 克,附子_{先煎}6 克,肉桂 3 克,冬瓜皮 24 克,土茯苓 15 克,土牛膝 15 克,煅自然铜 24 克,晚蚕沙 9 克,延胡索 9 克,川楝子 9 克。水煎服,每日 1 剂,早晚分服。

【八诊】 2016 年 1 月 14 日。

两踝关节肿胀消退,疼痛每于行走后略感。针灸治疗同"七诊"。

方药:炒苍术 9 克,炒白术 9 克,黄柏 6 克,蒲公英 30 克,板蓝根 30 克,忍冬藤 30 克,土茯苓 15 克,土牛膝 15 克,附子_{先煎}6 克,肉桂 3 克,丹皮 15 克,泽泻 15 克,赤小豆 9 克,煅自然铜 24 克,晚蚕沙 9 克,老鹳草 15 克,延胡索 9 克,川楝子 9 克。水煎服,每日 1 剂,早晚分服。

【九诊】 2016 年 3 月 3 日

停针、停药 1 个多月,症状未复发,再宗前意加减治之。

(1) 针灸:治疗同"八诊"。

(2) 方药:炒苍术 9 克,炒白术 9 克,黄柏 12 克,赤芍 9 克,白芍 9 克,丹皮 15 克,忍冬藤 30 克,蒲公英 30 克,秦艽 15 克,板蓝根 30 克,独活 9 克,虎杖 15 克,土茯苓 15 克,土牛膝 15 克,冬瓜皮 30 克,薏苡仁 30 克,附子_{先煎}15 克,肉桂 6 克,防己 9 克。水煎服,每日 1 剂,早晚分服。

【按语】 痹证是由于风、寒、湿等外邪侵袭人体,闭阻经络,气血运行不畅所导致的肌肉、筋骨、关节发生酸痛、麻木、重着、屈伸不利,甚或关节肿大、灼热等主要临床表现的病症。本病常见于现代医学的风湿性关节炎、风湿热、类风湿关节炎、骨性关节炎、纤维组织炎和神经痛等病。素体虚弱,正气不足,腠理不密,卫外不固,是引起痹证的内在因素。"痹"有闭阻不通之义。感受外邪,易使肌肉、关节、经络痹阻而成痹证。根据病邪偏胜和症状特点，分为行痹（风痹）、痛痹（寒痹）、着痹（湿痹）。若素体阳盛或阴虚火旺，复感风、寒、湿邪，邪从热化，或感受热邪，留注关节，则为热痹。

本例患者为湿热下注，关节失养，中医疯科俗称为"草鞋疯"。治以清热利湿，通络止痛。取踝关节附近经穴商丘、丘墟、解溪、申脉，《千金翼方》"商丘主偏风痹，脚不得履地"，《胜玉歌》"脚背疼时商丘刺"，《千金方》"解溪、条口、丘墟、太白，主膝股肿，䯊酸转筋"。商丘属于足太阴脾经，脾主运化水湿；丘墟归足少阳胆经；解溪归足阳明胃经；申脉为八脉交会穴之一，通于阳跷脉，阳跷为病，阳缓而阴急，诸穴均位于足踝部，舒筋活络、通利关节。后患者诉病足抽筋，加阳陵泉、承山针刺，因阳陵泉为八会穴之筋会，是治疗筋病的主穴；承山穴在腓肠肌肌腹下端凹陷处，擅治脚痛转筋，诸穴相配，加用口服祛风活血、通络止痛之中药，经约半年治疗后症状消失。

案 2. 徐某，女，32 岁。2015 年 7 月 13 日初诊。

【主诉】 左侧腹股沟疼痛 2 个月余。

【现病史】 两月前无明显诱因出现左侧腹股沟疼痛，每遇阴雨天及过度疲劳后疼痛发作，现疼痛难忍，蹲下起立时尤甚，行履无力，苔薄，脉弦细。

【既往史】 7 年前曾因两臀部疼痛，经上海交通大学医学院附属瑞金医院诊断为强直性脊柱炎，经服用激素治疗后疼痛消失。

【中医诊断】 腹股沟疼痛。

【西医诊断】 强直性脊柱炎。

【治法】 疏经通络止痛。以针灸治疗为主。

【处方】 针刺。

取穴：气冲_左侧_、阿是穴_左侧_、髀关_左侧_。

操作：患者仰卧，常规消毒后，爪切进针，行捻转泻法，至出现酸麻胀感。之后，在针尾装艾绒，形状及大小如橄榄，温针 1 炷。同时用 TDP 照射。留针 20 分钟。

经 1 次治疗后，左侧腹股沟疼痛消失。

【按语】 本病属"痹证"范畴。本例患病已 7 年余，素体虚弱，阳气不足，多卫气不固，腠理空疏，风、寒、湿邪乘虚侵入，流注脊柱关节，气血运行不畅而致疼痛。根据《灵枢·经筋》治疗经筋疾病"以痛为腧"的原则，取阿是穴疏散局部气机，髀关穴归足阳明胃经，阳明经多气多血，本穴具有健腰膝、补气血、祛风湿、通经络之功；气冲穴为足阳明经和冲脉交会穴，为冲脉起始部，针刺气冲、阿是穴、髀关疏散局部气机,配以艾灸、TDP 照射以温散寒邪、通经活络,治疗 1 次即获良效。

案 3. 武某,女,77 岁。2015 年 1 月 12 日初诊。

【主诉】 膝、手关节疼痛 1 年。

【现病史】 10 年前因腰椎间盘突出而腰痛,经针灸治疗后,疼痛消失。近 1 年来,腰痛又发,同时两侧膝关节和两手指关节肿胀疼痛,尤以右膝关节为重,上下楼困难。初起时,症状较轻,后逐渐加重,X 线片提示:右膝关节退行性变,骨质疏松,周围软组织肿胀。经服中药,外敷药膏,未见明显改善,慕名而来。刻诊:右膝关节肿胀,压痛(+),苔薄,脉沉。

【既往史】 高血压病史 20 多年。

【中医诊断】 痹证。

【西医诊断】 膝关节退行性变。

【治法】 补益肝肾,通络止痛。

【处方】 针刺。

取穴:八邪、内、外膝眼_{双侧},阴陵泉_{双侧},阳陵泉_{双侧},足三里_{双侧},肾俞_{双侧},大肠俞_{双侧},上髎_{双侧},次髎_{双侧},委中_{双侧},秩边_{双侧}。

操作:患者先仰卧位,常规消毒穴位皮肤,用 1.5 寸毫针,双手爪切进针,得气后,八邪、内、外膝眼、阴陵泉、阳陵泉行捻转泻法,足三里行捻转补法,之后在针尾装艾绒,形如橄榄,灸 1 炷。留针 20 分钟。治疗过程中,以 TDP 照射双膝关节。患者改俯卧位,常规消毒穴位皮肤,用 1.5 寸毫针,双手爪切进针,得气后,上髎、次髎、委中行捻转泻法,肾俞、大肠俞行捻转补法;秩边穴用 3.5 寸毫针,进针至地部,拇指向前捻针后向上提抖数次,反复操作至针感传至腿部。在针尾装艾绒,形如橄榄,灸 1 炷。留针 20 分钟。治疗过程中,以 TDP 照射腰骶部。起针后,于腰骶部拔火罐,留罐约 10 分钟。

每周治疗 1 次。

针灸治疗 1 次后,患者诉症状立即改善;第 2 次治疗后,膝关节疼痛已明显改善,步履也轻快,遂即约朋友爬山,因劳累又致膝关节牵拉不适。又经 3 次治疗后,症状再次改善。

【按语】 患者体形肥胖,素体虚弱,高年肝肾两虚,正气不足,腠理不密,卫外不固,是引起痹证的内在因素。

痹证主要临床表现为关节肌肉疼痛,屈伸不利。① 行痹者,疼痛游走,痛无定处,时见恶风发热,舌淡、苔薄白,脉浮。② 痛痹者,疼痛较剧,痛有定处,遇寒痛增,得热痛减,局部无红肿热胀,苔薄白,脉弦紧。③ 着痹者,肢体关节酸痛,重着不移,或肿胀,肌肤麻木不仁,阴雨天加重或发作,苔白腻,脉濡缓。④ 热痹者,关节局部灼热红肿,痛不可触,关节活动不利,可涉及单个关节或多个关节,并兼有发热恶风,口渴烦闷,苔黄燥,脉滑数等症状。治疗取穴多为阿是穴、局部腧穴及随证配穴。行痹者,配膈俞、肝俞;痛痹者,配肾俞、关元;着痹者,配阴陵泉、足三里;热痹者,配大椎、曲池。

本例患者年逾古稀,素有腰痛,辨证为肝肾不足、寒湿痹阻,取手关节附近奇穴八邪、膝关节附近穴位内、外膝眼针刺,可疏通局部经络气血,使营卫调和而邪无所依附,取阴陵泉、足三里健脾利湿,所谓"脾旺能胜湿,气足无顽麻",加用阳陵泉、委中、秩边加强通经活络止痛功效;取肾俞、大肠俞、上髎、次髎益火之源,配合导气手法,使针感传至腿部,加温针灸以 TDP 照射腰骶部,振奋阳气而祛寒邪。此患者有多次接受针灸治疗的经历,自述高老针刺时的自我感觉与其他医生针刺时不一样。以往接受的针灸治疗是治疗后即刻感觉很好,但维持时间较短,一两天后症状依旧;而高老针灸时刺得深,有触电样感觉,起针后的感觉不仅即刻感觉很好,而且症状日渐好转。

针刺治疗痹证有较好的疗效。临床上还应注意区分风湿性关节炎与类风湿关节炎。类风湿关节炎应综合治疗。患者平时应注意关节的保暖,避免风、寒、湿邪的侵袭。

案 4. 徐某,女,32 岁。2016 年 7 月 11 日初诊。

【**主诉**】 右手大拇指指节疼痛两三个月。

【**现病史**】 两三个月前,因与人打架,右手受暴力冲击致大拇指指节疼痛,活动欠利,自以为随着时间推移,能自行恢复,故未做任何治疗。近 3 个月来,症状未见减少,亦未见加重,担心日久难愈,故来诊。现右手大拇指指节疼痛,活动时更甚,无其他不适,X 线片显示:骨关节无改变。苔薄,脉弦细。

【**既往史**】 强直性脊柱炎病史 20 多年,经西医院激素治疗,停药十几年来感觉良好。

【**中医诊断**】 筋痹。

【**西医诊断**】 腱鞘炎。

【**治法**】 疏筋通络止痛。

【**处方**】 针刺。

取穴:阿是穴_{右侧}、合谷、阳溪、鱼际。

操作:患者坐位,常规消毒,用 1.5 寸毫针,双手爪切进针,得气后行捻转泻法,之后在针尾装艾绒,形如橄榄,灸 1 炷。留针 20 分钟。

每周治疗 1 次。

治疗 1 次后,疼痛减轻,4 次后,疼痛消失。

【按语】 本病属"筋痹"范畴。本例有 20 余年病史,素体阳气较虚,卫气不固,又加外力扭挫,气血运行不畅,局部筋脉痹阻而致疼痛。《灵枢·经筋》指出,治疗经筋疾病应"治在燔针劫刺,以知为数,以痛为输"。故取阿是穴疏散局部气血,合谷、阳溪穴归手阳明大肠经,阳明经多气多血,具有补气血、通经络的作用;鱼际穴亦可疏通局部经络而止痛,配以温针、TDP 照射以温通经络,治疗 5 次后疼痛消失而痊愈。

案 5. 赵某,女,62 岁。2016 年 7 月 20 日初诊。

【主诉】 左膝关节疼痛 2 月余,加重 2 天。

【现病史】 患者于 2 月前户外活动后出现左膝关节疼痛、酸胀不适,未予以重视。后出现膝部发软、无力,阴雨天加重,上下楼梯时疼痛明显,下蹲困难,休息可以减轻或消失。遂于外院 MRI 检查,结果显示:① 左膝关节内侧半月板退行性病变。② 左膝关节滑膜增生。2 天前,患者因外出后,疼痛加重,遂来治疗。刻诊患者左膝关节酸胀疼痛,局部皮肤无焮红灼热。晨起膝关节无僵硬,行走时可保持平衡,能持重。浮髌试验阴性,关节活动时无摩擦感。精神饮食可,夜眠可,二便调,舌淡红,苔白腻,脉濡缓。

【既往史】 患者平素健康状况良好。无高血压、糖尿病、冠心病等慢性病史,无结核、肝炎等传染病史,无外伤、中毒、输血史。

【中医诊断】 痹证(着痹)。

【西医诊断】 膝骨关节炎。

【治法】 除湿化浊,活络止痛。

【处方】 针刺。

取穴:阿是穴_{双侧}、足三里_{双侧}、梁丘_{双侧}、阴陵泉_{双侧}。

操作:患者坐位,常规消毒,用 1.5 寸毫针,双手爪切进针,得气后行捻转泻法,之后在针尾装艾绒,形如橄榄,灸 1 炷。以 TDP 照射膝关节,留针 20 分钟。

每周治疗 2 次。

【按语】 膝骨关节炎是以膝关节软骨退行性病变和继发性骨质增生为病理改变的一种疾病,临床表现以膝关节疼痛、僵硬、肿胀、活动受限、肌肉萎缩、畸形为特征,本病属中医学"痹证"范畴。

本病是由风、寒、湿、热等病邪,以及人体正气不足有关。风、寒、湿、热之邪侵入机体,痹阻关节肌肉经络,导致气血痹阻不通,产生本病。

治疗本病以针刺为主,选用足三里、阴陵泉健脾利湿。阿是穴、梁丘疏通局部经络气血,配以温针、TDP照射治疗,温通局部气血,湿邪无所依附,"通则不痛",痹痛遂解。

案6. 张某,女,51岁。2013年11月6日初诊。

【主诉】 左膝关节疼痛1年余。

【现病史】 患者1年前冬日不慎摔伤后双膝肿胀明显,左膝更甚。患者使用膏药后肿胀渐消。后时感左膝间隙性酸痛,活动后加重伴肿胀,休息后可缓解。无发热,无晨僵,无夜间疼痛加重。于外院做膝关节正侧位X线检查显示,左膝关节间隙变窄,关节边缘骨质增生。患者遂前来就诊。患者脾气急躁,易感疲劳,腰膝酸软,胃纳一般,夜寐尚可,二便调。舌暗根腻,脉沉细。

体格检查:膝关节无明显肿胀,肤温正常,左膝关节内侧压痛明显,左膝研磨试验(+)。

【既往史】 胆囊炎病史多年,平素饮食控制。

【中医诊断】 膝痹。

【西医诊断】 膝关节炎。

【治法】 补益肝肾、活血止痛。

【处方】 针刺。

取穴:三阴交_{左侧}、足三里_{左侧}、太冲_{左侧}、太溪_{双侧}、血海_{左侧}、阴陵泉_{左侧}、阳陵泉_{左侧}、内膝眼_{左侧}、外膝眼_{左侧}、阿是穴。

操作:嘱患者坐位,暴露膝盖,穴位常规消毒,采用1.5毫针,爪切捻转进针后,足三里、三阴交、血海、太冲、太溪提插捻转补法,其余各穴泻法驱邪通络。各穴均温针。留针20分钟后取针。

每周治疗2次。

患者经过6次治疗后,右膝酸痛减轻,但仍自觉关节活动欠利。针灸取三阴交_{左侧}、足三里_{左侧}、血海_{左侧}、鹤顶_{左侧}、阳陵泉_{左侧}、委中、太冲_{左侧}、膝关_{左侧}穴。又经过4次治疗,左膝无明显疼痛,步行等日常生活正常。嘱患者注意保暖,避免长时间大运动量活动。

【按语】 《症因脉治》卷三:"痹者闭也,经络闭塞,麻痹不仁,或攻注作痛,或凝结关节,或重著难移,手足偏废,故名曰痹。"痹的病因为经脉闭塞不通,可因风、寒、湿等外邪所引起。痹者多发于老年人,也因老年人素体亏虚,气血不足,外邪容易入侵。故老年人痹病病机可概括为"本虚标实"。许多古籍也有如下论述,如《圣济总录·卷二十》曰"夫骨者肾之余,髓者精之充也,肾水流行,则满而骨强。适夫天癸亏而凝涩,则肾脂不长,肾脂不长则髓涸而气不行,骨乃痹而其证内寒也。外证当挛节,则以髓少筋燥,故挛缩而急也";《张氏医通》载:"膝为筋之府,病为肾之所主,膝痛无有不因肝肾虚者,虚则风寒湿气袭之。"虚瘀互结,虚可致瘀,瘀又可加重虚。肾为先天之本,藏精主骨,肾精充实则骨髓充盈,骨质坚实,虽偶有外邪相袭已不得为害。患者年逾五旬,舌暗根腻,乃肾虚之象。本以肝肾渐已不足,又因跌扑致瘀,加以冬日寒邪入侵。内、外因共同所致。其脾气急躁,易感疲劳,结合舌、脉象,乃肝肾亏虚之证,治以养肝益肾、活血化瘀相结合。

高老认为其肝肾不足,用提插补法以益阳,行捻转补法以推助经气运行。选穴以局部取穴,配合足三里、血海、三阴交等培补肝肾。后选用膝关穴,功善通利关节,配伍委中治疗膝痛。筋会阳陵,配合鹤顶调节局部气血,共同祛风除湿散寒、通利经脉。

案 7. 袁某,男,73 岁。2014 年 12 月 12 日初诊。

【主诉】 腰尻痛 10 余年。

【现病史】 患者腰尻部疼痛 10 余年,因能忍,所以未做检查及治疗。近日来,疼痛加剧,每于劳动或久坐后疼痛为甚,无放射痛。苔薄黄,脉紧。

【既往史】 无。

【中医诊断】 腰尻痛。

【西医诊断】 无。

【治法】 温经散寒,通络止痛。该病以针灸治疗为主。

【处方】 针刺。

取穴:肾俞_{双侧}、大肠俞_{双侧}、上髎_{双侧}、次髎_{双侧}、委中_{双侧}。

操作:患者俯卧位,常规消毒穴位皮肤,用 1.5 寸毫针,双手爪切进针,得气后,肾俞、大肠俞行迎随补法,上髎、次髎、委中行提插泻法;在针尾装艾绒,形如橄榄,灸 1 炷。留针 20 分钟。针灸治疗过程中,以 TDP 照射腰骶部。起针后,于腰骶部拔火罐,留罐约 10 分钟。

1 个月后随访得知,经治后疼痛消失。2 年后再次随访,未见复发。

【按语】 本病属"痹证"范畴。患者年事已高,肝肾亏损引起腰部经气阻滞及经脉失养,因复加风、寒、湿邪侵袭经络留于腰尻部所致。本患者疼痛 10 余年,久病必需扶正补虚,故针刺肾俞益肾壮骨,加之局部大肠俞、上髎、次髎疏散局部邪气,"腰背委中求",膀胱经两条腰背部支脉均下行会合于腘中,配合足太阳膀胱经合穴委中以通其经脉、调其气血。患者脉紧提示寒邪偏盛及疼痛,配以艾灸、TDP照射以温散寒邪、活血通络,治疗1次即获良效。

案8. 石某,女,65岁。2014年11月7日初诊。

【主诉】 左髋关节疼痛半年。

【现病史】 半年前突发左髋关节疼痛,发作时不能行走。病情时好时坏,阴雨天稍重,行路多时尤甚。近3周,疼痛加重,行走时常需要歇歇停停,走一段路程必须停下来休息片刻。苔薄白,脉弦。

【既往史】 无高血压、糖尿病、冠心病等内科疾病史。

【中医诊断】 髀枢痛。

【西医诊断】 髋关节炎。

【治法】 祛风湿,止痹痛。

【处方】 针刺。

取穴:秩边左侧、环跳左侧、居髎左侧。

操作:用3.5寸毫针,针刺左侧秩边、环跳;双手进针后,左手押于穴位旁,右手持针,大指向前捻针后,向上提抖数次,反复操作至针感向下肢传导。行针后,在针尾装艾绒,形状及大小如橄榄,温针1炷。留针20分钟,同时以TDP照射。起针,拔罐,留罐约10分钟。

每周治疗2次。

【按语】 髀枢痛,亦称环跳风,属于痹证范畴,因疼痛部位局限于髋关节部位,故称髀枢痛。《素问·痹论篇》说:"风寒湿三气杂至,合而为痹也。"邪气闭阻经络,影响气血运行,导致本病以疼痛为主症,且疼痛部位局限于髋关节部位,遇阴雨天稍重,无放射性痛。高老治疗此病仅取秩边、环跳、居髎三穴,取穴少而精,配合温针温经散寒,活血通络,佐以拔罐辅助治疗,方法简单,但疗效显著。治疗3次后,疼痛明显减轻,6次后,疼痛完全消失。

秩边穴善治腰骶区疼痛,如《针灸甲乙经》:"腰痛骶寒,俯仰急难,阴痛下重,不得小便。"环跳穴是足少阳与足太阳经交会穴,是下半身疼痛常用穴。《针灸甲乙经》:"腰胁相引痛急,髀筋瘈,胫痛不可屈伸,痹不仁,环跳主之。"《铜人腧穴针灸图经》:"治冷风湿痹,风疹,偏风半身不遂,腰胯痛不得转侧。"《席弘赋》:"冷风冷痹疾难愈,环跳腰间针与烧。"故而针对寒邪侵袭加灸,散寒通络止痛效果显著。居髎,现代多用于治疗髋关节疾病,髋关节障碍,下肢麻痹等。

膝痛(1例)

案. 张某,男,39岁。2016年8月31日初诊。

【主诉】 右膝关节僵硬、酸痛两年余。

【现病史】 近两年来,感觉右膝关节僵硬不适,常感酸痛,经常于行走时,突感右腿无力,但很快能自行缓解。右膝关节内寒凉感明显。舌胖大,边有齿痕,淡红,苔白,脉沉细弦。

【既往史】 无内科疾病。

【中医诊断】 膝痛病。

【治法】 温经散寒,舒筋通络。

【处方】 针刺。

取穴:内、外膝眼_{右侧},阴陵泉_{右侧},阳陵泉_{右侧},膝阳关_{右侧},足三里_{右侧},三阴交_{右侧}。

操作:患者坐位,常规消毒穴位皮肤,用1.5寸毫针,双手爪切进针,得气后,行迎随泻法。在针尾装艾绒,形如橄榄,灸1炷。留针20分钟。治疗过程中,用TDP照射右膝部。

每周治疗2次。

经8次治疗后,所有症状消失,疾病告愈。

【按语】 患者年近不惑,自诉右膝关节僵硬,时感酸痛,于行走间可伴右下肢无力,时作时止,关节寒凉感明显。证属寒邪凝滞之痛痹。治以温散寒,舒经通络。责之膝关节内外侧经脉,尤以阳明、少阳居外,太阴居内为主。穴取患侧内、外膝眼,阴、阳陵泉以温经祛寒,散关节之寒凝,取膝阳关治膝痛不可屈伸。足三里是胃经的合穴,有调理脾胃、调气血、补虚损、泻胃热、防病保健作用。除此之外,还能治寒湿脚气,下肢萎躄,足胫酸痛等症。三阴交,顾名思义是下肢三条阴经相交的1个穴位,可除寒利湿,手足逆冷,股膝踝内侧肿痛之病。诸穴辅以温针加强疗效。

腰椎间盘突出症(5例)

案1. 李某,女,53岁。2016年6月18日初诊。

【主诉】 腰痛伴左下肢放射痛1年,加重1周。

【现病史】 患者于 1 年前逐渐感觉腰部酸痛，弯腰动作困难，休息后可减轻或缓解，未予以重视。后出现左下肢外侧缘麻木放射痛至足背，站立、行走时加剧，遂于外院住院治疗。CT 检查显示 $L_4 \sim L_5$ 椎间盘膨隆，HCA - B27 为阴性，遂给予针灸、康复、活血、营养神经药物治疗后，症状有所好转，但有反复。1 周前，患者因劳累后再次感觉腰部疼痛难忍，痛如针刺，左下肢放射痛明显，遂来就诊。刻诊：患者腰部酸胀疼痛，左下肢放射痛明显，无间歇性跛行，无马鞍区皮肤麻木，精神饮食可，夜眠差，二便调，舌红，苔薄黄，脉弦细数。

【既往史】 患者平素健康状况良好。否认高血压、糖尿病、冠心病等慢性病史，结核、肝炎等传染病史，外伤史，中毒史，输血史。

【中医诊断】 腰痛。

【西医诊断】 腰椎间盘突出症。

【治法】 活血化瘀，通络止痛。针灸并用，以泻为主。

【处方】 针刺。

取穴：肾俞双侧、大肠俞双侧、上髎双侧、次髎双侧、秩边双侧、百会、安眠双侧、内关双侧、神门双侧、三阴交双侧、足三里双侧。

操作：患者俯卧位，常规消毒穴位皮肤，用 1.5 寸毫针，双手爪切进针，得气后，行提插泻法。在针尾装艾绒，形如橄榄，灸 1 炷。留针 20 分钟。治疗过程中，以 TDP 照射腰骶部。

每周治疗 1 次。

二诊患者诉经上周治疗后疼痛明显减轻，偶有腰酸疼痛症状，精神饮食可，眠差，二便调，舌红，苔薄黄，脉弦细数。守初诊方。

【按语】 腰痛又称"腰脊痛"，以自觉腰部疼痛为主症。腰痛的病因非常复杂，临床上常见于西医学的腰部软组织损伤、腰肌风湿病变、腰椎病变、椎间盘病变，以及部分内脏病变等。

中医学认为，腰痛主要与感受外邪、跌扑损伤和劳欲太过等因素有关。感受风寒，或坐卧湿地，或长期从事较重的体力劳动，或腰部闪挫、撞击伤未完全恢复，均可导致腰部经络气血阻滞，不通则痛。从经脉循行上看，主要归足太阳膀胱经、督脉、带脉和肾经（贯脊属肾）。故腰脊部经脉、经筋、络脉的不通和失荣是腰痛的主要病机。

治疗本病以针刺为主，根据患者症状和舌脉辨证为气滞血瘀，属实证，故针刺操作中强调酸胀针感，以泻法为主。配以温针及 TDP 照射治疗温通气血，用百会、率谷疏通督脉气血，用大肠俞、八髎、次髎活血通络、缓急止痛。用关元使任、督二脉阴阳平和,足三里以振奋正气抵御外邪。

案 2. 姚某,女,28 岁。2016 年 4 月 20 日初诊。

【主诉】 反复腰骶部疼痛 3 年,加重 4 个月。

【现病史】 3 年前,因外伤跌倒致腰痛,后反复发作,去年底产后自觉腰痛加重,休息后症状稍缓解。外院行腰椎 MRI 示:$L_5 \sim S_1$ 腰椎间盘突出,椎管狭窄。刻诊:腰骶部疼痛,伴左下肢放射疼痛。苔薄白,脉紧数。

【既往史】 既往体健。

【中医诊断】 腰痛。

【西医诊断】 腰椎间盘突出症。

【治法】 温经通络逐寒。

【处方】 针刺。

取穴:大肠俞双侧、上髎双侧、次髎双侧、肾俞双侧、委中双侧穴。

操作:患者俯卧位,常规消毒穴位皮肤,用 1.5 寸毫针,双手爪切进针,得气后,行捻转泻法。在针尾装艾绒,形如橄榄,灸 1 炷。留针 20 分钟。治疗过程中,以 TDP 照射腰骶部。

每周治疗 2 次。

二诊继治同前;三诊患者诉腰痛症状明显改善。四诊时患者诉腰部左侧隐隐作痛。针刺取大肠俞双侧、上髎双侧、次髎双侧、肾俞双侧、委中双侧、膝眼左侧、风市左侧、阳陵左侧穴。八诊后患者诉症状已基本好转,针刺取大肠俞双侧、上髎双侧、次髎双侧、肾俞双侧、膝眼左侧、风市左侧、阳陵泉左侧穴。

【按语】 此次发病,患者先有跌扑损伤史,经络气血受损,再则产后气血大虚,脉络空虚,风、寒、湿邪乘虚而入,损伐肾气,腰部脉络失养,产生腰痛。

治疗主要以太阳经穴为主,腰为肾之外府,肾俞为肾之背俞穴,有壮腰益肾之功,大肠俞、上髎、次髎可疏通局部经脉及经筋之气血,通经止痛。委中为足太阳经合穴,主治腰脊痛,髀枢痛,风湿寒痹等。阳陵泉为筋之会穴,可舒筋通络。配以温针,诸穴合用,共达温经通络,逐寒止痛之效。

案 3. 钱某,女,51 岁。2015 年 8 月 17 日初诊。

【主诉】 右侧腰臀酸痛 10 余年加重 2 个月。

【现病史】 患者右侧腰臀酸痛,痛引右小腿,起病 10 余年,时轻时重,经外院治疗后症状缓解,但未完全杜绝,近 2 月症状加重。外院 X 线片显示:$L_4 \sim L_5$ 椎间盘向周围膨隆,伴向后正中突出,$L_4 \sim S_1$ 椎间盘向周围膨隆,腰椎退行性变化。刻诊:右侧腰臀酸痛,连及右小腿,胃纳一般,二便调,夜寐尚安。舌淡红,苔薄白,脉沉细无力。

【既往史】 无。

【中医诊断】 腰腿痛。

【西医诊断】 腰椎间盘突出。

【治法】 柔肝益肾蠲痹。

【处方】 针灸。

取穴:肝俞_{双侧}、肾俞_{双侧}、大肠俞_{双侧}、环跳_{右侧}、秩边_{右侧}、承筋_{右侧}、承山_{右侧}。

操作:患者俯卧位,常规消毒穴位皮肤,用 1.5 寸毫针,双手爪切进针,得气后,行迎随捻转泻法。在针尾装艾绒,形如橄榄,灸 1 炷。留针 20 分钟。治疗过程中,以 TDP 照射腰骶部。

每周治疗 2 次。

二诊后患者症状略有好转;五诊后患者症状基本缓解;八诊后患者右侧腰臀酸痛已明显好转,右侧小腿基本无牵连感,继续巩固治疗 1 次。

【按语】 本例患者脉象沉细无力,高老认为肝肾不足的辨证比较确切,因此肝俞、肾俞温针灸以调补肝肾。另外,依据患者腰臀酸痛连及右下肢的症状,以经络所过、主治所及的理论,取足少阳、足太阳在右下肢上的经穴,如环跳、秩边、承筋、承山。两者结合,既顾及治本,又考虑治标。环跳穴独特针刺手法是陆氏针灸临床治疗腰腿痛的特色。爪切式进针后,针向下刺,欲令气下行,然后频频捻转、提插以催气,令气行周遍足太阳经、足少阳经,使血脉宣和,经一段时间治疗后酸痛得缓解并最终消除。

案 4. 李某,女,33 岁。2014 年 10 月 15 日初诊。

【主诉】 腰部酸痛 1 年余。

【现病史】 1 年前,患者无明显诱因下出现腰骶部及右臀部酸痛,久坐后疼痛尤甚,遂至上海长征医院就诊,查腰椎 MRI 示:$L_4 \sim L_5$、$L_5 \sim S_1$ 椎间盘膨出,对症治疗及休息后未好转,近日症情加重,遂来就诊。刻诊:患者腰骶部及臀部酸痛不适,活动无明显受限,胃纳可,夜寐一般,二便调,舌暗,苔薄,脉涩。

【既往史】 患者既往体健,否认高血压、糖尿病、冠心病等慢性病史,结核、肝炎等传染病史,外伤史,中毒史,输血史。

【中医诊断】 腰尻痛。

【西医诊断】 腰椎间盘膨出症。

【治法】 温肾壮阳,祛寒除湿。该病以针灸治疗为主,辅以中药内服。

【处方】

（1）针刺：取命门_{双侧}、肾俞_{双侧}、大肠俞_{双侧}、膀胱俞_{双侧}、次髎_{双侧}、环跳_{右侧}、秩边_{右侧}、居髎_{右侧}穴。

操作：患者俯卧位，穴位常规消毒，大肠俞、膀胱俞、次髎采用1.5寸毫针，行平补平泻法；环跳、秩边、居髎采用3寸长针，环跳、居髎行导气手法，引针感下行，每穴温针1炷。

每周治疗2次。

（2）方药：当归12克，赤芍15克，羌、独活各5克，川断12克，狗脊18克，王不留行子12克，刘寄奴12克，淫羊藿15克，怀牛膝12克，锁阳15克，生甘草6克，肉桂3克，鹿角片10克。

【二诊】 症状未见明显改善，平素外感，加减治之。

（1）针刺：针灸取上穴＋尺泽_{双侧}、列缺_{双侧}穴。

（2）方药：原方改赤芍12克，川断18克；加伸筋草10克，老鹤草10克，煅自然铜20克。

三诊后患者症情好转，继续治疗；十诊后基本痊愈。嘱其注意休息，勿疲劳。

【按语】 患者长期伏案工作，久坐伤筋，腰骶部太阳、少阳经脉气血受阻，予大肠俞、膀胱俞、次髎、右环跳、秩边、居髎疏通局部经脉，环跳穴行导气手法，引针感下行，取肾俞有调肾气、强腰脊之功，主治肝、肾等疾病，取命门有培元补肾、强健腰脊之功。温针灸以增强针效，诸穴合用以达疏通太阳、少阳经气血之功。针后，在取穴位置加拔火罐，以引邪外泄。辅以中药养阴祛风、活血通络止痛。

腰尻痛病名出自《素问·至真要大论篇》指腰脊连及腰骶部作痛，尻部系肝、肾经及督脉所循，腰尻痛多由肾脏虚亏所致。

案5. 陈某，男，30岁。2014年3月26日初诊。

【主诉】 反复腰部疼痛3年余，加重伴左下肢麻木1个月。

【现病史】 患者因工作需要伏案久坐，时感腰部隐隐不适，休息后缓解，患者未予重视。3年前患者搬取重物时突然腰痛不适，疼痛剧烈，痛连及大腿后侧，腰部活动不利，行走困难。后至外院 MRI 检查显示：L₄～L₅ 椎间盘向后突出，压迫硬脊膜，椎管狭窄。患者于外院行封闭治疗后腰痛症状稍缓解，后因久坐、劳累、着凉后时有腰部疼痛不适。1个月前患者无明显诱因下出现腰部疼痛，疼痛放射至大腿后侧，小腿外侧，站立、咳嗽、用力时加重，并伴有左下肢麻木。影响日常生活。无头晕、头痛,无脚踩棉花感。刻诊:腰部疼痛放射至大腿后侧及小腿外侧,左下肢小腿时有麻木,难以久坐,胃纳可,大便每日一行,小便调,舌红,苔薄白,脉沉实。

体格检查:腰屈曲活动受限,腰椎曲度平直,$L_4 \sim L_5$ 椎棘突下及椎旁压痛,直腿抬高试验左(+)、右(-)。

【既往史】 无。

【中医诊断】 腰腿痛。

【西医诊断】 腰椎间盘突出症。

【治法】 温补肾阳,通经活络。

【处方】 针刺。

取穴:志室_{左侧}、承扶_{左侧}、殷门_{左侧}、昆仑_{双侧}、环跳_{左侧}、阿是穴、命门、肾俞_{双侧}、委中_{左侧}、阳陵泉_{左侧}、绝骨_{左侧}。

操作:嘱患者俯卧,穴位常规消毒,采用 1.5 及 3 寸毫针,承扶、环跳、殷门选 3 寸长针。环跳穴施以导气手法,使针感向下传导,至足部。命门、肾俞捻转补法外,其余各穴均捻转泻法。留针过程中各穴,每针均灸枣核型大小艾绒,命门 2 炷,艾灸。留针 20 分钟后取针。

每周治疗 2 次。

四诊后患者腰部疼痛明显缓解,疼痛对行走等日常活动无明显影响,仍时有左下肢麻木。针刺加用大肠俞,余手法操作同前。嘱患者口服营养神经药物。后患者继续治疗 8 次,基本无明显腰痛及下肢麻木。嘱患者散步、游泳锻炼,避免久坐。

【按语】 腰腿痛,有因扭闪腰而致;有因寒湿之邪侵袭经脉而致;有因肝肾不足,督脉虚损,阴浊之邪瘀凝而致。根据其疼痛部位,有"太阳腰腿痛""少阳腰腿痛""阳明腰腿痛"。治疗当辨明病在何经。然后"循脉之分""各随其过"按经选穴,治疗方得当。近年来腰痛患者逐渐呈现年轻化,这与现代人工作关系密不可分。《景岳全书》云:腰为肾之府,肾与膀胱为表里,故在经则属太阳,在脏则属肾气,而又为冲任督带之要会。因此凡病腰痛者,多由真阴之不足,最宜以培补肾气为主。其有实邪而为腰痛者,亦不过十中之二三耳。患者腰痛部位判断属足太阳经,高老判断其为"太阳少阳腰腿痛"。邪犯太阳膀胱经。患者年轻患此病,乃先天肝肾不足之故,肾之怠矣。选穴以膀胱经为主,疏散外邪。补肾俞、命门之火,调整膀胱经之经气。用导气法,使经络通畅。在治疗过程中特别强调针感得气,"气至而有效,效之信"通过手法操作气至病所,达到治疗效果。

腰腿痛（1例）

案. 毛某，男，34岁。2016年12月14日初诊。

【主诉】 左侧臀部及下肢疼痛半年余。

【现病史】 半年前因出差久坐致左侧臀部及下肢疼痛，曾于骨科检查，未发现腰椎病变。经人介绍于义乌一民间医生处刮痧治疗1次，感觉症状缓解，但因路途较远，未坚持治疗。后在按摩院按摩治疗，未见明显效果。听从按摩师的建议，改投正规医院求治。现晨起时左侧臀部及下肢疼痛剧烈，不能坐硬椅子。日间久坐后起身困难，亦不能正常行走，有轻微跛行，活动后，症状可缓解。症状早晨最重，晚上较轻。体格检查：L_4～L_5、L_5～S_1间按压有酸胀感。舌淡红，苔薄黄，脉沉弦。

【既往史】 无内科疾病。

【中医诊断】 腰腿痛。

【西医诊断】 无。

【治法】 行气化瘀，通络止痛。

【处方】 针刺。

取穴：肾俞_{双侧}、大肠俞_{双侧}、腰阳关、十七椎、秩边_{左侧}、环跳_{左侧}、殷门_{左侧}、委中_{左侧}、承山_{左侧}。

操作：患者俯卧位，常规消毒穴位皮肤，用1.5寸毫针，双手爪切进针，得气后，肾俞、大肠俞行捻转补法，腰阳关、十七椎、委中、承山行捻转泻法；秩边、环跳、殷门用3.5寸毫针，进针至地部，拇指向前捻针后向上摇摆数次，反复操作至针感传至腿部。在针尾装艾绒，形如橄榄，灸1炷。留针20分钟。治疗过程中，以TDP照射腰骶部。起针后，于腰骶部拔火罐，留罐约10分钟。

每周治疗2次。

经2次治疗后，症状明显改善，左侧臀部及下肢疼痛消失，久坐起身后，能立刻迈步行走，无跛行。现仅感臀部稍有不适，继续巩固治疗。共治疗8次后，所有症状消失，疾病告愈。

【按语】 患者久坐后出现左下肢疼痛，经刮痧、按摩后未见明显好转，已半年有余。刻诊：晨起时左侧臀部及下肢疼痛剧烈，久坐后起身可见轻微跛行，活动后可缓解。此症朝重暮轻，骨科检查未见器质性病变，惟腰骶部按压可见酸痛。患者舌淡红，苔薄黄，脉沉弦，四诊合参，拟诊断为腰腿痛（气滞血瘀证）。因久坐,导致患者腰骶部太阳经经气运行不畅。足太阳经多血少气,久坐伤气,气滞血瘀,血瘀碍气,故以经脉循行所过之处的疼痛表现为主。《灵枢·经脉》:"膀胱足太阳之脉……从腰中,下挟脊,贯臀,入腘中……以下贯腨内,出外踝之后,循京骨至小指外侧……是主筋所生病者……项、背、腰、尻、腘、腨、脚皆痛……",是故取穴选用膀胱经腰部及下肢腧穴以行气血。《医学入门》"腰者,肾之外候",且中医基础理论认为"肾为先天之本",宜补不宜泻,故腰部腧穴须用补法。腰腿痛病,其症在下肢,然其根在腰骶,故加用腰阳关、十七椎双穴,以行局部之气,因泻邪气,故两穴须用泻法。环跳穴乃少阳与太阳之交,《铜人腧穴针灸图经》言其"治……腰胯痛不得转侧",《针灸甲乙经》曰:"髀筋瘘,胫痛不可屈伸",故此穴乃治疗腰腿痛常用要穴。一诊即效,二诊后症状明显改善,共治疗8次,诸症皆消。该患者经针灸治疗后,疗效显著,但亦容易复发。嘱患者在平时应注意保暖,搬运重物时,应保持确定的体位,防止扭伤。

慢性腰腿痛(1例)

案. 车某,男,37岁。2016年4月27日初诊。

【主诉】 左腰及臀部酸痛、麻木2个月,加重3日。

【现病史】 患者2个月前无明显诱因下出现左腰及臀部酸痛、痛引左大腿至小腿并感麻木,未予处理,以后时作时止。现感左腰及臀部酸痛、麻木程度较前加重,弯腰动作及行走欠利,无呕吐、偏瘫等症,精神饮食可,夜寐欠安,二便调。舌红,苔白腻,边有齿痕,脉沉。

【既往史】 5年"高血压"病史。否认糖尿病、冠心病等慢性病,结核、肝炎等传染病史,外伤史,中毒史,输血史。

【中医诊断】 腰腿痛。

【西医诊断】 ① 腰腿痛;② 原发性高血压。

【治法】 除湿通络,散寒止痛。

【处方】 针刺。

取穴:脾俞双侧、肾俞双侧、大肠俞双侧、十七椎、上髎双侧、次髎双侧、环跳左侧、殷门双侧、委中双侧、足三里、承山左侧。

操作:患者俯卧位,常规消毒穴位皮肤,用1.5寸毫针,双手爪切进针,得气后,于肾俞双侧、大肠俞双侧、十七椎、上髎双侧、次髎双侧、环跳左侧施以温针灸。留针20分钟。治疗过程中,以TDP照射腰骶部。起针后,于腰骶部拔火罐,留罐约

10 分钟。

每周治疗 1 次。

二诊患者诉腰腿痛症状减轻，但仍有麻木，失眠稍好转，精神饮食可，二便调。守一诊穴。三诊时症状明显好转，偶有麻木，纳寐可，二便调。继治同前。

【按语】 中医认为，本病的发病机制主要为积劳受损，风、寒、湿邪外袭而成痹。因其病因不同，则病理机制必然不同，但取其要害，莫过"不通""不荣"两个方面。本例患者经络不通、局部不荣，故导致腰腿疼痛，湿气胜者，以湿性黏滞重着，易使肌肤、关节麻木、重着，痛有定处，当除湿通络，散寒止痛。

本例治疗主取膀胱经穴，腰为肾之府，肾俞可壮腰益肾，上髎、次髎补益下焦，强腰利湿，委中是腰背足太阳经两分支在腘窝的汇合点，"腰背委中求"，可疏调腰背部经脉之气血，大肠俞等穴位可疏通局部经脉、络脉及经筋之气血，通经止痛，加经外奇穴十七椎可治疗腰骶痛、腰腿痛，患者左腰及臀部酸痛、左腿麻木，取环跳为足少阳、太阳二脉之会，可祛风化湿，强健腰膝，配合承山、殷门缓解下肢麻木。中医经络学认为，经络所过，主治所及，膀胱经、胆经经络循行均经过腰部、腿部，故取穴如此。诸穴合用，共奏散寒除湿、通络止痛之功。此患者舌边有齿痕、脉沉、脾虚之象，不能通利水道，故补脾俞、足三里以健脾利湿除痰之根本焉。配合温针灸疗法温经通络、强筋壮骨。

眩晕（2 例）

案 1. 伍某，女，30 岁。2016 年 2 月 24 日初诊。

【主诉】 头晕而眩半年，加重 1 个月。

【现病史】 患者自诉半年来时有头晕而眩，视物旋转，无呕吐、头痛，以往不处理发作可自行恢复。近 1 个月来上述症状复作，伴面红目赤、烦躁易怒，持续不愈，行 CT、两耳压强测试均正常，饮食可，失眠多梦，二便调，舌偏红，苔薄，脉弦。

【既往史】 否认高血压、糖尿病、冠心病等慢性病史，结核、肝炎等传染病史，外伤史，中毒史，输血史。

【中医诊断】 眩晕。

【西医诊断】 眩晕。

【治法】 平肝潜阳，清利头目。该病以针灸结合口服中药治疗。

【处方】

（1）针刺：取百会、太阳_{双侧}、风池_{双侧}、络却_{双侧}、合谷_{双侧}、太冲_{双侧}穴。

操作：患者穴位常规消毒，采用1.5寸毫针，先刺百会、太阳、风池、络却，行平补平泻法；后刺合谷行平补平泻法；太冲行捻转泻法，每10分钟行针1次，留针30分钟，6次为1个疗程。

每周治疗2次。

（2）方药：桑叶、菊花各10克，料豆衣10克，白蒺藜10克，女贞子10克，枸杞子10克，天麻6克，钩藤6克，珍珠母30克，炙甘草6克。每日1剂，水煎，早晚分服。

嘱患者注意休息，勿疲劳，放松心情。

二诊后症状消失但停针后又复作，刻诊：仅感头晕，余症均已正常。针灸治疗同前。原方加生地黄10克，百合10克。三诊头晕已见好转，针灸治疗同前，方药改为桑叶、菊花各10克，葛根10克，女贞子10克，枸杞子10克，天麻6克，钩藤6克，僵蚕10克，三角胡麻10克，生石决明10克，磁石24克。水煎服，每日1剂，早晚分服。四诊时基本痊愈，继续针灸治疗，方药改为桑叶、菊花各9克，料豆衣9克，女贞子9克，枸杞子9克，天麻6克，钩藤6克，僵蚕10克，胡麻24克，磁石24克，生石决明24克，珍珠母24克。水煎服，每日1剂，早晚分服。

【按语】

本病以头晕目眩、视物旋转为主要表现。本病的发生，以虚者居多，阴虚则肝风内动，血少则清空失养，精亏则髓海不足，均可导致眩晕。本患者头晕而眩，视物旋转，伴面红目赤、烦躁易怒、失眠多梦，脉弦，苔薄，舌质偏红皆为肝阳上亢之征。

本病治疗以针药结合为主，取位于颠顶之百会，因其入络于脑，可清头目、止眩晕，太阳、风池、络却均位于头部，近部取穴，疏调头部气机；合谷、太冲平肝潜阳，清利头目。配合天麻、钩藤、珍珠母等平肝息风，又用桑叶、菊花等以增强清肝泄热之力。至二诊症状好转但有反复，加生地黄、百合加强滋阴之力。后仍以针灸治疗为主，配以平肝潜阳、清利头目之中药，至四诊患者眩晕症状基本痊愈。

眩晕一症，出自《素问·至真要大论篇》等。眩，眼花；晕，头旋。眩晕分虚、实两大类。凡肝肾阴虚、心脾气血不足或髓海空虚者为虚证，症见头目昏眩、腰膝酸软、心悸失眠、体倦纳差等症。实证多属肝风上扰，《黄帝内经》云"诸风掉眩皆属于肝"，症见急躁易怒、失眠多梦、头重多痰、胸闷恶心等。针灸治疗虚证取百会、风池、脾俞、肾俞、足三里等穴为主。耳鸣加耳门透听会；心悸加内关、三阴交;失眠加神门。实证取阴陵泉、行间、丰隆、印堂、风池等穴。胁胀加阳陵泉;头重如裹加头维。

案 2. 王某,女,37 岁。2014 年 10 月 28 日初诊。

【主诉】 头晕 2 年余。

【现病史】 患者头晕,目眩,失眠,颈项酸痛,恶心呕吐常发,经上海市东方医院脑 CT 及颈椎 MRI 提示脑部无异常,诊断为颈椎退行性改变,苔薄,脉弦数。

【既往史】 无内科疾病既往史。

【中医诊断】 眩晕。

【西医诊断】 颈椎退行性改变。

【治法】 和胃降浊。

【处方】 针刺。

取穴:百会、风池_{双侧}、印堂、翳明_{双侧}、中脘、内关_{双侧}、足三里_{双侧}、丰隆_{双侧}、行间_{双侧}、阴陵泉_{双侧}。

操作:患者仰卧位,穴位常规消毒,采用 1.5 寸毫针,中脘、丰隆、阴陵泉、行间行捻转泻法,每 10 分钟刺激 1 次,留针 30 分钟,8 次为 1 个疗程。

每周治疗 1 次。

针刺治疗 1 次后头晕已见好转,睡眠欠安。再加三阴交_{双侧}治疗,治疗 10 次后诸症消失。

【按语】

眩晕是自觉头晕眼花、视物旋转动摇的一种症状。病位主要在脑髓清窍。有经常性和发作性之分,轻者发作短暂,平卧闭目片刻即安;重者如乘坐舟车,旋转起伏不定,甚则恶心呕吐;或兼见他证而迁延不愈,反复发作。眩晕可见于高血压、脑动脉硬化、贫血、神经衰弱、耳源性眩晕、晕动病等疾病。最早见于《黄帝内经》,称之为"眩冒",眩晕起因与忧思恼怒、恣食肥甘、劳伤过度等有关。情志不舒,或急躁恼怒,气郁化火,肝阳暴亢,而致清窍被扰;恣食肥甘厚味,脾虚生湿,痰湿上蒙清窍;或体虚病后,气血不足,清窍失养;或过劳耗伤肾精,脑髓不充,均可发为本病。

本例患者头晕目眩,恶心呕吐常发,沈金鳌曾云"凡人金衰不能制木,则风因木旺而煽动,且木又生火……甚则晕眩欲仆"。兼脉弦数,提示浊气上逆。陆瘦燕医案中曾记载类似病例,为湿浊中阻,真气运行不周而致眩晕,以健脾和胃之法治疗。正如《丹溪心法》"眩晕者痰因火动也。盖无痰不作眩,虽因风者,亦必有痰"。针刺取穴以百会、印堂、风池息风安神;翳明(属经外奇穴,位于翳风穴后1寸)主治眩晕、失眠;配中脘、足三里、丰隆化痰降浊,内关、行间、阴陵泉理气和中止呕;诸穴合用,共奏和胃降浊之效。因睡眠欠安,又加三阴交调理肝、脾、肾三经气机而协调阴阳,取得满意疗效。

中风(1例)

案. 李某,男,60岁。2016年1月25日初诊。

【主诉】 右侧肢体麻木不仁2周。

【现病史】 2周前突发口眼㖞斜,不能说话,右侧肢体麻木不仁,活动不利,意识清醒,经医院诊断为脑梗死(口诉,未见CT报告单)。刻诊:舌强语塞,语音不清,右侧面部肌肤不仁,眼睑不能闭合,口角歪向左侧,不能鼓腮,右侧肢体麻木不仁,活动不利,舌暗有瘀斑,脉弦。

【既往史】 无高血压、高血脂、高血糖等病史。

【中医诊断】 中风-半身不遂。

【西医诊断】 脑梗死。

【治法】 补益肝肾。

【处方】 针刺。

取穴:百会、太阳右侧、下关右侧、颊车右侧、风池右侧、地仓右侧、廉泉、肩髃右侧、曲池右侧、合谷右侧、肝俞双侧、肾俞双侧、环跳右侧、足三里右侧、阳陵泉右侧、绝骨右侧。

操作:患者向左侧侧卧,穴位常规消毒,头面部穴位用1寸针针刺,至得气;刺廉泉针尖向舌根方向斜刺,不留针,以利舌窍;环跳用3.5寸毫针,双手进针后,左手押于穴旁,右手拇指向前捻针360°后向上提抖数次,反复操作至针感传至下肢;足三里、阳陵泉用1.5寸毫针,爪切进针,得气后,行捻转补法。肩髃与合谷、环跳与足三里接电针,刺激20分钟。

每周治疗1次。

经过近半年的治疗,患者已基本恢复正常。口不斜,眼不㖞,语言流畅,能正常交流,右侧肢体活动正常,仅右侧虎口张开的幅度比左侧小约1cm。

【按语】 中风又称卒中,是以突然晕倒、不省人事,伴口角㖞斜、语言不利、半身不遂,或不经昏仆仅以口㖞、半身不遂为主的一种疾病。本病发病率和死亡率均较高,常常遗留后遗症,是威胁人类生命和生活质量的重大疾病。本病多见于西医学的急性脑血管病,如脑梗死、脑出血、脑栓塞、蛛网膜下腔出血等病。

《黄帝内经》无中风病名,卒中昏迷的症状有称为仆击、大厥、薄厥;半身不遂的症状则称为偏枯、偏风、身偏不用等。中风的发生,风、火、痰、瘀是其主要病因,病位在脑府,病变涉及心、肝、脾、肾等脏腑。若素体肾阴不足,肝阳偏亢,又因忧思、恼怒、嗜酒等诱因导致阴阳失调,气机逆乱;或因恣食厚味、脾虚痰湿内生、化火动风,风阳夹痰上蒙清窍,致脏腑功能失常,阴阳之气逆乱发为闭证;若正气虚衰,可致阴阳离决变生脱证。如风痰流窜经络,气血运行阻滞,则出现经络失常的症状。

历代文献对于针灸治疗中风有不少记载,近年来针灸治疗的临床研究也很丰富。本例患者辨证为肝肾不足,治当滋养肝肾、潜阳息风。取百会、太阳益气醒神开窍;右侧四白、下关、颊车、地仓疏通局部气血;取廉泉以利舌窍;取风池以息上逆之风阳;再配手阳明经肩髃、曲池、合谷通经活络;取肝俞、肾俞以疏筋益肾;足少阳经环跳、阳陵泉利胆祛风舒筋;其中环跳为胆经和膀胱经之会,环跳、肩髃又为髋、肩之枢,可利关节而舒筋骨。通过运用手法得气,并加电针加强活血通络作用。经半年治疗而使肢体活动渐恢复正常。

不寐(2例)

案 1. 金某,女,57 岁。2014 年 10 月 20 日初诊。

【主诉】 失眠 2 月加重 5 天。

【现病史】 患者近 2 月以来失眠,常常夜不能寐,每晚睡眠时间 2～3 小时。外院头颅 CT 检查示双侧额顶叶少量缺血病灶,服用中药 1 个月,无明显疗效。后赴某精神卫生中心就诊,遵医嘱服用 4 种西药治疗(具体药名不详,仅知其中一种为抗抑郁药物、另一种为安定类药物)。服药后症状有所改善,但仍感乏力、疲惫。近 5 天症状加重,4 天来彻夜未眠。刻诊:神清,面红,形体壮实,声音洪亮,失眠,潮热盗汗,略感心悸气急,纳差,二便尚调。舌红,苔黄厚腻,舌中部有剥苔。脉弦,左寸洪,左关沉弱。

【既往史】 无。

【中医诊断】 不寐。

【西医诊断】 神经衰弱。

【治法】 泻心火,疏肝理气,宁心安神。

【处方】

(1)针刺:取百会、印堂、内关_{双侧}、神门_{双侧}、足三里_{双侧}、三阴交_{双侧}、太

冲_{双侧}穴。

操作：患者穴位常规消毒，采用1.5寸毫针，爪切捻转进针，行平补平泻法＋电针（电针穴位为2组：① 足三里、内关；② 神门、三阴交）留针20分钟。

每周治疗1次。

（2）方药：党参10克，茯苓10克，远志6克，灯心草3克，竹叶6克，合欢皮15克，黄连3克，夜交藤15克，柴胡15克，半夏15克，大枣15克，生决明30克。水煎服，每日1剂，早晚分服。

【二诊】 2014年10月27日。患者诉经一次治疗后人感舒适，睡眠较前有好转，胃纳仍较差。舌红，苔黄厚腻，脉弦。辨证证型：肝郁肝血不足、心胃火旺、心肾不交。治则：泻心火，泻胃火，疏肝气，宁心安神。

（1）针刺：取百会、印堂、内关、神门、足三里、三阴交、太冲穴。

操作：毫针刺（爪切式进针）＋电针（电针穴位为2组：① 足三里、内关；② 神门、三阴交）。

（2）方药：党参10克，茯神10克，远志6克，黄芩6克，丹参10克，半夏10克，柴胡10克，山药10克，陈皮6克，大枣15克，石斛10克，焦山楂10克，神曲10克。水煎服，每日1剂，早晚分服。

【三诊】 2014年11月3日。患者诉经两次治疗后睡眠较前明显好转，胃纳仍较差。舌胖色红、苔腻滑厚，脉弦。辨证证型：肝郁肝血不足、脾虚湿盛、心火旺盛、心肾不交。治则：泻心火，疏肝气，健脾利湿、宁心安神。

（1）针刺：取百会、印堂、内关、神门、足三里、三阴交、太冲穴。

操作：毫针刺（爪切式进针）＋电针（电针穴位为两组：① 足三里、内关；② 神门、三阴交）。

（2）方药：党参10克，茯神10克，白术10克，山药12克，柴胡10克，黄芩6克，石斛10克，半夏10克，陈皮6克，白芥子_包10克，萆薢10克，泽泻10克，吴茱萸3克，赤小豆10克，炙甘草6克。水煎服，每日1剂，早晚分服。

【四诊】 2014年11月10日。患者经3次治疗后睡眠较前明显好转，目前每晚能睡4～5小时。胃纳仍略差。舌淡红，苔薄黄腻，中间略剥。脉弦。辨证证型：肝郁肝血不足、脾虚湿盛、心火旺盛、心肾不交。治则：泻心火，疏肝气，健脾利湿、宁心安神。

（1）针刺：取百会、印堂、内关_{双侧}、神门_{双侧}、足三里_{双侧}、三阴交_{双侧}、太冲_{双侧}穴。

操作：毫针刺（爪切式进针）＋电针（电针穴位为两组：① 足三里、内关；② 神门、三阴交）。

（2）方药：党参 10 克，茯神 10 克，远志 6 克，枣仁 6 克，丹参 10 克，山药 10 克，柴胡 10 克，石斛 10 克，半夏 10 克，陈皮 6 克，黄芩 6 克，吴茱萸 3 克，猪苓 12 克，泽泻 10 克，炙甘草 6 克。水煎服，每日 1 剂，早晚分服。

以上治疗 4 次后，患者睡眠较前明显好转，胃口亦好转。嘱其注意休息，晚间勿劳作兴奋过度，饮食清淡。

【按语】 失眠又称"不得眠""不得卧"，出自《难经》第四十八难，指经常不易入眠或寐而易醒，甚至彻夜不眠。《灵枢·口问》曰："阳气尽，阴气盛，则目瞑（入睡），阴气尽而阳气盛，则寤矣（睡醒）。"《灵枢·寒热病》曰："阴跷阳跷，阴阳相交，阳入阴，阴出阳……阳气盛则瞋目（清醒），阴气盛则瞑目（入睡）。"《灵枢·大惑论》第八十曰："岐伯曰：卫气不得入于阴，常留于阳，留于阳则阳气满，阳气满则阳跷盛，不得入于阴则阴气虚，故目不瞑矣。"该患者脉象显示的突出特点为心脉旺盛、肝脉沉弱，说明肝血不足、心火旺盛。而失眠常由心肝火旺、水不能制火所导致。神门安神定志，三阴交补脾土、助运化；神门善走气分，三阴交善行血分，神门以调气为主，三阴交以养阴为要，二穴伍用，一气一血，一脾一心，共奏健脾养心之功。百会、印堂皆为安神要穴。心是五脏六腑之主，若心情舒畅，则诸郁不生，配太冲以疏肝郁，是木火同治之法。针内关、足三里能健脾胃、宽胸膈，既能改善患者消化功能，又能补气行血。患者初诊时见心火旺盛明显，故汤药中加用黄连清心火；之后几诊中黄芩、柴胡、石斛等均为清泻中焦之火之意。针药并用，泻心火、疏肝气、健脾胃利水湿，共奏宁心安神之功。

案 2. 钱某，女，38 岁。2013 年 8 月 14 日初诊。

【主诉】 睡眠欠佳 1 年。

【现病史】 1 年前因家人生病住院忙碌后，导致睡眠欠佳。面色少华，萎黄，多梦，浅眠，易惊醒，醒后难以入睡。白天精神困倦。胃纳差，大便黏腻。舌苔腻，脉滑。

【既往史】 无。

【中医诊断】 不寐。

【西医诊断】 失眠。

【治法】 祛风化痰，除湿通络。

【处方】 针刺。

取穴：百会、安眠双侧、内关双侧、神门双侧、足三里双侧、三阴交双侧。

操作：嘱患者仰卧，穴位常规消毒，采用 1 寸及 1.5 寸毫针。均爪切捻转进针，1 寸毫针针刺百会、安眠、内关、神门。1.5 寸毫针针刺足三里、三阴交。内关、足三里捻转泻法。百会、三阴交、神门捻转补法；安眠平补平泻浅刺。留针过程中三阴交、足三里灸枣核型大小艾绒，1 炷即可。留针 20 分钟。

每周治疗 1 次。嘱患者劳逸结合。

三诊患者诉夜寐欠安，多梦，其他症状见改善，胃纳稍好，舌苔腻，脉滑。针刺取百会、安眠双侧、内关双侧、神门双侧、足三里双侧、三阴交双侧、丰隆双侧、中脘、脾俞双侧、厥阴俞双侧穴。四诊患者诉睡眠时间较前改善，继续治疗。八诊后患者已能醋然入睡，面色有华，精神佳，胃纳佳，大便调，舌淡红，苔薄腻，脉滑。继续调补脾胃，益血养神，以巩固之。针刺取内关双侧、神门双侧、足三里双侧、三阴交双侧、太溪双侧穴。又经 3 次治疗，患者睡眠情况大为改善，可安然入睡至天亮。

【按语】《景岳全书·不寐》将不寐病机概括为有邪、无邪两种类型。可以因心神不宁，饮食不节，肝胆湿热，心虚胆怯，精血亏虚等病因。《类证治裁·不寐》云"思虑伤脾，脾血亏损，经年不寐"。寤而不寐之原因，从病理方面来说，其原因是多种的，大体上可以分为两大类：一类是形体有病而累及不眠，即《黄帝内经》云："胃不和则寐不安"是也；一类纯属精神方面的，相当于现代医学中的神经官能症、高血压、更年期综合征，以及某些精神病之类。其鉴别诊断为前者有原发病可查，而后者都是由于血不养心，心虚神不守舍，思虑伤脾，肝虚炽盛之失眠。阳气盛而不得入于阴，则阴气虚，故目不眠。《灵枢·大惑论》"夫卫气者，昼日常行于阳，夜行于阴，故阳气尽则卧，阴气尽则寤"。本案系脾虚则水湿泛滥，故大便黏腻，苔腻，脉滑之象，足以印证脾虚之证。

心悸（1 例）

案. 刘某，女，43 岁。2014 年 9 月 29 日初诊。

【主诉】 胸闷、心悸反复发作 2 年。

【现病史】 患者 30 岁时曾患心肌炎，两年前因受惊吓而感胸闷心慌心悸，服用天王补心丹及丹参片略有好转，但仍反复发作。刻诊：患者面色萎黄，神情倦怠，时感胸闷、心慌、心悸，唇色略显紫暗，善惊易恐，手足怕冷，夜间盗汗，纳少，便调，夜寐欠安。舌暗，苔少，脉细数。

【既往史】 心肌炎、抑郁病史。

【中医诊断】 心悸。

【西医诊断】 心脏神经症。

【处方】 针刺。

取穴：内关_{双侧}、心俞_{双侧}、厥阴俞_{双侧}、脾俞_{双侧}、足三里_{双侧}、血海_{双侧}、三阴交_{双侧}、百会_{双侧}、气海_{双侧}、中脘_{双侧}。

操作：嘱患者卧位，穴位常规消毒，采用 1.5 寸毫针，均爪切捻转进针。心俞、厥阴俞、脾俞、足三里、血海、三阴交、中脘、气海用温针。留针 20 分钟。

每周治疗 1 次。

患者第 4 次治疗中进入睡眠状态，针后感胸中和背部轻松。九诊时诉胸闷、心慌、心悸好转，睡眠有明显改善。

【按语】 心悸见于《千金要方·心脏》，指患者不受惊吓，自觉心跳、心慌、悸动不安，可由气虚、血虚、停饮、气滞血瘀所致（表 13）。怔忡是心跳剧烈的一种症状。刘完素《素问玄机原病式》说"心胸躁动，谓之怔忡"，跳动往往上至心胸，下达脐腹，两者都以心悸为主症。一般说来，心悸为阵发性，怔忡为持续性，心悸有虚有实，怔忡多偏于虚证，心悸属于功能性而怔忡属于器质性，这是两者在临床上的主要区别点，心悸经久不愈可发展为怔忡。

表 13　心 悸 的 证 型

病　名	证　型	症　　　　状	治　　疗
心悸	气虚	心下空虚，状若惊悸，多先烦后悸，脉大无力	主穴：内关、三阴交。 配穴：心血不足加膈俞、脾俞、足三里；气虚加膻中、气海；停饮加脾俞、三焦俞；痰饮加足三里、丰隆；气滞血瘀加曲泽、血海；心神不宁加通里、丘墟；阴虚火旺加厥阴俞、三阴交、太溪。
	血虚	面色不华，唇与指甲苍白，四肢无力，眩晕失眠，舌淡，脉细弱	
	停饮	除心悸外，可伴有脘腹胀满，形寒肢冷，头晕恶心，小便不利，苔白，脉弦	
	气滞血瘀	心悸不安，胸闷不畅，甚则心痛阵作，短气喘息，舌紫暗，脉涩或结代	

人体的气血，生理上是脏腑、经络等组织器官进行功能活动的物质基础；病理上，则因气血的失常或经络运行气血的功能发生障碍而导致一系列的病理变化，因此《素问·调经论篇》说："气血不和，百病乃变化而生。"一旦经络运行气血的功能失常，机体就会发生疾病，而解决办法就是"通其经脉，调其血气"。心俞、厥阴俞能补益心气，而脾虚易致心血虚；脾俞为足太阳膀胱经之腧穴，又是脾之背俞穴，补该穴既能振奋太阳经卫外之功能，又能健脾益气。脾与胃相表里，脾易虚，胃易实，脾主运化水谷精微而供给心血。高老临床治疗心悸的经验，其中最重要的是内关和三阴交的配伍运用。高老认为内关、三阴交配伍针刺，对心慌、心悸的症状缓解有立竿见影的疗效。心气虚弱则血运不畅以致心脉瘀阻，心阳不振，故灸中脘、气海助阳益气，针血海活血化瘀，以治其本。足三里调节免疫，增加胃纳；百会安眠。

哮喘(1例)

案. 黄某,男,41岁。2015年10月12日初诊。

【主诉】 哮喘1月余。

【现病史】 自幼有哮喘发作史,至青春期自愈。近因外感、受寒、内伤等多种诱因而引发伏饮,致气道堵塞,肺气升降失调而时有发作,自用异丙肾上腺素喷雾剂喷射,仍不能控制。动则气喘,汗出湿衣,腰酸,两足无力,眠欠安,舌偏红,脉弦滑。

【既往史】 自幼哮喘发作史。

【中医诊断】 哮喘。

【西医诊断】 支气管哮喘。

【治法】 补肾益肺。

【处方】 针刺。

取穴:定喘_{双侧}、肺俞_{双侧}、尺泽_{双侧}、列缺_{双侧}、气海、肾俞_{双侧}、足三里_{双侧}、绝骨_{双侧}。

操作:患者先仰卧位,常规消毒,用1.5寸毫针刺入穴位,气海、足三里得气后,行捻转补法。尺泽、列缺行平补平泻法。留针20分钟。在针尾装艾绒,形如橄榄,灸1炷。治疗过程中,以TDP照射小腹部。

患者改俯卧位,常规消毒,用1.5寸毫针刺入定喘、肺俞、肾俞,其中定喘、肺俞向椎体方向斜刺。得气后,行捻转补法。留针20分钟。在针尾装艾绒,形如橄榄,灸1炷。治疗过程中,以TDP照射上背部。

起针后,于背部拔罐,留罐约10分钟。

每周治疗1次,年老肾虚之哮喘可配合服用金匮肾气丸,凡肾虚、肾不纳气之哮喘都可用此药,往往会起到很好的效果。

治疗2次后,哮喘明显改善,停用喷药。咽干,痰不易咳出。取穴加东风_{双侧}、丰隆_{双侧},又经3次治疗后,症状消失。

【按语】 哮喘是指突然发作的以呼吸急促,喉间哮鸣,甚则张口抬肩,不能平卧为主的一种常见反复发作性疾患。哮与喘均有呼吸急促,但哮以呼吸急促,喉间有哮鸣音为特征;喘以呼吸困难,甚则张口抬肩为特征。两者病因病机大致相同,临床常同时发生,故合并叙述,但喘未必有哮,哮必有喘,两者略有区别。经云:"诸病喘满,皆属于热。盖寒则息微而气缓,热则息粗而气急。"由此观之,喘之属火无疑。然而外感寒邪，以及肝肾虚寒，皆能令喘，则便不能概以热以火论之。哮证者，寒邪伏于肺俞，痰邪结于肺膜，内外相应，一遇风、寒、暑、湿、燥、火六淫之侵即发。本病一年四季均可发病，以寒冷季节和天气急剧变化时发病较多。哮喘多见于西医学支气管哮喘、慢性喘息性支气管炎、肺炎、肺气肿、心源性哮喘等。

本病的基本病因为痰饮内伏。偏嗜咸味、肥腻或进食虾蟹鱼腥，脾失健运，聚湿生痰，痰饮阻塞气道，而发为痰鸣哮喘。小儿每因反复感受时邪而引起；成年者多由久病咳嗽、情志、劳倦等，引动肺经蕴伏之痰饮而形成。尤其与气候变化关系更为密切。发作期气阻痰壅，多为实证；缓解期由于反复发作，伤及肺肾，多为虚证。本例患者幼时素有哮喘，此次因感冒受寒触发，动则气喘并兼腰酸腿软，证属肺肾两虚；汗出湿衣，兼有气虚；治当补肾益肺，表里兼顾。取经外奇穴定喘止咳平喘，是治疗哮喘之有效穴；肺的背俞穴培益肺气，肺经合穴尺泽、络穴列缺宣通肺气；加气海、肾俞温养下元，补肾纳气；足三里益脾化痰；因患者自感两足无力，故配足少阳胆经绝骨穴，八会穴之髓会，可调畅气机，坚筋壮骨。陆氏针灸认同古代医家徐大椿提出治疗哮喘应"以温通肺脏，下摄肾真为主，久发中虚，又必补益中气"之法，还特别提出"按穴灸治，尤易除根"，所有穴位针后加温针灸，再加金匮肾气丸共奏培补肺肾、益元纳气之功效，治疗 2 次疗效明显，哮喘发作停止。

感冒（1 例）

案. 黄某，女，31 岁。2014 年 10 月 13 日初诊。

【主诉】 咳嗽、头痛 3 天。

【现病史】 3 天前因受寒出现咳嗽、头痛，鼻塞流涕，咽喉微痒，咯痰清稀，胸骨柄后感疼痛。因从小经常感冒、支气管炎发作，遂经常服用抗生素。后患者出现血尿、腰酸，并意识到西药的不良反应，愿接受非药物疗法故就诊。刻诊：患者面色㿠白，神情萎顿，肢体倦怠，咳嗽频频，咽喉微痒，喷嚏，咯痰清稀，略怕冷，无发热，无汗，周身酸楚，头痛。纳可，便调，夜寐欠安。舌淡红，边有齿痕，苔薄白，脉浮滑。

【既往史】 素体虚弱，经常感冒。

【中医诊断】 感冒。

【西医诊断】 上呼吸道感染。

【治法】 祛风散寒,解表宣肺止咳,兼顾扶助正气。

【处方】 针刺。

取穴：列缺_{双侧}、迎香_{双侧}、支正_{双侧}、风门_{双侧}、风池_{双侧}、合谷_{双侧}、外关_{双侧}、肺俞_{双侧}、定喘_{双侧}、百劳_{双侧}、足三里_{双侧}、太阳_{双侧}穴。

操作：患者取卧位,针刺部位常规消毒,用1.5寸毫针刺入穴位,采用平补平泻手法。在风门、合谷、外关、肺俞、定喘、百劳、足三里用温针灸。治疗过程中,以TDP照射小腹部。拔针后在背部风门、肺俞处拔罐。

每周治疗1次。

二诊患者症状好转,能在治疗中进入睡眠状态。4次治疗后,患者基本痊愈,有轻微咳嗽,无咯痰,无周身酸楚,鼻塞流涕好转,头痛已消。

【按语】 外感属病因分类,是指受六淫、疫疠之气等外邪侵袭人体皮毛肌肤或从口鼻吸入而成。本案属于寒邪外束,毛窍闭塞,肺气失宣,故取手太阴络穴列缺配迎香,宣肺利窍,以治鼻塞、喉痒、咳嗽等证。太阳主表,为一身之藩篱,外感风寒先犯太阳,故取手太阳络穴支正配风门祛风散寒,以治恶寒、发热、头痛等证。更用风池祛风,合谷疏利阳明,既可增强祛风散寒、解表宣肺的作用,又可防止外邪向少阳、阳明传变。列缺配肺俞宣通肺气;合谷配外关发汗解表,四穴同用,可收疏风散寒、宁肺镇咳之效。患者素体虚弱,容易外感,故取足三里提高免疫力,百劳消除一切虚劳。足三里为胃的下合穴,即所谓"腑病取合",而清代王三尊《医权初编》云："一切虚证……专补脾胃;脾胃一强,则饮食自倍,精血日旺。"现代研究也发现,足三里能促进胃肠蠕动,调节免疫,延缓衰老,因此虚证患者可定期取此穴针刺或温灸调理。

腹痛(1例)

案. 黄某,男,47岁。2016年3月16日初诊。

【主诉】 反复小腹胀痛5年。

【现病史】 5年来小腹部胀痛时发时止,每于心悸、胸闷或受热后作胀明显,曾行中药及针灸治疗症状未见杜根,纳佳,大便稀薄不成形,每日1～2次,眠欠安,舌淡,苔薄腻,脉沉。

【既往史】 慢性肠炎5～6年。

【中医诊断】 腹胀病(心脾两虚)。

【西医诊断】 肠功能紊乱。

【治法】 健脾益气，养心安神。

【处方】 针刺。

取穴：百会、内关双侧、神门双侧、天枢双侧、气海、四满双侧、温溜双侧、足三里双侧。

操作：患者取仰卧位，针刺部位常规消毒，用1.5寸毫针刺入穴位。在天枢、气海、四满、足三里用温针灸。治疗过程中，用TDP照射小腹部。

每周治疗1次。

二诊患者诉针刺后症状明显改善，得热后无腹胀，大便通常成条，再拟前方续进。

【按语】

古代文献中普遍认为腹胀病的基本病机为脾气虚弱，气机壅滞，导致腹胀。《素问·至真要大论篇》指出，"诸湿肿满，皆属于脾"。本患者小腹部胀痛时发时止，便溏，舌淡，苔薄腻，可见脾虚湿盛之象，又每于心悸、胸闷或受热后作胀明显，眠欠安，故为心脾两虚之型。

本病治疗以针灸为主，取位于颠顶之百会，因其入络于脑，结合心包络穴内关、心经输穴神门以宁心安神。天枢、气海、四满均位于腹部，天枢为大肠之募穴，位居天地间枢纽之处，能疏调肠腑，治疗腹胀、肠绞痛、绕脐切痛等症；四满为冲脉与足少阴肾经之交会穴，能消胀满，治腹痛泄泻等症；气海益气助阳。取大肠经之郄穴温溜调理肠腑；足三里和胃健脾，通腑化痰。经治1个疗程后腹胀、腹痛痊愈。

便秘(2例)

案1. 袁某，女，32岁。2013年8月14日初诊。

【主诉】 排便困难6个月。

【现病史】 患者诉6个月前搬家后出现排便困难，排便次数减少，时无便意。大便3～4日一行，伴口干，排便时无肛门坠胀感、无腹痛，大便质硬，成形。曾自服通便茶，症状稍改善，大便1～2日一行，后服用通便茶，症状未见明显改善。平素喜食辛辣，口唇四周见明显红色痤疮。夜寐一般，胃纳欠佳，小便调，舌体胖大紫暗边有齿痕，苔黄燥。右寸关实。

【既往史】 既往无高血压、糖尿病、冠心病等内科疾病史。

【中医诊断】 便秘。

【西医诊断】 功能性便秘。

【治法】 清热化湿,降气泄腑并配合中药清热理气通便。

【处方】

(1) 针刺:取大肠俞双侧、支沟双侧、天枢双侧、温溜双侧、气海、足三里双侧、曲池双侧穴。

操作:嘱患者俯卧位,穴位常规消毒,采用1.5寸毫针,爪切捻转进针,先刺大肠俞、曲池、支沟,行捻转泻法;后嘱患者仰卧穴位常规消毒,采用1.5寸毫针,针刺温溜、天枢捻转泻法,足三里、气海平补平泻,留针过程中每针均灸枣核型大小艾绒,1炷即可。

(2) 方药:知母10克,黄柏6克,野菊花15克,丹皮1克,生当归10克,白术10克,山药10克,旱莲草15克,生赤芍15克,桃仁10克,桑白皮10克,生何首乌15克,红花5克,火麻仁15克,土茯苓15克,夏枯草10克。水煎服,每日1剂,早晚分服。

患者因上班缘故每周1次诊疗,故加用中药配合。4次为1个疗程。嘱患者注意饮食清淡,劳逸结合。

治疗1个疗程后,患者诉针灸后稍有便意,大便2~3日一行。舌暗,苔薄黄。右寸关实。针刺取穴去温溜,加中脘穴行补法,余手法操作不变。方药同前。后继续治疗2个疗程,患者诉大便情况明显好转,可1~2日一行,口唇四周痤疮明显减轻。胃纳佳,夜寐安。舌红,苔薄黄,右寸滑。

【按语】 便秘为肠胃受病,或因燥热内结、或因气滞不行、或因肠道干涩、或因气虚运化无力、或因阴寒凝结,而导致排便困难。患者起因忙碌,情志变化后出现排便困难,乃气机调畅不佳,影响肠腑气化,兼患者为年轻女性,平素喜食辛辣,气郁易见化热,热邪耗伤津液,影响津液输布,故症见口干、便质硬。大肠与肺相表里,肠腑气化失司,久郁化热,进而影响于肺,肺失宣降,无以濡养皮毛,口唇四周出现红色痤疮。大便不通,热盛生瘀,故舌紫暗,苔黄燥,右寸关实。参合四诊,患者属便秘(热秘)。又兼其胃纳欠佳,舌胖大,边有齿痕,气化不利,可知脾胃运化功能欠佳。治疗中以清热化湿,调畅气机,降气通便为主,兼调理脾胃。

根据患者病情,高老认为其病在阳明经,乃热闭于内,故取穴以阳明经和大肠俞募穴大肠俞、天枢等为主。天枢与大肠俞俞募配穴,调畅腑气。曲池清泻腑热。取阳明经郄穴温溜,因阳明经郄穴多用于治疗急性病症。临床经验取穴支沟。并患者胃纳欠佳先取足三里、气海调畅脾胃气机。后患者症情好转,去温溜,加中脘,并清泻腑热,调畅气机。

中药方配合针刺以清热凉血理气为主。以知母、黄柏为主,相须使用,针对肠腑下焦,取其退热清火之功。火麻仁、桃仁、生何首乌润肠通便。患者口周红色痤疮,配合丹皮、赤芍、旱莲草、桑白皮清热凉血,以及土茯苓、夏枯草祛湿散结。患者舌紫暗,舌胖大边有齿痕,以桃仁、红花、当归、白术、山药补气活血,以凑清热散结祛瘀通便之功。

案 2. 王某,女,43 岁。2015 年 6 月 1 日初诊。

【主诉】 大便秘结 3 年。

【现病史】 患者大便秘结 3 年,每 3～4 天解一次,伴头晕、头痛。刻诊:患者大便多日不通,秘而不甚干结,后重窘迫,欲便不得,胸脘痞满,腹部胀痛连及两胁,口苦,目眩,嗳气频作,纳少,夜寐尚安。

【既往史】 胆囊炎病史。

【中医诊断】 便秘。

【西医诊断】 便秘。

【处方】 针刺。

取穴:天枢_{双侧}、期门_{双侧}、阳陵泉_{双侧}、支沟_{双侧}、太白_{双侧}、足三里_{双侧}、上巨虚_{双侧}。

操作:嘱患者仰卧,穴位常规消毒,采用 1.5 寸毫针,爪切捻转进针,天枢、阳陵泉、足三里、上巨虚用温针灸。留针 20 分钟。

每周治疗 1 次。

二诊时患者诉一次治疗后有肠鸣音增加。四诊时诉近 2 日大便均有,成形,腹胀、胁肋胀满明显好转,胃纳增加。八诊后症状好转,不再目眩口苦,胃纳好,大便每日或隔日 1 次。

【按语】 在祖国医学的文献中,对便秘有较详细的记载。《伤寒论》有"阳结""阴结"及"脾约"等名称。后世一些医家又提出"风秘""热秘""虚秘""气秘""湿秘""热燥""风燥"等说。便秘有多种原因引起,如胃肠实热、肝胆气滞、脾肺气虚、脾肾阳虚、血虚阴亏等。此例患者属气秘,宜疏肝理气通滞。支沟配阳陵泉疏泄少阳经气,既通利三焦腑气,又疏泄肝胆,为治疗气秘或其他实秘的最佳配伍。天枢为大肠募穴,为治疗便秘、腹泻等大肠相关疾病的首选穴位。"合治内腑",故取大肠下合穴上巨虚,胃的下合穴足三里。期门是高老临床常用的穴位,常用来治疗与肝胆有关的疾病,如肝胆气滞、肝郁脾虚、女性乳腺、胆囊等疾患。太白是高老临床治疗便秘的常用取穴。太白位于第一跖趾关节后缘赤白肉际处,为足太阴脾经的输穴和原穴,《针灸大成·十二经治症主客原络》中有"脾主胃客,脾经为病……秘结疸黄手执杖……太白丰隆取为尚"。《陆瘦燕朱汝功针灸腧穴图谱》中亦有"太白主治大便难"的描述。另外叮嘱患者应注意多吃水果蔬菜,进行适当运动,养成定时排便习惯。

便秘既是一种病,又是诸多病中的常见症状。虽然常见,但要治好它亦非易事。因为在临床上一般都是采用"秘则通,泄则止"的治疗方法,这种治疗方法,确实也能管一时,但久服苦寒导泻药(如大黄、番泻叶等)会使肠液干枯,则以后再服用这些药就不会再起作用,反而使大便更加燥结。殊不知便秘有许多证型,明目繁多,有阴结、阳结、实秘、虚秘、冷秘、热秘,其次还有气秘、风秘、痰秘和脾约之名。中医看病是辨证论治,是一种证因治疗,如不弄清楚这些关系,治疗往往是徒劳的,证因虽则繁多,但归纳起来也不外乎阳结与阴结二类,此外还有气秘、脾约之分。在治疗上《景岳全书》卷三十四指出"盖阳结者,邪有余,宜攻宜泻者也;阴结者,正不足,宜补宜滋者也"。由气机不畅所致者称谓"气秘",由气虚血少、肠燥便结或推动无力所致者称谓虚秘,无论哪一种证型,其症状都以排便困难、粪质干燥,以及排便时间延长为主症。大便一旦通畅食欲就增,睡眠也随之改善,中焦脾胃生化有力,营血和津液逐渐旺盛,腑浊下行,肝阳亦平。这就是中医所主张的"六腑以通为补"的道理所在。

现代医学认为本病与肠蠕动减弱、肠痉挛、肠梗阻、肠麻痹,以及平时少运动、括约肌痉挛等原因有关。其分型及针灸治疗见表14。

表 14　便秘的分型

分　型	症　　状	针灸治疗
热秘 阳结 实秘	大便秘结,胀满,恶热喜冷,口舌生疮,口燥唇热,小便黄赤,苔黄,脉实	主穴:大肠俞、大横、支沟、阳陵泉 配穴:① 热秘:加曲池、合谷;② 冷秘:加神阙(灸)、气海;③ 气秘:加太冲、梁门、肝俞;④ 脾约:加脾俞、肾俞、足三里
冷秘 阴结 虚秘	脾肾阳虚,阴寒凝结,腹中冷痛,四肢不温,舌淡白,脉弱	
气秘	气机壅滞,肠燥便结,推动无力,胸胁刺痛,嗳气,欲便而不得便	
脾约	脾虚津少,肠液干燥以致大便坚硬难出的症状,小便少而大便难。	

郁证(1例)

案. 姜某,女,34岁。2015年3月2日初诊。

【主诉】　头痛、惊恐伴记忆力涣散15年。

【现病史】 头痛惊恐、记忆力涣散,有时反复思量。失眠,易疲劳,尿频尿急。外院检查后诊断为抑郁症和焦虑症,予服用抗抑郁和抗焦虑的药物,但治疗效果不佳。刻诊:头痛,略感惊恐,经常反复思虑,小便频数。胃纳一般,二便调,夜寐不安。舌红,苔黄,脉弦数。

【既往史】 无。

【中医诊断】 郁证。

【西医诊断】 抑郁症,焦虑症。

【治法】 清肝泻火,佐以安神定志。

【处方】

(1) 针刺:取百会、神庭、太阳_{双侧}、期门_{双侧}、鸠尾_{双侧}、内关_{双侧}、神门_{双侧}、三阴交_{双侧}、风池_{双侧}、风府_{双侧}、心俞_{双侧}、肝俞_{双侧}、肾俞_{双侧}穴。

操作:嘱患者卧位,穴位常规消毒,采用 1.5 寸毫针,爪切捻转进针,鸠尾、三阴交、风府、心俞、肝俞、肾俞用温针灸。留针 20 分钟。

每周治疗 1 次。

(2) 方药:丹栀逍遥散加减。丹皮 10 克,栀子 10 克,柴胡 6 克,当归 10 克,赤芍 10 克,茯苓 12 克,白术 10 克,郁金 10 克,菖蒲 10 克,牡蛎 30 克,青皮 6 克,陈皮 6 克,益智仁 10 克,合欢皮 10 克,夜交藤 24 克。水煎服,每日 1 剂,早晚分服。

【二诊】 2015 年 3 月 9 日。

针后头痛减轻,但维持时间不长久,惊恐感也好转。舌红,苔薄黄,脉细弦。

(1) 针灸治疗同"初诊"。

(2) 方药:丹皮 10 克,栀子 10 克,柴胡 10 克,薄荷 3 克,菖蒲 10 克,郁金 10 克,龙骨 24 克,牡蛎 24 克,青皮 6 克,陈皮 6 克,益智仁 10 克,补骨脂 10 克,淮小麦 30 克,合欢皮 10 克,大枣 15 克,甘草 6 克。水煎服,每日 1 剂,早晚分服。

【三诊】 2015 年 3 月 16 日。

头痛症状已明显好转,其余全身症状亦有明显好转。唯近来睡眠较差。

(1) 针灸治疗同"初诊"。

(2) 方药:太子参 15 克,茯神 10 克,远志 6 克,枣仁 6 克,黄连 3 克,灯心草 3 克,竹叶 6 克,青龙齿 24 克,生石决明 30 克,柴胡 10 克,白芍 10 克,山栀子 6 克,夜交藤 15 克,浮小麦 30 克。水煎服,每日 1 剂,早晚分服。

【四诊】 2015 年 4 月 13 日。

治疗后头痛、惊恐均已明显好转,但有时轻有时重,情绪容易激动,睡眠欠佳。

（1）针灸治疗同"初诊"。

（2）方药：党参 10 克,茯神 10 克,远志 6 克,丹参 10 克,郁金 10 克,柴胡 10 克,当归 10 克,白芍 10 克,柏子仁 10 克,酸枣仁 10 克,黄连 3 克,菖蒲 10 克,合欢 15 克,夜交藤 15 克,龙齿 30 克,甘草 6 克,大枣 15 克,浮小麦 30 克。水煎服,每日 1 剂,早晚分服。

【五诊】 2015 年 5 月 25 日。

惊恐等症状已明显好转,睡眠已有所改善。

（1）针灸治疗同"初诊"。

（2）方药：蔓荆子 10 克,香白芷 6 克,柴胡 10 克,香附 6 克,龙骨 24 克,牡蛎 24 克,菖蒲 10 克,青皮 6 克,陈皮 6 克,郁金 10 克,合欢皮 10 克,夜交藤 30 克,旱莲草 15 克,黄连 3 克,竹叶 6 克,陈胆星 6 克,炙甘草 6 克。水煎服,每日 1 剂,早晚分服。

【按语】 祖国医学关于"郁证"的认识,在《素问》里有"五郁"之说,《丹溪心法》有六郁之说。张景岳则提出"情志之郁"。本例患者属于肝气郁结证,相当于现代医学的神经官能症或癔症。鸠尾在胸骨剑突尖端腹白线起始部,有腹壁上动静脉分支,其主治里有"癫痫狂病,惊悸神耗"（《陆瘦燕朱汝功针灸集成·论腧穴》）,历代很多医家用其治疗神志病。百会、神庭、内关镇惊安神;患者肝气郁滞,而女子以肝为本,因此配合运用肝的募穴期门、肝的背俞穴肝俞调理肝脏、消除郁滞。患者头痛惊恐失眠,症状成因涉及心、肝、脾、肾,因此以心俞、肝俞、脾俞、肾俞穴来调理这四脏的气血,起到治本之意。中药的用方亦以疏肝气、益肝肾、疏通头部经络为主,针药并用而奏效。

三消并发症（1 例）

案. 陈某,男,49 岁。2015 年 6 月 10 日初诊。

【主诉】 右侧头部至右半身疼痛 3 年。

【现病史】 2012 年体格检查时发现并确诊 2 型糖尿病,伴右侧头部至右半身疼痛,麻木,触觉异常,左下肢运动时亦感疼痛,睡眠时双下肢时有抽搐,发病初期言语不清。用胰岛素治疗 1 年后停药,予饮食、运动控制,血糖稳定在正常范围。经检查：① 头颅 MRI 示双额叶多发腔隙性缺血灶;② 左心室肥大伴二尖瓣轻度反流,左心室舒张功能减退;③ 双侧颈动脉硬化伴双侧斑块形成,右侧椎动脉内径偏窄,阻力增高;④ 双侧甲状腺Ⅰ度肿大,左侧甲状腺可及一约 1 cm 大小质中结节,无压痛,活动度可;FT3、FT4 增高,TSH 下降;现神清,语利,右半身疼痛,麻木,针刺觉下降,肌力 5°,肌张力不高,左下肢运动时亦感疼痛,血压 150/110 mmHg,苔薄白,脉沉细无力。

【既往史】 甲状腺结节病史 3 年,高血压病史 20 多年。

【中医诊断】 三消并发症。

【西医诊断】 糖尿病并发周围神经病变、缺血性脑梗死。

【治法】 活血通络。

【处方】

(1) 针刺:取百会、太阳_{双侧}、风池_{双侧}、肩髃_{双侧}、曲池_{双侧}、合谷_{双侧}、环跳_{双侧}、外膝眼_{双侧}、阳陵泉_{双侧}、足三里_{双侧}、绝骨_{双侧}、太溪_{双侧}、胰俞_{双侧}、肺俞_{双侧}、脾俞_{双侧}、肾俞_{双侧}穴。

操作:患者先向左侧卧,常规消毒右侧穴位。头面部穴位用 1 寸针针刺,至得气;环跳用 3.5 寸毫针,双手进针后,左手押于穴旁,右手拇指向前捻针 360°后向上提抖数次,反复操作至针感传至下肢;其余穴位用 1.5 寸毫针,爪切捻转进针,得气后,行平补平泻法。肩髃与合谷,环跳与阳陵泉接电针,刺激 20 分钟。起针后,改向右侧卧,用同样的方法针刺左侧穴位。治疗期间,用远红外线照射下肢部。

起针后,于肩部、臀部拔罐,留罐约 10 分钟。

每周 2 次。

(2) 药物:腺苷钴胺片,每次 1 片,每日 3 次。

患者第 1 次治疗后,感觉症状有改善。八诊(2015 年 7 月 22 日)时,左下肢运动时疼痛消失。右侧头部及肢体疼痛减轻,麻木感缓解,对针刺有感觉,与医生的交谈明显增多,心情开朗。尽管左侧肢体病症消失,但高老认为仍需双侧同时治疗,故继续同法治疗。随着治疗次数,症状逐渐减轻。十六诊时(2015 年 8 月 17 日),患者自述右足不自觉抽动已消失,但左足仍有抽动,继续同法治疗。至 2016 年 7 月 4 日,经过 1 年多的治疗,患者右半身疼痛消失,右足不自觉抽动消失,基本恢复正常。

【按语】 患者有高血压、糖尿病、甲状腺结节、脑缺血等病史,病情复杂。刻诊:既有右侧头痛,又有右侧肢体疼痛,治疗上应兼顾。究其病机,当属瘀血阻络,头痛又在右侧部,额颞部系阳明、少阳所过,治在活血化瘀,疏利少阳阳明,当以分经取穴和辨证取穴相结合。百会穴居于颠顶,又称"三阳五会",取百会疏调气血以养脑髓;太阳(经外奇穴)是治疗头痛的经验效穴;风池是足少阳胆经与阳维脉的交会穴,是治疗头目疾病要穴,可清头明目,平肝息风;阳明经多气多血,可疏通经络,调理气血,又"主润宗筋",宗筋约束骨骼,利于关节运动。取手阳明经肩髃、曲池、合谷疏通经络,活血止痛;加足少阳经环跳、阳陵泉、绝骨疏通少阳经气,其中阳陵泉又为筋会,可舒筋解痉止痛;再加足三里补益气血,活血通络;外膝眼利腿膝而止痛,诸穴配合,并加以 TDP 照射及拔罐疗法,治疗 1 年多患者基本恢复正常,疗效满意。

另外,本例患者素有糖尿病,运用陆氏针灸治疗糖尿病的基础方:胰俞_{双侧}、肺俞_{双侧}、脾俞_{双侧}、肾俞_{双侧}、足三里_{双侧}、太溪_{双侧},可随症加减,如上消加尺泽、照海;中消加胃俞、中脘、内庭;下消加关元、行间、复溜;口干加廉泉、承浆;嘈杂善饥加关门、内关;两目昏糊加光明、行间;头目昏眩加百会、上星;肢冷畏寒加灸命门、关元。

痛经(3 例)

案 1. 佟某,女,41 岁。2015 年 1 月 19 日初诊。

【主诉】 经行疼痛 20 余年。

【现病史】 初潮起每逢行经则腹痛,严重时在床上打滚,影响正常工作和生活。后月经每两月一行,经行腹痛,有血块。已结婚 3 年,未孕。上海交通大学医学院附属瑞金医院妇科检查示:左侧卵巢呈多囊结构,提示仅 50% 受孕机会。刻诊:神清,面色略苍白无华,语声低微经行腹痛,有血块,纳可,大便略有秘结,小便调,夜寐欠安。舌淡红,苔薄黄,脉弦。

【中医诊断】 痛经。

【西医诊断】 子宫肌腺症。

【治法】 活血化瘀、调理冲任。

【处方】

(1)针刺:取天枢_{双侧}、气海、关元、子宫穴_{双侧}、百会、神庭、内关_{双侧}、三阴交_{双侧}、神门_{双侧}、肾俞_{双侧}、次髎_{双侧}、十七椎穴。

操作:嘱患者卧位,穴位常规消毒,采用 1.5 寸毫针,爪切捻转进针,天枢、气海、关元、子宫、三阴交、肾俞、次髎、十七椎用温针灸。留针 20 分钟。

每周治疗 1 次。

(2)方药:生地黄 9 克,丹参 9 克,白芍 6 克,阿胶 9 克,玄参 9 克,女贞子 9 克,白术 6 克,黄芪 12 克,青蒿 9 克,地骨皮 9 克,杜仲 9 克,熟地黄 9 克,枸杞子 9 克,徐长卿 15 克。水煎服,每日 1 剂,早晚分服。

【二诊】 2015 年 2 月 2 日。

患者诉此次月经来潮前腹痛又较严重,血块多,最近工作亦较疲累。舌暗红,苔薄黄。脉弦。辨证分型:瘀血阻络、冲任失调。治则:破血通络、调理冲任。针灸治疗取穴同前,加足三里,仍用温针灸。

方药:蒲黄 15 克,五灵脂 15 克,莪术 9 克,白术 9 克,山楂 9 克,刘寄奴 12 克,益母草 12 克,仙鹤草 15 克,党参 9 克,黄芪 9 克,炙甘草 6 克,枳壳 6 克,三七粉 1 包,制乳香 3 克,制没药 3 克。水煎服,每日 1 剂,早晚分服。

三诊时患者诉上周治疗及服药后疲累感消失,自行观察见舌紫暗的情况好转,舌上瘀斑减少。效不更方。辨证分型及治则方药同"初诊"。

【四诊】 2015 年 3 月 2 日。

患者此次经行仍感腹痛,且月经未至时也时有腹痛的感觉。舌淡红,苔黄。辨证:冲任失调,气滞血瘀。治则:益气行气,活血化瘀,通络止痛。针灸治疗同"初诊"。

方药:益母草 12 克,党参 9 克,炙甘草 6 克,枳壳 6 克,白术 9 克,蒲黄 9 克,黄芪 15 克,三七 6 克,五灵脂 12 克,莪术 9 克,刘寄奴 12 克,山楂 9 克。水煎服,每日 1 剂,早晚分服。

【五诊】 2015 年 4 月 20 日。

经行时仍血块较多,腹痛有好转。舌淡红,苔薄黄,脉弦。辨证:气滞血瘀。治则:活血化瘀,益气行气。针灸治疗同"初诊"。

方药:生蒲黄 15 克,五灵脂 12 克,莪术 10 克、白术 10 克,焦山楂 10 克,刘寄奴 12 克,枳壳 6 克,益母草 12 克,党参 10 克,鸡血藤 15 克,当归 12 克,生地黄 10 克,白芍 10 克,阿胶 3 克,炙甘草 6 克。水煎服,每日 1 剂,早晚分服。

六诊时患者诉平时腹痛已明显好转。效不更方。七诊时经行腹痛明显好转,月经量仍偏少,有少量瘀块,舌淡红,苔薄。上方加补骨脂 10 克,余同前。

【按语】 高老针灸治疗痛经患者,常用取穴为腹部的天枢、气海、关元、归来或子宫,以及腰骶部的十七椎、次髎、肾俞配合下肢部的三阴交。气海为任脉经穴,通于胞宫,可理气活血,调理冲任;子宫为经外奇穴,主治痛经及不孕症;气海合于三阴交,调气行血,气调血行,痛经可止。温灸气海,疏调腹部经气,按照陆氏针灸的经验,不宜大炷灸,而适宜小炷灸,取其温暖即可。由于神经分布的原因,次髎也是治疗痛经的要穴,可通理下焦。十七椎亦为高老临床治疗腰痛及痛经的常用穴位。金元四大家之一的朱丹溪曾有"将行作痛者,气之滞也;行后作痛者,气血虚也"的论述。因此高老在中药中用到了党参、黄芪等益气药,枳壳等理气药,取"气能生血、气能行血"之意。患者经几次治疗后症状改善并非十分明显,根据经行腹痛顽固、血块多、平时亦有腹痛的特点,高老调整处方,以活血甚至破血的"失笑散"、莪术等药配合益气药共奏祛瘀通络的效果。患者有子宫腺肌病及多囊卵巢症这些器质性病症,与青春期原发性痛经相比,治疗难度更大。高老以针灸结合中药的方法细致地调理之,思考缜密、治疗精心,取得较好的效果亦在情理之中。

案 2. 王某,女,31 岁。2014 年 7 月 16 日初诊。

【**主诉**】 痛经 15 余年。

【**现病史**】 初潮来时即有腹痛,经行时有瘀块,色黑,瘀块排出后,立感正常,感觉两小腿寒冷,苔薄白,脉沉濡涩。

【**既往史**】 有乳房结节病史,双侧甲状腺弥漫性病变及结节病灶,颈椎生理弧度变直。

【**中医诊断**】 痛经。

【**西医诊断**】 痛经。

【**治法**】 温经散寒,活血化瘀。

【**处方**】 针刺。

取穴:天枢_{双侧}、气海、关元、地机_{双侧}、三阴交_{双侧}、阳陵泉_{双侧}、足三里_{双侧}、上巨虚_{双侧}、阳辅_{双侧}。

操作:患者先仰卧位,常规消毒,用 1.5 寸毫针刺入穴位,天枢、气海、关元、足三里得气后,行捻转补法。地机、三阴交、阳陵泉、上巨虚、阳辅行平补平泻法。留针 20 分钟。在针尾装艾绒,形如橄榄,灸 1 炷。治疗过程中,以 TDP 照射小腹部。

患者改俯卧位,常规消毒,用 1.5 寸毫针刺入肾俞、次髎,得气后,行捻转补法。留针 20 分钟。在针尾装艾绒,形如橄榄,灸 1 炷。治疗过程中,以 TDP 照射腰骶部。

起针后,于腰骶部拔罐,留罐约 10 分钟。

每周治疗 2 次。

自治疗后,第一次行经时疼痛已较前减轻,第二次行经时未感到疼痛,血块也消失了,患者感觉非常好。

【**按语**】 凡在经期或行经期前后出现小腹疼痛,或痛引腰骶,甚者剧痛难忍的病证,称为"痛经",亦称"经行腹痛"。痛经又分原发性痛经和继发性痛经。西医学认为,生殖器官无器质性病变者称为原发性痛经或功能性痛经;由于生殖器官器质性病变所引起的痛经称为继发性痛经,常见于子宫内膜异位症,急、慢性盆腔炎,肿瘤,子宫颈口狭窄及阻塞等。本病首见于《金匮要略》。

本例患者有两下肢寒冷症状,或因经期受寒饮冷而致寒、湿客于胞宫,冲任胞宫之气血碍而不畅,不通则痛,故痛经发作。关元为全身强壮要穴,与气海均可暖下焦,温养冲任。《百症赋》有云:"妇人经事改常,自有地机血海;月潮违限,天枢水泉细详。"天枢平肚脐,有斡旋上下,职司升降之功,可调经止痛;地机为脾经郄穴,擅治血证;三阴交为肝、脾、肾三经之交会穴,可健脾益气,调补肝肾;足三里补益气血;因患者尚有甲状腺结节,故加足阳明经上巨虚、足少阳经阳陵泉、阳辅疏通阳明及少阳,诸穴配合,则肝、脾、肾精血充盈,胞脉得养,经络通畅,冲任自调,痛经得以缓解。

案 3. *杨某,女,36 岁。2015 年 8 月 24 日初诊。*

【主诉】 痛经 20 余年。

【现病史】 少女经行腹痛,虽经多处治疗,缠绵难愈。每于经行前 1 周小腹隐痛,痛时常感小腹虚冷,得温痛减,腰酸,经行自止。经妇科检查示:子宫后位,余正常。行经时,有瘀块,色深红,脉涩,苔腻。

【既往史】 痛经 20 余年,曾在上海某儿妇婴医院治疗,服用乌鸡白凤丸,未见效。

【中医诊断】 痛经。

【西医诊断】 原发性痛经。

【治法】 温经散寒理气。

【处方】

(1) 针刺:取天枢_{双侧}、气海、关元、中极、四满_{双侧}、合谷_{双侧}、三阴交_{双侧}、肾俞_{双侧}、命门、次髎_{双侧}、昆仑_{双侧}穴。

操作:患者先仰卧位,常规消毒,用 1.5 寸毫针刺入穴位,天枢、气海、关元得气后,行捻转补法。中极、四满、合谷、三阴交、昆仑行平补平泻法。留针 20 分钟。在针尾装艾绒,形如橄榄,灸 1 炷。同时以 TDP 照射小腹部。

患者改俯卧位,常规消毒,用 1.5 寸毫针刺入肾俞、命门、次髎,得气后,行捻转补法。留针 20 分钟。在针尾装艾绒,形如橄榄,灸 1 炷。同时以 TDP 照射腰骶部。

起针后,于腰骶部拔罐,留罐约 10 分钟。

每周治疗 1 次。

(2) 方药:生蒲黄 15 克,五灵脂 9 克,莪术 9 克,白术 9 克,焦山楂 9 克,枳壳 6 克,益母草 12 克,仙鹤草 18 克,党参 9 克,桂枝 9 克,茯苓 9 克,黄芪 24 克,当归 9 克,川芎 6 克,炙甘草 6 克。水煎服,每日 1 剂,早晚分服。

至五诊,来经时腹部疼痛已较前减轻,仅略微疼痛,再宗前意治之;取穴方药同前。至八诊月经来潮未痛。

【按语】 痛经是指妇女在月经期或月经期前后出现小腹冷痛,或痛引腰骶,甚者剧痛难忍的病证,本病以青年妇女为多见。西医学认为,生殖器官无器质性病变者称为原发性痛经或功能性痛经,常发生于月经初潮后不久的未婚或未孕的年轻妇女,常于婚后或分娩后自行消失。由于生殖器官器质性病变所引起的痛经称为继发性痛经,常见于子宫内膜异位症,急、慢性盆腔炎,肿瘤,子宫颈口狭窄及阻塞等。经前气血下注冲任,胞宫藏而不泻,冲任气血充盛,至血海满溢,胞宫泻而不藏,经血外泄,若邪气阻遏气血运行,则"不通则痛"。

本例患者行经时,有瘀块,色深红,提示为气滞寒凝,且痛经病史有20余年,《针灸大成》载"经事不调:中极、肾俞、气海、三阴交",《玉龙赋》有云"赤带白带,求中极之异同",《针灸资生经》曰"天枢、中极、治成块"。故取天枢调经止痛;关元为全身强壮要穴,与气海均可暖下焦,温养冲任。"四满,治妇人血藏脏积冷",以中极、四满温肾散寒;肾俞、次髎补肾为补肾调经主穴;合谷为全身镇痛、镇静要穴;三阴交为肝、脾、肾三经之交会穴,可健脾益气,调补肝肾;"马丹阳天星十二穴并治杂病歌"记载昆仑可治"转筋腰尻痛",诸穴合用,加用活血温经通络中药口服,则胞脉通畅而痊愈。

痛经多由受寒饮冷,情志郁结不畅;或禀赋不足等,导致气血运行不畅所致。临床上有寒湿凝滞、肝郁气滞及肝肾亏损等证型,其针灸取穴见表15。

表15 痛经的分型及针灸取穴

证 型	症 状	针 灸 取 穴	随证加穴
寒湿凝滞	小腹冷痛或绞痛,得热痛减,量少,色暗,有瘀块,经行涩滞不畅		地机、中极
肝郁气滞	经行不畅,小腹胀甚于痛,胸乳胀闷不适,经量少而有血块	基本穴:天枢、关元、中极、三阴交、肾俞、次髎、十七椎	期门、太冲
肝肾亏损	精亏血少,冲任失养,小腹绵绵作痛,喜按,头晕,耳鸣,腰膝酸软		肝俞、命门、足三里

注:在经前下腹疼痛者属气滞;经后或月经刚来时少腹刺痛拒按属血瘀。

月经不调(1例)

案. 张某,女,20岁。2015年6月24日初诊。

【主诉】 月经提前。

【现病史】 室女月经提前,量少淋漓不尽,时有腹痛,经色暗红,苔薄白,脉弦。

【既往史】 无其他病史。

【中医诊断】 月经不调。

【西医诊断】 月经不调。

【治法】 疏调冲任。

【处方】

(1) 针刺:取天枢_{双侧}、气海、关元、三阴交_{双侧}、肾俞_{双侧}、次髎_{双侧}穴。

操作:患者取仰卧位,常规消毒,用 1.5 寸毫针刺入穴位后行温针灸。留针20 分钟。同时以 TDP 照射小腹部。起针后,改俯卧位,针肾俞、次髎,针毕,留罐约 10 分钟。

每周治疗 1 次。

(2) 方药:生地黄 9 克,熟地黄 9 克,枸杞子 9 克,丹皮 9 克,白芍 6 克,阿胶9 克,川芎 9 克,仙鹤草 18 克,茺蔚子 9 克,白术 6 克,黄芪 9 克,地骨皮 9 克,青蒿 9 克,杜仲 9 克,香附 9 克。水煎服,每日 1 剂,早晚分服。

二诊时患者诉经行淋漓。原方+仙鹤草 9 克。

三诊时诉经行提前半月而至,面部痤疮满布。针刺同前,方药:生地黄 9克,熟地黄 9 克,当归 9 克,枸杞子 9 克,丹皮 9 克,白芍 6 克,茺蔚子 9 克,地骨皮 9 克,青蒿 9 克,杜仲 9 克,川芎 9 克,益母草 9 克,生甘草 6 克。水煎服,每日1 剂,早晚分服。

五诊时方药:生地黄 9 克,白芍 9 克,当归 9 克,枸杞子 9 克,丹参 9 克,女贞子 9 克,知母 9 克,黄柏 6 克,玄参 9 克,旱莲草 15 克,侧柏叶 15 克,白花蛇舌草24 克,青蒿 9 克,地骨皮 9 克,益母草 9 克,桑白皮 9 克,夏枯草 9 克,生甘草6 克。水煎服,每日 1 剂,早晚分服。

六诊时方药:玄参 12 克,生地黄 12 克,白芍 9 克,夏枯草 9 克,桑叶 9 克,菊花 9 克,黄柏 6 克,旱莲草 12 克,青蒿 6 克,地骨皮 12 克,桑白皮 12 克,白花蛇舌草 24 克,益母草 15 克,侧柏叶 15 克,生甘草 6 克。水煎服,每日 1 剂,早晚分服。

七诊时患者月经已至,至后腹痛,有瘀块。方药:当归 9 克,熟地黄 9 克,赤芍 9 克,桂枝 9 克,茯苓 9 克,何首乌 9 克,黄柏 6 克,旱莲草 12 克,青蒿 6 克,地骨皮 12 克,桑白皮 12 克,侧柏叶 15 克,夏枯草 9 克,白花蛇舌草 24 克,生甘草6 克。水煎服,每日 1 剂,早晚分服。

九诊时面部痤疮已渐好转,原方+知母 9 克。

十一诊时患者经行腹痛已减轻,面部痤疮好转。方药:当归9克,熟地黄9克,赤芍9克,白芍9,桂枝9克,何首乌9克,黄柏6克,知母9克,旱莲草12克,青蒿6克,地骨皮12克,桑白皮12克,侧柏叶15克,夏枯草9克,白花蛇舌草24克,生甘草6克。水煎服,每日1剂,早晚分服。后其亲戚来诊时说,痛经已愈,经行淋漓已止,月经周期按时而行,面部痤疮已消。

【按语】 月经不调是指月经周期、经色、经量、经质等出现异常改变,并伴有其他症状的疾病。月经不调可分为月经先期(经早)、月经后期(经迟)、月经先后无定期(经乱)。西医认为,如丘脑下部—垂体—卵巢三者之间的动态关系失于平衡,则致其功能失常而产生月经不调。中医认为,月经多与肾、肝、脾密切相关,肾气旺盛,肝脾调和,冲任脉盛则经血按时而下。月经不调的病因病机主要有以下方面:素体阳盛,过食辛辣,热伏冲任;或情志抑郁,肝郁化火,热扰血海;或久病阴亏,阴虚内热,热扰冲任;或饮食不节,劳倦过度,思虑伤脾,因而统摄无权,冲任不固,可致月经先期。外感寒邪,血为寒凝;或久病伤阳,影响血运;或久病体虚,阴血亏损;或饮食劳倦,思虑伤脾,化源不足,可致月经后期。因情志抑郁,肝气不疏,血为气滞;或肾气亏虚,失其封藏,冲任失调,以致血海溢蓄失常而致月经先后无定期。

本例患者月经量少多提前,冲任失调,故针刺取天枢补益阳明经气血;气海补益元气;关元温补元阳;三阴交滋补肝肾,健脾养血,肾俞补肾温经;次髎调理月经之要穴,患者后诉经行腹痛,故配合中药清热养阴,调理冲任,通络止痛,经11次治疗而痊愈。

闭经(1例)

案. 季某,女,26岁。2016年7月27日初诊。

【主诉】 闭经3月余。

【现病史】 患者自13岁月经来潮,月经不规则,先后无定期,本次月经3个月未至,妇科就诊查B超示内膜厚度7 mm,双侧卵泡5~6 mm,>10个。糖耐量检测及胰岛素监测示胰岛素抵抗。血液检查显示:促卵泡激素(FSH)3.71、促黄体生成素(LH)15.72,雌二醇(E_2)88,泌乳素(PRL)11.29,孕酮(P)1.53,睾酮(T)0.89,诊断为多囊卵巢综合征,现服二甲双胍、吡格列酮改善胰岛素情况,胃纳不佳,小便可,大便不畅,一日一行,夜寐佳。舌淡胖,苔白,边有齿痕,脉细滑。

【既往史】 无高血压、糖尿病、冠心病等内科疾病史。

【中医诊断】 闭经。

【西医诊断】 多囊卵巢综合征。

【治法】 脾肾双补。

【处方】

(1) 针刺：取中脘、气海、关元、中极、归来_{双侧}、巨阙、大巨_{双侧}、三阴交_{双侧}、血海_{双侧}、次髎_{双侧}、脾俞_{双侧}、肾俞_{双侧}穴。

操作：嘱患者先仰卧，穴位常规消毒，采用1.5寸毫针，爪切捻转进针，中脘、气海、关元、中极、血海捻转补法，归来、三阴交捻转泻法。留针20分钟，留针过程中每针均灸枣核型大小艾绒，1壮即可。取针后嘱患者俯卧，穴位常规消毒，采用1.5寸毫针，爪切捻转进针，肾俞、脾俞、次髎捻转补法，并温针。留针20分钟。隔日针1次，经期不针。

每周治疗1次。

(2) 方药：党参10克，白术10克，茯苓10克，陈皮6克，半夏10克，黄连3克，吴茱萸6克，白芍10克，煅瓦楞子15克，仙茅10克，淫洋藿10克，补骨脂12克，穿山甲9克，皂角刺12克，柴胡6克，当归12克，青皮6克，贝母12克，熟地黄12克，甘草6克。水煎服，每日1剂，早晚分服。经期不服。

嘱患者生活起居有度。针灸8次后，患者月经8月19日至，后继续治疗配合中药10次，9月18日月经按期至。后治疗同前助孕。

【按语】《傅青主女科》云："经水出诸肾"，肾为先天之本。月经的形成、多寡与肾密切相关。闭经病因病机复杂。《金匮要略》曰："妇人之病，因虚、积冷、结气，为诸经水断绝。"即虚实两端，虚者肝肾不足，血海空虚，或阴虚血燥。实者气滞血瘀，痰湿阻滞胞宫。本病患者体型肥胖，并从检查舌淡胖，边有齿痕等情况可知该患者卵巢功能异常可辨为脾肾两虚，在治疗上注意脾肾双补。《临证指南医案》中指出"夫冲任血海，皆属阳明主司"。《难经·二十八难》亦有"人脉隆盛，入于八脉"。故治在阳明经，益气血，调治冲任，阳明经多气多血，环流灌诸十二经，十二经气血充盛，故能溢蓄于冲任。取阳明经穴位以调阳明实冲任，通过冲任脉穴位针刺以通冲任。取足三阴之会三阴交配合足三里以运脾行气；血海为足太阴脉气所发，意在导血归海。肾俞、脾俞补肾健脾阳以助孕，配合内服五味异功散。治之合拍，故三诊而经至。

绝经前后诸症（1例）

案. 李某，女，53岁。2013年10月23日初诊。

【主诉】 月经量少伴月经无规律2年余。

【现病史】 患者 2 年前与丈夫争吵后，自 2011 年 2 月起月经每 2 月 1 行，月经量少，色暗，时常烘热感，继之汗出，心悸，情绪易激动，一般持续 1～3 分钟。2011 年 10 起月经半年 1 次。末次月经为 2013 年 4 月。患者常感乏力，口干，烘热烦躁，心慌。睡眠欠佳，难以入睡，睡眠时间少。舌暗，苔黄腻，脉细弦。

【既往史】 无。

【中医诊断】 绝经前后诸证。

【西医诊断】 围绝经期综合征。

【治法】 滋补肾阴。

【处方】 针刺。

取穴：天枢双侧、气海、关元、内关双侧、三阴交双侧、太冲双侧、百会、肾俞双侧、心俞双侧、肝俞双侧。

操作：先嘱患者仰卧位针刺，穴位常规消毒，采用 1.5 寸毫针，爪切捻转进针后，天枢捻转平补平泻；气海、关元、提插补法；内关捻转泻法；三阴交捻转补法；太冲提插泻法；气海、关元、三阴交温针。留针 20 分钟。后嘱患者俯卧，穴位常规消毒，采用 1.5 寸毫针，针刺肾俞、心俞、肝俞后温针。留针 20 分钟。

每周治疗 1 次。

治疗 1 个月后，患者诉入睡困难已改善，睡眠时间仍较少。仍有烘热汗出，心烦，近日胃纳不佳，舌暗，脉细弦。针刺取中脘、天枢双侧、气海、关元、内关双侧、神门双侧、三阴交双侧、太冲双侧、安眠双侧、肾俞双侧、心俞双侧、肝俞双侧穴。继续治疗 8 次，患者诉情绪改善量多，胃纳可，睡眠佳，偶有烘热汗出。针刺去中脘，余针刺穴位不变，具体操作同前。继续治疗 6 次后，患者诉症状明显好转。

【按语】 中医古籍中对本病无专篇论述，对其论述散在于"老年血崩""脏躁""郁证""百合病""老年经断复来"中。对其命名为"绝经前后诸症"也是随着中西医学融合而命名的。《素问·上古天真论篇》言：女子七岁肾气盛，齿更发长。二七而天癸至，任脉通，太冲脉盛，月事以时下，故有子……七七任脉虚，太冲脉衰少，天癸竭，地道不通，故形坏而无子也。从这段话中可见肾气在人的生长发育中的重要作用。而生命的整个过程也是肾气从盛转衰的过程。围绝经期的这一特殊过程就是女子肾气逐渐由盛转衰的发展过程。本病以肾虚为本。而肾又为先天之本，为十二经脉之根。在肾虚的基础上，因个人体质，生活习惯不同，责之不同病机。本病案中患者烘热汗出，舌暗，苔黄腻，脉细弦，为明显阴虚症状。又因病与丈夫争吵，故在治疗中以调补肝肾为主。高老认为围绝经期综合征病位在胞宫，乃奇恒之腑，无自身对应经脉。但督脉、任脉、冲脉起于胞宫。更有肝经、肾经通过交会穴同胞宫相联系。故选穴从相应经脉中选取。患者兼有失眠等症状,选用安眠、神门、内关、心俞等养心安神。

经行头痛(1例)

案. 林某,女,45岁。2015年12月2日初诊。

【主诉】 经行头痛10余年。

【现病史】 患者近10年来,每于月经前头胀痛,烦心,急躁易怒,眠差,梦多,腰酸痛,小腹胀,无法站立,严重影响生活,经行后方能缓解,月经量少,有血块,色暗,咽干、舌燥,经上海市某中医院妇科服药治疗1年,症状缓解,但停药即复发,反反复复已逾10年,因厌倦服药,转投针灸治疗,舌红,苔薄黄,脉弦细而数。

【既往史】 高血压病史。

【中医诊断】 经行头痛。

【西医诊断】 高血压。

【治法】 补肾柔肝。

【处方】 针刺。

取穴:气海、关元、中极、百会、太阳_{双侧}、头维_{双侧}、翳明_{双侧}、肾俞_{双侧}、次髎_{双侧}、合谷_{双侧}、足三里_{双侧}、率谷_{双侧}、太冲_{双侧}、太溪_{双侧}。

操作:患者先仰卧位,常规消毒,用1.5寸毫针刺入穴位,气海、关元、足三里、太溪得气后,行捻转补法。百会、太阳、头维、翳明、率谷行平补平泻法。留针20分钟。留针期间,针尾装艾绒,形如橄榄,在气海、关元、足三里、合谷、太冲穴上灸1炷;以TDP照射小腹部。患者改俯卧位,常规消毒,用1.5寸毫针刺入肾俞、次髎,得气后,肾俞行捻转补法,次髎行平补平泻法。留针20分钟。留针期间,肾俞、次髎穴位上灸1炷;以TDP照射腰骶部。起针后,于腰骶部拔罐,留罐约10分钟。

每周治疗1次。

患者经3次治疗后,症状即明显好转,坚持8个多月的治疗后,疾病治愈,经期偶感腰微酸,但能忍受,对生活无影响。

【按语】 经行头痛是指头痛伴随月经周期发作或加重,其病与月经有关。西医妇科学将其统称为"经前期综合征",具有周期性反复出现的特点,病因不明,治疗主要通过心理治疗、调整生活状态和药物对症治疗,经行头痛与患者体内激素变化有密切关系,但雌激素水平高低对偏头痛发作的机制和主要途径尚不明确。本病主要的病理变化是冲任气血失调,可由于情志郁结、气郁经行不畅或因体质素弱、气血不足,日久生郁而致痛。如《张氏医通》所云"每遇经行头辄痛,此气虚血弱也。经行时阴血下注冲任,髓海失养,以致头痛",清代陈士铎《石室秘录·偏治法》所云:"如人病头痛者,人以为风在头,不知非风也,亦肾水不足而邪火冲于脑,终朝头晕,似头痛而非头痛也。若只治风,则痛更甚,法当大补肾水,而头痛头晕自除。"故以益气养血为基本法则,气血充盛,则经行时既有阴血下注冲任,月经之血充盛;又有精血上荣于脑,以养脑窍,经行头痛之疾自除。

本例患者据症状可辨证为肾阴不足,水不涵木,以致肝阳偏亢。头为诸阳之会,六腑清阳之气皆上注头,手足阳经亦上头。肝阳偏亢或肾精不足,髓海空虚均可导致头痛。取气海、关元、中极以益肾培元;针百会、太阳疏风止痛;取翳明既能止头痛,又能治失眠;再加肾俞、次髎加强补肾滋阴养阴之功,以期"壮水之主,以制阳光,阴平阳秘";配足三里、率谷疏散阳明、少阳经气,诸穴配合而使痛止。

乳腺炎(1例)

案. 何某,女,32岁。2015年12月7日初诊。

【**主诉**】 左侧乳房红肿溃烂1月余。

【**现病史**】 患者因产后20个月又怀孕,服用药物流产后出现左侧乳房乳腺炎肿块并有溃烂,B超及MRI检查显示为多发性浆细胞性乳腺炎。经深圳某医院火针治疗后部分溃烂收口,但未除根。刻诊:患者局部乳房红肿疼痛溃烂,苔薄黄,脉沉细。

【**既往史**】 无。

【**中医诊断**】 乳痈。

【**西医诊断**】 浆细胞性乳腺炎。

【**治法**】 活血通络、消肿止痛。

【**处方**】

(1)针刺:取屋翳左侧、膺窗左侧、天溪左侧、乳根双侧、期门双侧、内关双侧、足三里双侧、肩井双侧穴。

操作:嘱患者仰卧位,穴区常规消毒,用1.5寸毫针刺入穴位,胸部穴位及足三里用温针,留针20分钟。

每周治疗1次。

（2）方药：党参 10 克，生黄芪 30 克，柴胡 10 克，白芍 10 克，野菊花 24 克，金银花 15 克，蒲公英 30 克，板蓝根 30 克，丹皮 10 克，葛根 9 克，莪术 15 克，淡附子 24 克，香附 10 克，生甘草 9 克，炙穿甲片 9 克。水煎服，每日 1 剂，早晚分服。

患者经 1 次治疗后，症状略有好转。肿块处感觉轻松，红肿有所消退，溃烂处基本收口干燥。经 3 次治疗后所有症状基本好转。

【按语】 乳腺导管扩张症是一种病程冗长、病变复杂而多样化的慢性乳腺病。过去对本病认识不足，曾用过多种名称。在乳晕区皮下常可触及扩张的乳腺导管呈条索状，类似面条样虫状物或呈棕红色管状肿物而被称为"静脉扩张肿"。在显微镜下发现病变中有大量浆细胞浸润；本病发展到后阶段，乳腺导管分泌物不仅刺激导管扩张，而且可以溢出管外，引起管周以浆细胞浸润为主的炎症反应，因此称为"浆细胞性乳腺炎"。中医学中将其称为"乳痈"，病名出自《肘后方》。本病例属于流产后血虚，感受外邪以致湿毒蕴结、气血凝滞所致。明代《寿世保元》指出发于妇女哺乳期的"外吹乳痈"，临床比较多见；发于妊娠期的称之为"内吹乳痈"，相对比较少见。在治疗上"内吹"要比"外吹"来得难消，它的成脓亦比较慢，本病多由肝气郁结，胃热亢奋，感邪毒致气血凝结而成。一般都由乳头破损、邪毒外袭；或乳汁淤积、乳络阻滞、郁久化热而成。乳头属于足厥阴肝经，乳房属足阳明胃经。乳痈的病机多为胃热肝郁，故可取足阳明胃经循行于乳房部的穴位和足三里、梁丘等调畅足阳明经络的穴位泻胃热；肝经的期门解肝郁。期门在乳下二肋端，不容旁各 1.5 寸（乳头直下，第 6 肋间隙）为肝之募穴，足厥阴、足太阴、阴维脉之会，针 0.3 寸。临床上常见高老针刺此穴治疗肝胆郁热、肝脾不调、肝气不舒的患者，使用频率颇高。募穴是脏腑经气结聚于胸腹部的腧穴，高老认为女性的疾病应重视肝脏的调理，期门对于调补肝经经气有很好的作用。

产后风（1 例）

案. 叶某，女，32 岁。2014 年 12 月 17 日初诊。

【主诉】 周身关节疼痛 3 年，多汗。

【现病史】 3 年前，因产后受风着寒，导致四肢关节及腰背部疼痛，呈游走性，时发时止，时轻时重，怕风畏寒，体虚多汗，苔薄白，脉弦数。

【既往史】 既往体健。

【中医诊断】 产后风。

【西医诊断】 无。

【治法】 疏风逐寒,扶正养血为主;佐以益气敛汗。

【处方】

(1) 针刺:取肩髃_{双侧}、曲池_{双侧}、合谷_{双侧}、内外膝眼_{双侧}、血海_{双侧}、阴陵泉_{双侧}、阳陵泉_{双侧}、足三里_{双侧}、三阴交_{双侧}、大杼_{双侧}、风池_{双侧}、膈俞_{双侧}、肝俞_{双侧}、肾俞_{双侧}穴。

操作:患者先仰卧位,常规消毒穴位皮肤,用 1.5 寸毫针,双手爪切进针,得气后,肩髃,曲池,合谷,内、外膝眼行平补平泻法;血海、阴陵泉、阳陵泉、足三里、三阴交,行捻转补法,之后灸 1 炷。留针 20 分钟。治疗过程中,用 TDP 照射膝关节。

患者改俯卧位,常规消毒穴位皮肤,用 1.5 寸毫针,双手爪切捻转进针,得气后,大杼、风池、膈俞行平补平泻法;肝俞、肾俞行捻转补法。之后在针尾装艾绒,形如橄榄,灸 1 炷。留针 20 分钟。治疗过程中,以 TDP 照射背腰部。

起针后,于背腰部拔罐,留罐约 10 分钟。

每周治疗 2 次。

(2) 方药:党参 9 克,当归 9 克,熟地黄 9 克,白芍 9 克,茯苓 12 克,薏苡仁 24 克,防风 6 克,羌活 6 克,川芎 6 克,丹皮 9 克,黄连 3 克,黄芪 30 克,麦冬 9 克,五味子 6 克,煅龙骨 24 克,煅牡蛎 24 克,浮小麦 30 克,大枣 15 克。14 剂,水煎服,每日 1 剂,早晚分服。

【二诊】 2015 年 1 月 5 日。

经过针灸治疗,服药 2 周后,多汗症状明显改善,但仍怕冷,尤以季胁及腹股沟怕冷为甚。

(1) 针刺:取曲池_{双侧}、外关_{双侧}、内膝眼_{双侧}、梁丘_{双侧}、阳陵泉_{双侧}、阳辅_{双侧}、风门_{双侧}、膈俞_{双侧}、肝俞_{双侧}、肾俞_{双侧}穴。

操作同前。

(2) 方药:茵陈 9 克,山栀子 9 克,薏苡仁 24 克,茯苓 12 克,白芍 6 克,丹皮 6 克,柴胡 9 克,竹叶 6 克,灯心草 3 克,浮小麦 30 克,龙齿 24 克,石决明 30 克,合欢 9 克,夜交藤 9 克,大枣 15 克,甘草 6 克,黄芪 30 克。14 剂,水煎服,每日 1 剂,早晚分服。

【三诊】 2015 年 1 月 21 日。

出汗已见好转,睡眠亦见改善。

(1) 针刺:取穴与操作同前。

（2）方药：茵陈 9 克，山栀子 9 克，薏苡仁 24 克，茯苓 12 克，白芍 6 克，丹皮 6 克，柴胡 9 克，五味子 6 克，浮小麦 30 克，青龙齿 24 克，竹叶 6 克，知母 9 克，生石决明 30 克，合欢 9 克，黄芪 24 克，大枣 15 克，甘草 6 克。7 剂，水煎服，每日 1 剂，早晚分服。

【四诊】 2015 年 1 月 26 日。

出汗基本痊愈，但仍怕冷。睡眠欠佳。

（1）针刺：取百会、肩髃_{双侧}、曲池_{双侧}、合谷_{双侧}、神门_{双侧}、气海、关元、伏兔_{双侧}、足三里_{双侧}、阳陵泉_{双侧}、三阴交_{双侧}、大杼_{双侧}、风池_{双侧}、膈俞_{双侧}、肝俞_{双侧}、肾俞_{双侧}穴。

操作：患者先仰卧位，常规消毒穴位皮肤，用 1.0 寸管针刺入百会，得气即可。用 1.5 寸毫针，双手爪切捻转进针，得气后，肩髃，曲池，合谷，内、外膝眼行平补平泻法；神门、气海、关元、伏兔、足三里、阳陵泉、三阴交行捻转补法；之后在针尾装艾绒，形如橄榄，灸 1 炷。留针 20 分钟。治疗过程中，用 TDP 照射小腹部。

患者改俯卧位，常规消毒穴位皮肤，用 1.5 寸毫针，双手爪切进针，得气后，大杼、风池、膈俞行平补平泻法；肝俞、肾俞行捻转补法。之后在针尾装艾绒，形如橄榄，灸 1 炷。留针 20 分钟。治疗过程中，用 TDP 照射背腰部。

起针后，于背腰部拔罐，留罐约 10 分钟。

每周治疗 2 次。

（2）方药：党参 9 克，茯苓 12 克，当归 9 克，熟地黄 9 克，白芍 9 克，川芎 6 克，羌活 6 克，防风 6 克，薏苡仁 24 克，粉萆薢 15 克，桑寄生 9 克，杜仲 9 克，狗脊 15 克，牛膝 15 克，附子 6 克，大枣 15 克，甘草 6 克。7 剂，水煎服，每日 1 剂，早晚分服。

【五诊】 2015 年 2 月 16 日。

汗出已愈，怕冷也已好转，睡眠已改善。现仅左上肢仍怕冷，头两侧及大腿发紧。

（1）针刺：肩髃_{双侧}、曲池_{双侧}、合谷_{双侧}、乳根_{双侧}、气海、关元、伏兔_{双侧}、内膝眼_{双侧}、足三里_{双侧}、阳陵泉_{双侧}、三阴交_{双侧}、绝骨_{双侧}、大杼_{双侧}、膈俞_{双侧}、肝俞_{双侧}、肾俞_{双侧}、命门。

操作：患者先仰卧位，常规消毒穴位皮肤，用 1.5 寸毫针，双手爪切捻转进针，得气后，肩髃，曲池，合谷，乳根，内、外膝眼行平补平泻法；气海、关元、伏兔、足三里、阳陵泉、三阴交、绝骨行捻转补法；之后在针尾装艾绒，形如橄榄，灸 1 炷。留针 20 分钟。治疗过程中，以 TDP 照射小腹部。

患者改俯卧位,常规消毒穴位皮肤,用1.5寸毫针,双手爪切进针,得气后,大杼、膈俞行平补平泻法;肝俞、肾俞、命门行捻转补法。之后在针尾装艾绒,形如橄榄,灸1壮。留针20分钟。治疗过程中,用远红外线照射背腰部。

起针后,于背腰部拔罐,留罐约10分钟。

每周治疗2次。

(2)方药:同前。

经3个月的治疗,多汗已愈,睡眠改善,周身关节疼痛消失,仅感怕冷、发紧。

【按语】 中医认为本病的主要发病机制是产后气血亏虚,腠理不固,经脉失养,风、寒、湿邪乘虚而入,留窜关节经络所致。西医检查一切指标正常,无据可查,诊断为无病,服甾体类药物。祖国医学认为属行痹范畴,其发病机制是产后气血大虚,正不敌邪,风、寒、湿邪乘虚侵袭肌肤所致。因腠理不固,故汗出,汗为心之液,当先敛汗,若汗不治,此病亦难以恢复。

本病治疗取阳明经穴并加项部的大杼、风池疏风通络,加膈俞,因血会膈俞,经云"治风先治血,血行风自灭",取肝俞、肾俞补益肝肾,取血海、肝俞调养阴血,配益气健脾、养阴敛汗之中药。至二诊大汗淋漓症状已改善,四诊明显改善。后仍以针灸治疗为主,配以益气养阴止汗之中药,至八诊多汗基本痊愈,患者诉睡眠欠佳;针灸取穴加百会、神门,为治疗失眠之要穴,气海、关元固肾培元,兼以调和营卫、益气活血安神之中药,睡眠症状改善,诉左上肢仍怕冷,头两侧及大腿发紧,针灸在原方基础上再加绝骨疏解少阳,通经活络。

不孕(1例)

案. 叶某,女,37岁。2016年8月30日初诊。

【主诉】 不避孕5年未生育。

【现病史】 患者已婚7年,2012年怀孕,时孕3月因无胎心,药物流产未净,后行刮宫术。2014年体格检查发现右侧巧克力囊肿,2015年初宫腹腔镜下行巧克力囊肿剥除术,以及输卵管通液术,提示右侧输卵管不通。13岁月经初潮,28日一行,每次5天左右,行经前少腹部及腰部针刺样疼痛。经行偶有偏头痛,血块多,色暗红,偶有胸部胀痛,体温双相显示有排卵。末次月经8月25日。现胃纳可,二便调,夜寐不佳。舌暗,苔白,脉细。

【既往史】 无高血压、糖尿病、冠心病等内科疾病史。

【中医诊断】 不孕。

【西医诊断】 继发性不孕。

【治法】 滋阴降火,养肝滋肾。

【处方】

（1）针刺：取合谷_{双侧}、太冲_{双侧}、三阴交_{双侧}、足三里_{双侧}、天枢_{双侧}、中极、中脘、关元、子宫、丰隆_{双侧}、肾俞_{双侧}、命门、血海_{双侧}穴。

操作：嘱患者先仰卧,穴位常规消毒,采用 1.5 寸毫针,爪切捻转进针,合谷、太冲、丰隆、血海捻转泻法,三阴交、中极、关元、子宫捻转补法,足三里、中脘、天枢平补平泻。留针 20 分钟,留针过程中每针均灸枣核型大小艾绒,1 炷即可。取针后嘱患者俯卧,穴位常规消毒,采用 1.5 寸毫针,爪切捻转进针,肾俞、命门捻转补法,并温针。留针 20 分钟。隔日针 1 次,经期不针。

（2）方药：大熟地黄 30 克,当归 15 克,山萸肉 15 克,天麻 10 克,钩藤 10 克,生石决明 30 克,生地黄 15 克,黄芩 15 克,牛膝 15 克,杜仲 15 克,益母草 15 克,桑寄生 15 克,朱茯神 15 克,夜交藤 15 克。水煎服,每日 1 剂,早晚分服。经期不服。

嘱患者生活起居有度。针刺近 1 月后,患者睡眠情况好转,继续前治疗。

【按语】《女科正宗》中曰"男精壮而女经调,有子之道也",即受孕的机制,须赖男女双方肾气旺盛,精血充沛,任脉通而太冲脉盛,月事以时下,而两精相搏,才能受孕。《女科切要》云："妇人无子,皆由经水不调。经水所以不调者,皆由七情之伤,外有六淫之感。"综合前人对女子不孕的认识,大致可分为肾虚、血虚、痰湿、肝郁等因素,导致冲任脉失调而不能涉精受孕。先时有孕,而药物流产未净行刮宫术,损伤冲任胞宫,肾精受损。肾阴亏损,血衰水亏,水不涵木则肝阳偏亢。上犯颠顶,故有偏头痛;肝血不畅,肝气郁结,故行经之际胸部胀满。此乃阴虚火旺不能受孕,治法当以滋肾水而平肝木。木旺血旺,血旺则火消。受孕需两精相合,肾为先天之本,即赖肾精充盛。治疗不孕,补肾调精为根本,治疗中选三阴交、肾俞、命门,配合子宫、关元、中极,上下、前后配穴滋养肾水。合谷、太冲、血海、丰隆养血清热平肝。天枢、足三里、中脘调理脾胃,补益后天之本以滋先天。配合中药养精种玉汤合天麻钩藤饮。

外阴瘙痒（1 例）

案. 田某,女,41 岁。2013 年 6 月 26 日初诊。

【主诉】 会阴部瘙痒疼痛 1 年余。

【现病史】 患者去年5月因劳累后出现尿频、尿急症状,后至医院查尿常规:白细胞(++)。对症消炎处理后尿频尿急症状好转,小便后出现阴道口及阴部瘙痒不适,严重时自感疼痛不适。至外院检查尿常规正常,诊断为尿道综合征。情绪紧张、生气或受凉后,有明显疼痛感,运用热敷保暖等方式可减轻疼痛。后因长期疼痛出现睡眠欠佳,心烦易怒。双目干涩,口干。胃纳一般,小便可,大便时有干结,舌体瘦小,脉弦紧。

【既往史】 无。

【中医诊断】 外阴瘙痒。

【西医诊断】 尿道综合征。

【治法】 疏肝理气。

【处方】

(1)针刺:取内关_{双侧}、三阴交_{双侧}、百会、蠡沟_{双侧}、曲泉_{双侧}、气冲_{双侧}、中封_{双侧}、内庭_{双侧}穴。

操作:嘱患者仰卧,穴位常规消毒,采用1.5毫针,爪切捻转进针后,三阴交先捻转泻法后捻转补法,百会平补平泻。其余各穴均选用提插泻法。操作中三阴交向心方向斜刺,务必是针感向上传导至阴部。蠡沟、三阴交、内关温针。留针20分钟后取针。4次为1个疗程。

每周治疗1次。

(2)方药:生地黄30克,玄参10克,黄柏10克,丹皮10克,龙胆草10克,川楝子10克,鳖甲15克,夜交藤30克,党参9克,白术9克,茯神12克,远志6克,牡蛎30克,石韦15克,竹叶6克,浮小麦30克,枣仁10克,鹿角胶30克,灯心草3克,地肤子15克。水煎服,每日2次,每次200 mL,口服。

经过5次治疗,患者诉瘙痒疼痛明显好转,但因前日感冒后疼痛复作,舌体瘦小,右手脉沉迟。针刺以治疗感冒为主,疏散风寒基础上调补元气。针刺取穴加大椎、尺泽_{双侧}、列缺_{双侧}。方药同前。后继续治疗取穴如初诊取穴,治疗3次后,无口服中药,继续针灸治疗2次,患者基本无症状,夜晚睡眠佳。

【按语】 患者因尿路感染治疗后,出现阴部瘙痒,甚至疼痛不适,可属尿道综合征。此病乃邪气积于此,足厥阴肝经"上腘内廉,循股阴,入毛中,环阴器,抵小腹"故经络辨证定位于肝经。且其疼痛与情绪有明显关系。故选肝经原穴太冲以泻肝气。患者舌体瘦小,已知先天不足,故三阴交先泻后补,乃肝经实中有虚。内关调整阴阳,以助睡眠。内庭泻火以助睡眠。气冲可散厥阴之气,配曲泉、太冲,有温经理气的作用。二诊中患者为体虚感冒后,邪气复重,治疗以补虚泻实为主。取穴少,以免伤气。

高老认为临床应以经络辨证为主。从经脉循行,患者主诉中可知本病为肝经病变,乃"是动病",病情较浅。肝气旺盛,泻肝经,以调整经络虚实。太冲穴为肝经原穴,功比黄连,在泻肝气,助睡眠中有奇效。中药中疏肝理气、滋养肝阴。同时养心安神,用牡蛎等重镇潜阳,使阴阳之气交泰。

脾积(1 例)

案. 高某,女,3 岁。2016 年 7 月 25 日初诊。

【**主诉**】 纳差、腹胀 3 个月余。

【**现病史**】 患者 3 个月前无明显诱因下出现腹泻,腹泻停止后常觉胃肠有气上冲,面黄肌瘦,腹大如盘,经外院实验室及 B 超检查后诊断为胃肠菌群失调,治疗未效。现纳差,形体消瘦,面色无华,腹部臌肿且触之如鼓,苔薄,脉细。

【**既往史**】 既往体健。

【**中医诊断**】 小儿食积。

【**西医诊断**】 功能性消化不良(胃肠菌群失调)。

【**治法**】 益气健中,补火生土。

【**处方**】 针刺。

取穴:期门_{双侧}、中脘、支沟_{双侧}、气海、四满_{双侧}、足三里_{双侧}、天枢_{双侧}、脾俞_{双侧}、胃俞_{双侧}、命门。

操作:患儿取卧位,家长在旁照看。常规穴位消毒,取 1 寸毫针,针刺得气即出针,不留针。

每周治疗 1 次。

二诊时患儿腹胀好转,腹部触之较前变软。继续治疗。三诊时腹胀症状明显好转,余症较前亦瘥,平时饭后需休息片刻方可活动,现较前有进步。针刺取原方加水分、复溜_{双侧}、三阴交_{双侧}穴。四诊时以上诸症明显好转。

【**按语**】 小儿脾积指是因小儿喂养不当,内伤乳食,停积胃肠,脾运失司所引起的一种小儿常见的脾胃病证。《难经·五十六难》曰:"脾之积名曰痞气,在胃脘覆大如盘,久不愈,令人四肢不收,发黄疸,饮食不为肌肤。"临床以不思乳食,腹胀嗳腐,大便酸臭或便秘为特征。本病一年四季皆可发生,夏秋季节,暑湿易于困遏脾气,发病率较高。食积可分为伤乳和伤食。本例患者属于伤食,多因饮食喂养不当,偏食嗜食,饱食无度,杂食乱投,生冷不节;食物不化;或过食肥甘厚腻等以致气机不畅,停聚中焦而发病,故见腹胀、纳差等症状。正所谓"饮食自倍,肠胃乃伤"。食积日久,损伤脾胃,脾胃虚弱,运纳失常,复又生积,此乃因积致虚;故见形体消瘦、面色无华、脉细等,为脾虚夹积之象。

本病患者证属脾虚气郁,治疗取胃之募穴中脘总调肠胃,肝之募穴期门调畅气机、疏肝和胃,四满消积除满,气海、胃之下合穴足三里健脾益气,支沟、天枢疏调肠腑、行气导滞,取命门以补火生土。诸穴合用,共奏健脾助运,消补兼施之功。至三诊症状已明显好转,苔薄白,故加水分通调水道、理气除满,复溜、三阴交化湿健脾。

疳积(1 例)

案. 骆某,女,5 岁。2016 年 11 月 7 日初诊。

【**主诉**】 体重增长缓慢。

【**现病史**】 患儿 2 岁时,体重 28 斤,现 5 周岁,体重 34 斤。现身体消瘦,面黄肌瘦,纳谷不香,大便干结,3～4 天 1 行,呈粒状。腹部膨大如鼓,精神萎靡,苔白,脉浮而长。

【**既往史**】 无既往史。

【**中医诊断**】 疳积。

【**西医诊断**】 小儿营养不良症。

【**治法**】 健脾消食。

【**处方**】

(1)针刺:取中脘、天枢双侧、百虫窝双侧、内关双侧、支沟双侧、阳陵泉双侧、足三里双侧、气海、脾俞双侧、胃俞双侧穴。

操作:患者仰卧位,常规消毒穴位皮肤,用 1.0 寸针爪切捻转进针,得气后,行捻转补法。轻刺不留针,小儿为稚阳之体,得气较易,故轻刺之。

(2)方药:太子参 10 克,莪术 6 克,白术 6 克,茯苓 6 克,半夏 6 克,陈皮 3 克,山药 10 克,宣木瓜 6 克,槟榔 3 克,贯众 3 克,瓦楞子 10 克,谷芽 10 克,麦芽 10 克,鸡内金 6 克,火麻仁 3 克。水煎服,每日 1 剂,早晚分服。

二诊时患儿症状明显好转,本来不思饮食,现纳谷已香,进食速度加快(原本只吃 5 个小馄饨,现可吃 10 个);以前大便干结,呈粒状,3～4 天 1 行,便时疼痛,现大便变软呈条形,便时不再疼痛。针刺、方药同前继治。

【**按语**】 疳积,主要见于 5 岁以下的婴幼儿。《小儿药证直诀·脉证治法》指出,"疳皆脾胃病,亡津液之所作也"。其病位在脾、胃,病机多以脾胃受损,水谷精微无以运化吸收有关,故气血津液亏耗为主之病症。本病类似于小儿营养不良,现代医学认为是由长期摄食不足,营养缺乏;或寄生虫和慢性消耗性疾病等所造成。本例患儿在两岁后体重增长缓慢,形体羸瘦,面色少华,纳差,大便秘结,拟诊断为疳积(脾虚食滞)。治宜健胃益脾,消积导滞。方用太子参、白术、茯苓、山药健脾益气,谷、麦芽、鸡内金消食导滞,莪术消积祛瘀,陈皮理气祛滞,贯众、槟榔杀虫消积,半夏、瓦楞子消痰化积,火麻仁通便。针取脾、胃之背俞穴脾俞、胃俞,胃之募穴中脘,下合穴足三里,八脉交会穴内关共奏健运脾胃、化滞消疳之效。因疳积常伴虫积,故取大肠募天枢和百虫窝,辅以通便要穴支沟。取气海以补脏气虚惫,真气不足。针药并施,一诊后即见效,故二诊从前继治。

短暂性抽动障碍(1 例)

案. 顾某,男,7 岁。2014 年 8 月 11 日初诊。

【**主诉**】 两眉抽动两三年。

【**现病史**】 两三年前因受惊吓引起频繁眨眼、挤眉、吸鼻,以及喉头和腹部不时抽动。每日发作数次,抽动往往不能自主。苔薄黄,脉弦滑。

【**既往史**】 自小遗尿至今。

【**中医诊断**】 抽动症。

【**西医诊断**】 短暂性抽动障碍。

【**治法**】 补肾填髓充脑,重镇安神潜阳。

【**处方**】

(1) 针刺:取百会、神庭、印堂、鱼腰_{双侧}、曲池_{双侧}、合谷_{双侧}、太冲_{双侧}、后溪_{双侧}、申脉_{双侧}、中脘、气海、关元、水道_{双侧}、足三里_{双侧}、三阴交_{双侧}、肾俞_{双侧}、肝俞_{双侧}穴。

操作:患者先仰卧位,常规消毒,用 1.0 寸针爪切捻转进针,百会、神庭、中脘、气海、关元、水道、足三里、三阴交,得气后,行捻转补法。印堂、鱼腰、曲池、合谷、太冲行平补平泻法。气海、关元与三阴交接电针,留针 20 分钟。

患者改俯卧位,常规消毒,用 1.0 寸管针刺入肝俞、肾俞,得气后,行捻转补法。肝俞与肾俞接电针,留针 20 分钟。

起针后,于腰骶部拔罐,留罐约 10 分钟。

每周治疗 1 次。

(2) 方药:柴胡 10 克,山栀子 10 克,野菊花 10 克,天麻 6 克,薄荷 6 克,白蒺藜 10 克,丹皮 10 克,钩藤 6 克,全蝎 3 克,僵蚕 10 克,茯神 10 克,当归 10 克,珍珠母 30 克,鹿角粉 6 克,石菖蒲 10 克,益智仁 10 克。水煎服,每日 1 剂,早晚分服。另自备缩泉丸口服,每次 3 克,每日 3 次。

经过 4 个月的针药结合治疗后,患儿抽动症状基本消失。停止治疗后,半年内症状未复发。2015 年 7 月因感冒及临近考试,思想紧张,引发喉头、前胸及腹部抽动,微咳,大便干结,胃纳欠佳,苔薄黄,脉弦。

(1) 针刺:取百会、神庭、丝竹空_{双侧}、曲池_{双侧}、合谷_{双侧}、后溪_{双侧}、申脉_{双侧}、天溪_{双侧}、天枢_{双侧}、中脘、气海、关元、足三里_{双侧}、极泉_{双侧}穴。

操作:同前。每周治疗 1 次。

(2) 方药:太子参 9 克,茯神 6 克,柴胡 10 克,山栀子 10 克,野菊花 12 克,生白芍 10 克,杜仲 10 克,料豆衣 10 克,白蒺藜 10 克,苍耳子 10 克,白芷 6 克,丹皮 10 克,钩藤 6 克,青葙子 10 克,天麻 6 克,重楼 15 克,石菖蒲 10 克,益智仁 10 克。水煎服,每日 1 剂,早晚分服。另自备缩泉丸口服,每次 3 克,每日 3 次。

又治疗 4 个月后,抽动消失。

【按语】 患者因受惊吓而发病。惊吓只是一种诱因,本病根本原因是肾虚、髓海不充,肝阳浮越,心神不宁,心窍不开。在治疗上以重镇安神潜阳治其标,补肾填髓充脑治其本。百会居于颠顶最高处,又名三阳五会,言三阳经、督脉、足厥阴均交会于此,本穴可开窍醒脑、定惊安神;神庭亦属督脉,督脉通于脑,脑为元神之府,与印堂均可镇惊安神,《备急千金要方》载"曲池、少泽,主瘈疭癫疾"取用曲池安神定惊;后溪属八脉交会穴,有驱风散热疏调经络之功,申脉镇惊止抽;气海、关元益肾培元,因患者病程较长,加中脘、足三里、三阴交补益脾胃后天之本。

多动障碍(2 例)

案 1. 黄某,男,9 岁。2015 年 9 月 17 日初诊。

【主诉】 思想不易集中伴恶心纳差 1 年余。

【现病史】 患儿思想不易集中,伴恶心纳差 1 年,经常性上课坐立不安、多动。胃部不适,时感恶心,胃口不佳,外院检查示嗜酸粒细胞性胃炎,经西药治疗症状好转但经常反复。2014 年 6 月胃镜检查示:球后大溃疡。舌偏红,无苔,脉软无力。

【既往史】 过敏性鼻炎、哮喘发作史、消化性溃疡史。曾服用奥美拉唑镁肠溶片、阿莫西林、甲硝唑等药物。

【中医诊断】 多动症、积滞、鼻渊。

【西医诊断】 多动障碍、嗜酸粒细胞性胃炎。

【处方】

（1）针灸：取百会、上星、迎香_{双侧}、尺泽_{双侧}、列缺_{双侧}、照海_{双侧}、定喘_{双侧}、东风_{双侧}、肺俞_{双侧}、中脘_{双侧}、气海_{双侧}、足三里_{双侧}、三阴交_{双侧}穴。

操作：患者取卧位，常规消毒，用1.0寸爪切捻转刺入穴位，在定喘、肺俞、中脘、气海、足三里、三阴交穴位用温针。起针后，于腰骶部拔罐，留罐约10分钟。

每周治疗1次。

（2）方药：太子参10克，茯苓10克，白术10克，半夏10克，陈皮6克，山药10克，苍耳子10克，香白芷6克，辛夷6克，桔梗6克，蜂房6克，炙甘草6克，紫苏子6克。水煎服，每日1剂。

二诊时患儿症状改善，针灸处方同前，方药：太子参9克，茯苓9克，半夏9克，陈皮5克，山药9克，黄连3克，旱莲草1.5克，石斛9克，金铃子9克，佛手9克，炒谷芽9克，炒麦芽9克，甘草5克，瓦楞子9克。水煎服，每日1剂。

三诊时患儿症状好转，恶心、呕吐症状消失，有外感，鼻涕黄。针灸治疗同前。方药：赤、白芍12克，香附15克，川楝子12克，柴胡10克，山栀子12克，竹茹12克，黄连3克，吴茱萸12克，蒲公英12克，土茯苓12克，藿香12克，佩兰6克。水煎服，每日1剂。八诊时患儿诸症皆有好转。外院检查示嗜酸粒细胞性胃炎的指标恢复正常。继治同前。

【按语】 多动症又称多动障碍，是指智力正常或基本正常，在临床上表现为与其智力水平不相称的活动过度，注意力涣散，情绪不稳和任性、冲动，以及不同程度的学习困难，言语、记忆、运动控制等轻微失调的一种综合性疾病。针灸治疗小儿多动症有一定疗效。百会、上星为头部的穴位，肾藏精，主骨生髓，脑为髓海，头部的穴位对补脑生髓疗效好。该患儿有过敏性鼻炎史和哮喘发作史，尺泽、列缺、照海、定喘、东风、肺俞都为高老临床针对过敏性鼻炎和哮喘治疗的取穴。东风穴位于下颌角下缘，用于治疗咽喉病、扁桃体炎，对呼吸道的疾病有比较好的治疗作用，是高老临床用于治疗咽喉疾病的经验穴。小儿肺胃失调，因此会出现过敏性疾病，以及恶心、呕吐等积滞症状，而此例患者经西医诊断为嗜酸粒细胞性胃炎，此属比较罕见的疾病，胃窦部最常见，主要表现为上腹部的痉挛性疼痛、恶心呕吐等；胃内的肿块可以导致恶变或梗阻，患者一般都有过敏性病史。虽则西医病名罕见，然而中医的治疗无外乎调理脾胃，因此配合中脘、气海、足三里、三阴交温针灸，加汤药健脾益肺、通调三焦而获效，患者最终的嗜酸粒细胞性胃炎的指标完全恢复正常，达到临床治愈的结果，也是中医药优势病种的一种体现。

案 2. 陈某,男,10 岁。2015 年 11 月 2 日初诊。

【主诉】 自幼多动。

【现病史】 两目抽动、耸肩等症状,经治疗后,症状消失,但出现以注意力不集中和情绪不稳定为主的肢体多动现象,易发脾气,情绪急躁,坐立不安,思想不易集中,记忆减退等现象。苔薄黄,脉弦细。

【既往史】 无。

【中医诊断】 多动症。

【西医诊断】 多动障碍。

【治法】 平肝潜阳,健脑益智。

【处方】

(1)针刺:取百会、曲池双侧、合谷双侧、太冲双侧、内关双侧、神门双侧、心俞双侧、胆俞双侧、肝俞双侧、肾俞双侧穴。

操作:患者仰卧位,常规消毒,用 1.0 寸爪切捻转刺入穴位,行平补平泻法。太冲与合谷接电针,留针 20 分钟。

每周治疗 2 次。

(2)耳针:神门、交感、心、肝、皮质下、脑。

(3)方药:枸杞子 4 克,龟板 6 克,巴戟天 6 克,杜仲 6 克,党参 6 克,白术 3 克,茯苓 6 克,砂仁 3 克,黄连 3 克,木瓜 6 克,鹿角片 6 克。水煎服,每日 1 剂,早晚分服。

经 8 次治疗后,症状明显改善。针刺治疗同前。方药:野菊花 6 克,杭白芍 6 克,夏枯草 6 克,料豆衣 6 克,生地黄 12 克,菖蒲 9 克,龙骨 20 克,牡蛎 20 克,茯神 6 克,远志 6 克,浮小麦 30 克,竹叶 6 克,大黄 3 克,黄芪 20 克,金银花 6 克,射干 2.5 克,甘草 5 克。水煎服,每日 1 剂,早晚分服。

【按语】《灵枢·天年》:"人生十岁,五脏始定,血气已通,其气在下,故好动。"小儿素体纯阳,多动乃是常态,但好动过极则为病态。《灵枢·行针》:"重阳之人,其神易动,其气易往也……言语善疾,举足善高。"这指出了本病患者具有情绪不稳、活动过度的临床表现。《寿世保元》中提到:"徒然而忘其事也,尽力思量不来,为事有始无终,言谈不知首尾。"说明患儿活动过多,注意力不易集中,精神涣散,记忆力差。本病病位在心、脑,与肝、脾、肾相关,病机为心神失养或元神受扰,根本原因在阴阳平衡失调,即阴静不足,阴不制阳。患儿自幼多动,易发脾气,注意力不集中,记忆力减退,拟诊断为多动症(肝肾阴虚,肝阳上亢),治宜平肝潜阳、健脑益智。初诊采用补脑益智汤加减。枸杞子、龟板、巴戟天、杜仲补肾充脑；党参、白术、茯苓健脾益气；砂仁行气；黄连清热；木瓜通脑；加鹿角片以加重药力。针刺以滋阴潜阳、补肾平肝为主。合谷为手阳明原穴，太冲是足厥阴原穴，与百会、太溪并用，可起滋肾阴、平肝阳之效。曲池穴清热，能治运动系疾病，是治疗多动症、抽动症的主要穴位。取内关、神门以宁心安神，心俞、肾俞为心、肾的背俞穴，有补益心肾之功，补心以安神，补肾以滋水涵木。肝为风脏，经云"治风先治血，血行风自灭"，取胆俞、肝俞，其意就在其中。针药并施，八诊后症状明显改善。

五迟（1 例）

案. 侯某，男，3 岁 6 个月。2014 年 6 月 25 日初诊。

【主诉】 言语不利 2 年。

【现病史】 患者母亲于患儿 1 岁左右发现其言语发育等较同龄儿童欠佳，不愿发声讲话，语言学习困难，1 岁能叫爸爸妈妈，无法表达 3 个词以上长句。家长遂于上海交通大学医学院附属新华医院康复科检查平衡测定 FI100，高度跌倒风险。诊断为发育障碍，行康复及言语康复训练。家长为求进一步治疗，至门诊。患儿精神佳，活泼好动，但不能说短语句子，能理解简单指令。舌红，苔腻，脉弦。

【既往史】 家长否认家族遗传病史，否认手术外伤史。

【中医诊断】 五迟（语迟）。

【西医诊断】 发育迟缓。

【治法】 养心安神。

【处方】 针刺。

取穴：百会、哑门、灵道_{双侧}、阴谷_{双侧}、神庭、廉泉、足三里_{双侧}、三阴交_{双侧}、内关_{双侧}。

操作：使用 0.5 寸短针。廉泉向舌根方向斜刺。余各穴浅刺，哑门、阴谷捻转泻法，余穴位捻转补法，不留针。10 次为 1 个疗程。

每周治疗 1 次。

1 个疗程后复诊，孩童母亲诉男孩已能讲简单语句。舌脉无明显变化。针刺取百会、哑门、灵道_{双侧}、阴谷_{双侧}、神庭、廉泉、三阴交_{双侧}、内关_{双侧}、合谷_{双侧}、太冲_{双侧}穴。治疗 2 个月后，男孩发声较前明显增多，舌红，苔薄黄，脉细。上海交通大学医学院附属新华医院脑电图检查显示正常；康复评定结果：粗大运动测量88 77.46，精细运动高88，构音62，理解60。针刺取百会、哑门、灵道双侧、神庭、间使双侧穴。嘱患儿家属继续门诊针灸治疗配合上海交通大学医学院附属新华医院康复治疗，促进其言语发育。

【按语】　本病案中患儿属于儿科中语迟（五迟之一）。五迟乃先天不足，后天调养失宜。五迟仅见一二症者，病情较轻。而语迟即言语不利，其病位不外乎与心、脾、肾三脏有关，乃脾肾不足及心。精血虚衰，不能充养于心，心气不和，为形成语迟的主要原因。心气不和，其心不能上通，脾不能运动舌本，肾不能上交于心，其病口能张，舌能转，而枢机不利焉。智力不充，而见语迟。而另有风、火、痰、湿、气、血为致病之标。患儿舌红，苔腻，脉弦可知其内有湿热之故。廉泉属任脉、阴维之会，刺之可清利咽喉、通调舌络；灵道为心经经穴，心开窍于舌，心血充足则故舌得濡养而言语自如。配廉泉，有利舌启闭的作用，主治舌强，暴喑。阴郄为心经郄穴，泻之祛邪以通利经脉。配足三里、三阴交健脾滋肾，以固先天后天之精。百会、神庭头部穴位，刺之复阳气以养神培精，促进患儿发育。高老认为该患儿过小，脏腑娇嫩，得气较易，故不留针。《针灸资生经·口暗哑》指出，治颈项强，舌缓不能言，失音不能语，舌急，取哑门。哑门一名舌本，一名舌厌，督脉，阳维之会，入系舌本，则是穴也，其舌本所系欤。凡舌缓不能言者，宜治此。哑门为治疗言语困难的有效穴。

后治疗3次，取哑门、廉泉等穴开音之功，取合谷、太冲调肝清肠，以祛湿化浊。复以灵道、间使、百会、神庭等穴，养心安神，滋养心血，益智健脑，以期其尽快恢复。后期患者外邪以去，治病求本，以养心安神为主。小儿本有生长发育较快的特点，针灸之于五迟患者起培补之功，调节脏腑功能以治疗促进其生长发育，期望努力达到正常儿童水平。

遗尿（2例）

案1. 陈某，男，8岁。2015年6月24日初诊。

【主诉】　自幼夜间遗尿。

【现病史】　每晚需家人叫醒排尿1～2次，否则就会小便自遗而色清，自幼如此。经西医治疗，症状未见改善。上海中医药大学附属岳阳中西医结合医院摄X线提示：$S_1 \sim S_2$隐裂。饮食及大便正常，易汗出，尤其是脚汗特别多，每日放学回家，脚底被汗浸得发白。苔薄，脉细。

【既往史】　有慢性鼻炎病史。

【中医诊断】 遗尿。

【西医诊断】 遗尿、骶椎隐裂。

【治法】 补益肝肾。

【处方】

（1）针刺：取气海、关元、水道_{双侧}、列缺_{双侧}、三阴交_{双侧}、肾俞_{双侧}、次髎_{双侧}、涌泉_{双侧}、复溜_{双侧}、合谷_{双侧}穴。

操作：患者先仰卧位，常规消毒，用 1.0 寸爪切捻转刺入气海、关元、水道、涌泉、合谷，得气后，行捻转补法。气海、关元与三阴交接电针，留针 20 分钟。患者改俯卧位，常规消毒，用 1.0 寸爪切捻转刺入肾俞、次髎，得气后，行捻转补法。肾俞与次髎接电针，留针 20 分钟。起针后，于腰骶部拔罐，留罐约 10 分钟。

每周治疗 2 次。

（2）方药：黄芪 9 克，桑螵蛸 9 克，补骨脂 9 克，石菖蒲 9 克，远志 6 克，龙骨^{先煎}15 克，牡蛎^{先煎}30 克，龟板^{先煎}15 克，茯神 9 克，覆盆子 12 克，菟丝子 15 克，僵蚕 3 克，金樱子 9 克，益智仁 24 克，芡实 9 克。水煎服，每日 1 剂，早晚分服。

【二诊】 2015 年 7 月 1 日。

（1）针刺：取穴、治疗同前。

（2）方药：原方加台乌药 9 克。水煎服，每日 1 剂，早晚分服。

【三诊】 2015 年 7 月 8 日。

（1）针刺：取穴、治疗同前。

（2）方药：太子参 15 克，黄芪 9 克，桑螵蛸 9 克，补骨脂 9 克，石菖蒲 9 克，远志 6 克，茯神 9 克，菟丝子 9 克，金樱子 9 克，牡蛎^{先煎}24 克，台乌药 9 克，益智仁 9 克，僵蚕 3 克，龟板^{先煎}9 克，炙甘草 6 克。水煎服，每日 1 剂，早晚分服。

【四诊】 2015 年 7 月 15 日。

经针灸治疗 3 次后，脚汗明显减少。

（1）针刺：取穴去涌泉、复溜，其余同初诊。

（2）方药：太子参 9 克，黄芪 9 克，补骨脂 9 克，益智仁 9 克，石菖蒲 9 克，五味子 6 克，金樱子 9 克，菟丝子 9 克，台乌药 9 克，僵蚕 6 克，龙骨^{先煎}24 克，牡蛎^{先煎}24 克，夜交藤 15 克。水煎服，每日 1 剂，早晚分服。

【五诊】 2015 年 7 月 29 日。近几日未发生夜间遗尿。

（1）针刺：取穴同"四诊"。

（2）方药：太子参 9 克，黄芪 9 克，补骨脂 9 克，益智仁 9 克，柴胡 9 克，石菖蒲 9 克，五味子 6 克，台乌药 9 克，僵蚕 6 克，龙骨^{先煎}24 克，牡蛎^{先煎}24 克，桑螵蛸 9 克，夜交藤 15 克，金樱子 9 克，菟丝子 9 克，炙甘草 6 克。水煎服，每日 1 剂，早晚分服。

【六诊】 2015 年 8 月 10 日。

（1）针刺：取穴同"四诊"。

（2）方药：太子参 9 克，黄芪 9 克，补骨脂 9 克，益智仁 9 克，龙骨^{先煎}24 克，牡蛎^{先煎}24 克，桑螵蛸 9 克，夜交藤 15 克，金樱子 9 克，菟丝子 9 克，台乌药 9 克，炙甘草 6 克。水煎服，每日 1 剂，早晚分服。

【七诊】 2015 年 8 月 17 日。

（1）针刺：取穴同"四诊"。

（2）方药：太子参 9 克，黄芪 9 克，补骨脂 9 克，益智仁 9 克，柴胡 9 克，石菖蒲 9 克，五味子 6 克，台乌药 9 克，僵蚕 6 克，龙骨^{先煎}24 克，牡蛎^{先煎}24 克，桑螵蛸 9 克，夜交藤 15 克，金樱子 9 克，菟丝子 9 克，炙甘草 6 克。水煎服，每日 1 剂，早晚分服。

【八诊】 2015 年 8 月 24 日。

（1）针刺：取穴同"四诊"。

（2）方药：太子参 9 克，黄芪 9 克，补骨脂 9 克，益智仁 9 克，龙骨^{先煎}24 克，牡蛎^{先煎}24 克，桑螵蛸 9 克，夜交藤 15 克，金樱子 9 克，菟丝子 9 克，台乌药 9 克，僵蚕 6 克，炙甘草 6 克。水煎服，每日 1 剂，早晚分服。

【九诊】 2015 年 8 月 31 日。

（1）针刺同"四诊"。

（2）方药：太子参 9 克，黄芪 9 克，补骨脂 9 克，益智仁 9 克，龙骨^{先煎}24 克，牡蛎^{先煎}24 克，桑螵蛸 9 克，夜交藤 15 克，金樱子 9 克，菟丝子 9 克，台乌药 9 克，石菖蒲 9 克，僵蚕 6 克，炙甘草 6 克。水煎服，每日 1 剂，早晚分服。

【十诊】 2015 年 9 月 7 日。

（1）针刺：取穴同"四诊"。

（2）方药：太子参 9 克，黄芪 9 克，补骨脂 9 克，益智仁 9 克，柴胡 9 克，石菖蒲 9 克，五味子 6 克，台乌药 9 克，僵蚕 6 克，龙骨^{先煎}24 克，牡蛎^{先煎}24 克，桑螵蛸 9 克，夜交藤 15 克，金樱子 9 克，菟丝子 9 克，炙甘草 6 克。水煎服，每日 1 剂，早晚分服。

【十一诊】 2015 年 9 月 14 日。

（1）针刺：取穴同"四诊"。

（2）方药：太子参 9 克，黄芪 9 克，补骨脂 9 克，石菖蒲 9 克，远志 6 克，郁金 9 克，陈胆星 6 克，五味子 6 克，菟丝子 9 克，覆盆子 9 克，金樱子 9 克，僵蚕 6 克，桑螵蛸 9 克，台乌药 9 克，炙甘草 6 克。水煎服，每日 1 剂，早晚分服。

【十二诊】 2015年9月21日。

（1）针刺：取穴同"四诊"。

（2）方药：山药9克，太子参9克，益智仁9克，台乌药6克，鹿角霜9克，桑螵蛸9克，鸡内金9克，山萸肉9克，大熟地黄9克，茯苓9克，龙骨^{先煎}15克，牡蛎^{先煎}15克，覆盆子9克，巴戟天9克，补骨脂9克，菟丝子9克。水煎服，每日1剂，早晚分服。

【十三诊】 2015年10月12日。

近日受寒感冒，鼻塞，咳嗽有痰，食欲不振，无发热。

（1）针刺：取穴加印堂、上迎香^{双侧}、尺泽^{双侧}、天突穴。

操作：患者先仰卧位，常规消毒，用1.0寸针爪切捻转刺入印堂、上迎香、尺泽，得气后用捻转泻法，天突进针得气即出，不留针。

（2）方药：荆芥6克，防风6克，桔梗6克，百部9克，紫菀9克，陈皮9克，半夏6克，石韦12克，补骨脂9克，石菖蒲9克，益智仁9克，鸡内金9克，甘草6克。水煎服，每日1剂，早晚分服。

【十四诊】 2015年10月19日。

咳嗽已止，但仍有痰。

（1）针刺：取穴同"十三诊"。

（2）方药：太子参9克，黄芪9克，补骨脂9克，益智仁9克，石菖蒲9克，远志6克，郁金9克，五味子6克，龙骨^{先煎}24克，牡蛎^{先煎}24克，桑螵蛸9克，台乌药6克，覆盆子9克，鸡内金9克，甘草6克。水煎服，每日1剂，早晚分服。

【十五诊】 2015年10月26日。

感冒咳嗽已愈。夜间仍需家人叫醒排尿。

（1）针刺：取穴同"初诊"。

（2）方药：同"十四诊"。

【十六诊】 2015年11月2日。

（1）针刺：取穴同"初诊"。

（2）方药：太子参9克，黄芪9克，补骨脂9克，益智仁9克，石菖蒲9克，远志6克，台乌药6克，覆盆子9克，菟丝子9克，桑螵蛸9克，牡蛎^{先煎}24克，鸡内金9克，僵蚕6克，炙甘草6克。水煎服，每日1剂，早晚分服。

缩泉丸2瓶，自备，按说明书服用。

【十七诊】 2015年11月9日。近日感寒，鼻塞，咳嗽有痰。

（1）针刺：取穴同"十三诊"。

（2）方药：太子参9克，黄芪24克，桑寄生9克，茯苓9克，补骨脂9克，石菖蒲 9 克,陈皮 6 克,半夏 9 克,远志 6 克,益智仁 9 克,款冬花 9 克,紫菀 9 克,石韦 12 克,桔梗 6 克,炙甘草 6 克。水煎服,每日 1 剂,早晚分服。

【十八诊】 2015 年 11 月 16 日。

咳嗽已瘥。

(1)针刺:取穴同"四诊"。

(2)方药:同"十七诊"。

【十九诊】 2015 年 11 月 23 日。

(1)针刺:取穴同"四诊"。

(2)方药:太子参 9 克,黄芪 9 克,茯苓 9 克,补骨脂 9 克,石菖蒲 9 克,胆南星 6 克,益智仁 9 克,台乌药 6 克,夜交藤 15 克,牡蛎^{先煎}24 克,芡实 9 克,炙甘草 6 克。水煎服,每日 1 剂,早晚分服。

【二十诊】 2015 年 12 月 7 日。

近日感寒鼻塞,不闻香臭。

(1)针刺:取穴同"十三诊"。

(2)方药:原方加辛夷 6 克,白芷 6 克,川芎 6 克,细辛 3 克。水煎服,每日 1 剂,早晚分服。

【二十一诊】 2015 年 12 月 14 日。鼻塞已愈。

(1)针刺:取穴同"四诊"。

(2)方药:党参 9 克,黄芪 15 克,茯苓 9 克,补骨脂 9 克,益智仁 9 克,台乌药 6 克,牡蛎^{先煎}24 克,胆星 6 克,石菖蒲 9 克,芡实 9 克,鹿角片 6 克。水煎服,每日 1 剂,早晚分服。

针药结合治疗半年来,脚汗改善最明显,只治疗 3 次,即由脚汗淋漓恢复至正常出汗;慢性鼻炎也有较明显的好转,发作次数及严重程度比治疗前减轻;但夜间遗尿改变不大,每晚仍需叫醒一次方能避免尿床。

【按语】 遗尿是指年满 3 周岁以上,具有正常排尿功能的小儿,在睡眠中小便不能自行控制而排出,醒后方觉,并反复出现的一种病症。西医学认为单纯的遗尿是患儿缺乏规律排尿训练而致控制排尿功能不成熟所致,临床可分为持续型和再发型。前者指从未建立起自觉排尿;后者指患儿已不再遗尿,而间隔一段时间(至少 6 个月)后又出现遗尿,多由精神因素诱发。另外,泌尿系统异常、感染、隐性脊柱裂也可导致遗尿。

本病多因禀赋不足,任督未充;或病后体虚,导致肾气不足,下元虚寒,膀胱约束无权;或因脾肺气虚,上虚则不能制下,下虚则不能上承,膀胱约束无权,致使发为遗尿。偶因疲劳或饮水过多而遗尿者,不作病态论。肾气不足者,兼小便清长而频数,神疲乏力,面色苍白,畏寒肢冷,腰膝酸软,甚则肢冷恶寒,舌淡,脉沉迟无力。肺脾气虚者,兼白天小便频而量少,劳累后遗尿加重,面白无华,少气懒言,食欲不振,大便易溏,舌淡苔白,脉细无力。

本例患儿自幼禀赋素弱,夜间遗尿,属肾气不足,下焦虚汗而不能制约水道者。关元、气海为治疗遗尿之主穴,关元为任脉与肝、脾、肾三经交会穴,培补元气,益肾固本;气海为先天元气汇聚之处,主治"脏气虚惫,真气不足,一切气疾久不差";水道,顾名思义为水液之通道,主膀胱水邪为病;患者自幼遗尿,"久病伤气",气阴两虚、阴阳失调而有多汗的症状。《针灸资生经》云:"列缺,主汗出,四肢肿。"且列缺为八脉交会穴之一,通任脉,任脉循行阴部;又列缺属肺经络穴,肺为水之上源,能通调水道,故针刺列缺穴可调补水液代谢;三阴交可调摄肝、脾、肾三经经气;肾主水,肾司二便,取肾的背俞穴可温肾培元;次髎属足太阳膀胱经,是治疗泌尿生殖系统的常用要穴之一。现代研究也发现针刺次髎穴可调节膀胱功能;再加足少阴肾经之涌泉、复溜滋肾阴,复溜为治疗汗证的常用穴。诸穴合用,结合中药口服而起到滋阴益气敛汗、益肾固本之功效。本患者仅治疗3次,即由脚汗淋漓恢复至正常出汗。本例患者为由骶椎隐裂所致之小儿遗尿,较为难治,需待骶椎愈合方能彻底治愈。

针灸对功能性遗尿疗效较好。但对某些器质性病变引起的遗尿,应治疗其原发病。治疗期间嘱家属密切配合,控制患儿睡前饮水,夜间按时唤醒排尿,逐渐养成自觉起床排尿的良好习惯。

案2. 顾某,男,7岁。2014年8月11日初诊。

【主诉】 自小遗尿至今。

【现病史】 自小白天排尿无力,滴滴答答,经常尿裤子,夜间每隔1小时即需提醒小便,否则就会尿床,苔薄黄,脉弦。

【既往史】 无。

【中医诊断】 遗尿。

【西医诊断】 遗尿。

【治法】 补益肝肾。

【处方】

(1)针刺:取百会、中脘、气海、关元、水道_{双侧}、足三里_{双侧}、三阴交_{双侧}、肾俞_{双侧}、肝俞_{双侧}穴。

操作:患者先仰卧位,常规消毒,用1.0寸针爪切捻转刺入穴位,中脘、气海、关元、水道、足三里、三阴交,得气后,行捻转补法。气海、关元与三阴交接电针,留针 20 分钟。

患者改俯卧位,常规消毒,用 1.0 寸针爪切捻转刺入肝俞、肾俞,得气后,行捻转补法。肝俞与肾俞接电针,留针 20 分钟。

起针后,于腰骶部拔罐,留罐约 10 分钟。

每周治疗 1 次。

(2) 方药:太子参 12 克,茯苓 9 克,山药 12 克,白术 9 克,益智仁 9 克,乌药 9 克,芡实 9 克,补骨脂 9 克,鹿角胶 9 克,鸡内金 9 克,海螵蛸 9 克,桑寄生 9 克,覆盆子 9 克,僵蚕 6 克,炙甘草 6 克。水煎服,每日 1 剂,早晚分服。

经过 4 个月的针药结合治疗后,患儿白天排尿基本正常,夜间只需叫醒 1~2 次,不再每隔 1 小时叫醒。停止治疗后 1 年内,小便未见异常。2016 年 1 月因考试紧张,出现白天遗尿现象,夜间排尿 1 次,经高老同法治疗 3 个月后(至 2016 年 4 月)基本痊愈。

【按语】 3 岁以上小儿睡眠中小便自遗,醒后方觉称之为遗尿。本病病位在膀胱,与任脉及肾、脾、肺、肝关系密切。《灵枢·九针论》中"膀胱不约为遗溺",其病机为膀胱与肾的气化功能失调,膀胱约束无权。《仁斋直指·小儿附遗方论·大小便诸证》将"其水出而不禁,谓之遗尿。睡里自出,谓之尿床"。现代医学认为,本病可由脑排尿中枢发育不健全,脊髓反射弧失常,泌尿生殖系统畸形、病变,以及局部性刺激,腰骶椎隐裂等因素所致。本案例中患儿自小排尿无力,或先天禀赋不足,或从小习惯不良,无论白天或夜间,均有小便无法自控的症状。拟诊断为小儿遗尿(肝肾不足),治宜补益肝肾、温肾固涩。方用四君子加缩泉丸,佐以温肾固摄之药。针以背俞穴之肾俞、肝俞为主,补益肝肾,关元为任脉与足三阴之交,佐以气海可培补元气。《保赤存真·二便症治》曰"凡小便自遗为寒",故采用齐刺之法,关元,直入一,左右水道穴,傍入二,以祛下焦之寒。三阴交为肝、脾、肾三阴经交会穴,足三里为胃之下合穴,中脘乃胃之募,三穴配合可健脾益气,共奏益肾固本之效。针药并治,疗效明显。

带状疱疹(2 例)

案 1. 王某,男,79 岁。2016 年 3 月 7 日初诊。

【主诉】 右侧腰部皮肤灼热疼痛 9 天。

【现病史】 9 天前,患者感到右侧腰部发紧,疼痛,以为是岔气,经家属刮痧后未缓解。之后右侧腰部皮肤上出现红斑、丘疹,排列成带状,局部灼热疼痛,连及右胁肋,经家中的针灸医生局部围刺,口服抗病毒口服液治疗 3 天,疼痛稍轻。患者平素很少发脾气,但稍有心事,极易烦躁,失眠,头晕。近因患部疼痛,严重影响睡眠,现烦躁不安,舌红,苔薄黄,脉滑数。

【既往史】 神经性耳聋病史 20 年。

【中医诊断】 缠腰火丹。

【西医诊断】 带状疱疹。

【治法】 清化湿热,解毒止痛。

【处方】

(1) 针刺:取局部阿是穴、夹脊穴、曲池_{双侧}、外关_{双侧}、合谷_{双侧}穴。

操作:患者俯卧,疱疹局部消毒后,用皮肤针叩刺至微微出血,然后在出血部位加拔火罐,5 分钟后起罐。用酒精棉球擦干血迹,再次消毒,用 1.5 寸毫针沿皮损部位围刺,针尖由外围指向皮损中心。

常规消毒穴位皮肤,用 1.5 寸毫针,双手爪切进针,针刺病变部位对应的腰夹脊穴,曲池、外关、合谷得气后,用捻转泻法,留针 20 分钟。

每日治疗 1 次。

(2) 方药:龙胆草 15 克,生地黄 9 克,车前子 9 克,栀子 9 克,黄芩 9 克,柴胡 6 克,泽泻 12 克,当归 3 克,木通 9 克,板蓝根 15 克,马齿苋 60 克,甘草 6 克。水煎服,每日 1 剂,早晚分服。

阿昔洛韦乳膏,局部外用,每日 4~6 次,连用 7 天。

本案例患者因治疗及时,方法得当,从起病到治疗结束仅 17 天,疱疹及疼痛完全消失,仅皮肤有色素沉着,无后遗神经痛。

【按语】 带状疱疹是由水痘-带状疱疹病毒引起的急性感染性皮肤病,中医称为"缠腰火丹""蛇串疮",春秋季多发。发病时皮肤出现有红晕的小水疱或丘疱疹,累累如串珠,排列成带状,沿一侧周围神经分布区出现,局部刺痛。本案例患者平素即有肝郁之象,遇感邪毒而发疱疹,治以清化湿热,解毒止痛,针灸治疗取夹脊穴、曲池、外关、合谷,以及病变局部刺络拔罐、围刺,患者第 1 次刺络拔罐后,顿觉腰部疼痛明显减轻。后感前胸与右腰部疱疹对应的部位皮肤发紧、刺痛,但肤色无异常,右胁偶有游走性疼痛。宗照前方,在腰部疱疹局部及前胸刺痛部位刺络拔罐、围刺。患者自述,每次刺络拔罐后,疼痛立减大半。连续 8 天治疗后,腰部疱疹消失,局部皮肤颜色较深,但无不适感。前胸部疼痛也已消失,病变局部偶有痒感,已能安睡。

案 2. 董某,男,47 岁。2016 年 9 月 7 日初诊。

【主诉】 右侧胸肋部及后背疼痛 10 个月。

【现病史】 2015 年 12 月 15 日自觉右侧后背痛,5 日后局部出现红斑及水泡,呈带状分布,伴有烧灼样疼痛。于静安区中心医院就诊,确诊带状疱疹,对症治疗(具体用药不详),结合光疗,1 周后局部疱疹结痂,但持续性、烧灼样疼痛未见缓解。2016 年 2 月就诊上海市普陀区某医院疼痛科,行封闭治疗,疼痛未能缓解,衣服触碰皮肤,即感疼痛难忍。2016 年 3 月就诊于上海某中医医院,行 24 小时止痛泵治疗 2 次,48 小时治疗结束后,疼痛加重,触碰明显,衣服摩擦、水流刺激均可加重疼痛。后曾就诊于私人诊所,用三棱针局部散刺治疗,疼痛略减。因担心其非正规医院,遂来就诊。

体格检查:右侧肩胛骨下方(第 8～10 肋间)带状色素沉着约 25 cm×10 cm,右侧腋前线至锁骨中线之间第 5～6 肋间约 9 cm×5 cm,微肿。轻触即疼痛难忍,十分痛苦,平日需以手护胸,尽量减少衣物触碰,曾尝试穿妻子的文胸以保护患部,但不能如愿。

【既往史】 无其他病史。

【中医诊断】 蛇串疮、缠腰火丹。

【西医诊断】 带状疱疹后遗症。

【治法】 解毒止痛。

【处方】 针刺。

取穴:局部阿是穴。

操作:病变局部消毒,用 1.5 寸毫针围刺,针尖由外围平刺向病变中心,每针间隔 1.5～2 cm,长轴两侧连接电针,刺激 20 分钟。

起针后,再次消毒病变部位,用皮肤针局部叩刺,至点状出血,然后加拔火罐,留罐 10 分钟左右,用消毒棉球擦干血迹。

每周治疗 2 次。

治疗 4 次后,局部皮肿消退,色素沉着变浅,疼痛明显减轻,疗效显著,患者信心大增。治疗 2 个月后,持续性疼痛消失,后背偶发闪电样疼痛,持续时间较短,疼痛部位的范围已明显缩小,触痛轻微,能忍受,不再需要以手护胸。此后,治疗频率改为每周治疗 1 次,方法同前。

【按语】 带状疱疹,属现代医学名。中医病名见《疡科选辨》之蛇串疮、蛇丹、缠腰火丹等。本病是以突发单侧簇集状水疱,呈带状分布,并伴有烧灼刺痛为主症的病证。好发于春、秋两季,多见于腰腹、胸背及颜面部。现代医学认为本病是由水痘-带状疱疹病毒所致,发病时疱疹常沿一侧周围神经分布区出现,多伴有局部刺痛。

本病多因情志内伤,或因饮食失节而致肝胆火盛,由心、肝二经火邪湿毒凝结而成,初起患处刺痛发红,继而出现小水疱群,呈带状排列,多为单侧发病,因呈带状排列,故现代医学称谓"带状疱疹"。本例患者发生在胸肋部,病程已有 10 个月,因病发后治疗方法欠妥,疗效欠佳,致使邪气久留于肌肤,病程迁延。故虽疱疹消失,但局部皮肤色素沉着,疼痛难忍,证属余邪留滞,血络不通,即带状疱疹遗留神经痛。病势虽衰,然火热湿毒之邪未尽,采用局部阿是穴围针刺并点刺拔罐,刺血后可引火毒外出,瘀滞祛除,新血得生,病损局部再获气血濡养,而起到活血通络止痛的功效。治疗期间,可见刺络放血的初期,血色暗黑,为中医所称之"恶血"。"恶血不去,新血不生"。随着治疗次数的增加,刺络放血的血色逐渐由暗黑转变为鲜红,即为"新血"得生,患病部位得到新血的濡养,症状也随之消失。

荨麻疹(2 例)

案 1. 庄某,女,35 岁。2016 年 1 月 28 日初诊。

【主诉】 周身发红疹成块 4 个月。

【现病史】 4 个月前无明显诱因下出现全身皮疹,色红,无渗液、无紫斑,后反复发作。苔薄白,脉弦数。

【既往史】 既往体健。

【中医诊断】 风疹。

【西医诊断】 荨麻疹。

【治法】 疏风清营。

【处方】

(1)针刺:取大杼_{双侧}、曲池_{双侧}、血海_{双侧}、足三里_{双侧}、气海_{双侧}、三阴交_{双侧}、关元_{双侧}、阳陵泉_{双侧}穴。

操作:嘱患者坐位,穴位常规消毒,采用 1.5 寸毫针,爪切捻转进针,曲池、血海、大杼、阳陵泉行捻转泻法;三阴交、足三里、关元、气海行捻转补法,留针过程中每针均灸枣核型大小艾绒,1 炷即可。取针后在背部针刺部位加拔火罐,留罐10 分钟。

每周治疗 1 次。

(2)方药:苦参 15 克,白鲜皮 15 克,川连 3 克,蛇床子 15 克,荆芥 6 克,防风 6 克,牛蒡子 10 克,连翘 10 克,金银花 10 克。水煎服,每日 1 剂,早晚分服。

三诊时患者诉产后至今失眠,针刺取百会_{双侧}、内关_{双侧}、神门_{双侧}、足三里_{双侧}、三阴交_{双侧}、血海_{双侧}穴。

四诊时患者睡眠治疗即改善,针刺取百会_{双侧}、内关_{双侧}、神门_{双侧}、足三里_{双侧}、三阴交_{双侧}穴。

五诊时患者诉症状时好时坏,继续针刺治疗。

六诊时患者症状明显改善。

七诊时患者皮疹较前明显改善,针灸治疗后有困意。针刺取百会_{双侧}、内关_{双侧}、神门_{双侧}、足三里_{双侧}、三阴交_{双侧}穴。

【按语】 本病名称比较混乱,又称瘾疹、荨麻疹、风疹块等。其实这都是一种疾病,名称各异而已。但有的书上也意指风疹在内,其实不然,风疹中医称之为风病。因此容易混淆,高老认为瘾疹、风疹块与西医的荨麻疹是一类病,而风疹(风痧)是小儿的常见病,因感染风热时邪郁于肺胃而发于肌肤的一种传染性疾病。临床上可伴有低热头痛、食欲减退、流涕、咽痛、结膜发炎等上呼吸道感染症状。实验室检查可见白细胞总数减少、淋巴细胞增多等指标,而瘾疹不具备这些症状和实验指标,它是常见的过敏性疾病,其发病机制是腠理不固,风、湿、热邪袭于肌肤,郁于血脉而成,皮肤出现大小不一的风团,小的如麻疹,大的如豆瓣。风热者,丘疹色鲜红,剧痒,灼热,舌红,脉浮数。风寒者,则丘疹色白,剧痒,恶风,舌苔薄白,脉浮弦。风湿者,疹色微红,兼胸闷,四肢困重,舌厚腻。若反复发作,经久不愈,多为气血亏虚。

本例患者之瘾疹内在因素为血燥,外在因素主要是感染风寒之邪。故治疗取阳明经穴并加项部的大杼疏风通络,取血海调养阴血,配以祛风解表、清热止痒之中药。至四诊时症状已明显改善,后仍以针灸治疗为主,患者诉睡眠欠佳;针灸取穴加百会、神门,为治疗失眠之要穴,气海、关元固肾培元,兼以调和营卫,睡眠症状改善。

案2. 赵某,男,14岁。2013年6月19日初诊。

【主诉】 四肢皮肤瘙痒2年余。

【现病史】 患者2年前于春季感冒痊愈后出现四肢皮肤瘙痒,伴见大小不一成片高于皮肤红色肿块,抓挠后团块明显增大。于外院皮肤科治疗用药(具体用药不详),后皮疹消退。遗留皮肤瘙痒症状,于夏季加重,冬季减轻。发作时无恶寒发热,无胸闷、呼吸困难,无腹痛、腹泻。颈后皮肤因反复抓挠使皮肤粗糙、暗。平素课业繁忙,时有口干,心烦,夜寐一般,胃纳佳,二便调。舌红,苔薄偏黄,右手寸脉弦细。

【既往史】 曾患哮喘,后治愈。

【中医诊断】 瘾疹。

【西医诊断】 荨麻疹。

【治法】 养阴清热祛风,配合中药清热止痒。

【处方】

(1) 针刺:取大椎_{单侧}、定喘_{双侧}、肺俞_{双侧}、百虫窝_{双侧}、三阴交_{双侧}、曲池_{双侧}穴。

操作:嘱患者坐位,穴位常规消毒,采用 1.5 寸毫针,爪切捻转进针,百虫窝、大椎、曲池行捻转泻法;三阴交、定喘、肺俞捻转补法,留针过程中每针均灸枣核型大小艾绒,1 炷即可。取针后嘱患者俯卧,于定喘、肺俞部位加拔火罐。

每周治疗 1 次。

(2) 方药:太子参 15 克,土茯苓 15 克,苦参 30 克,白藓皮 30 克,黄柏 15 克,蛇床子 15 克,荆芥 15 克,防风 15 克,小川连 3 克,生黄芪 30 克,功劳叶 15 克。水煎服,每日 2 次,每次 200 mL,口服。

嘱患者注意饮食清淡,忌海鲜鱼虾,劳逸结合。

1 个月后复诊,患者近日肠胃不适,舌红少苔,脉沉细。守初诊方药不变,针刺加足三里补法,余手法操作不变。后患者继续治疗 8 次,皮肤瘙痒明显好转,且胃口渐佳。

【按语】 瘾疹,西医称荨麻疹,为多发性、过敏性皮肤病。本病的病因和发病机制复杂。其发病主要与素体禀赋不足,卫外不固有关。患者其腠理不密,卫阳不固,汗出当风,风邪内扰,后日久化热,伤及阴液,久病不愈,而成慢性荨麻疹。舌红,苔偏黄,佐证其内有里热,风热搏结,营卫失调,固见皮肤瘙痒。选用曲池、大椎清泻内热。百虫窝经外奇穴有疏风养血的作用,是治疗风疹、湿疹、皮肤瘙痒的特效穴位。患者曾患哮喘病,故选用定喘、肺俞有主治支气管炎、哮喘等作用的穴位,以调补肺气。患者肠胃不适,加用足三里调补后天脾胃,固护肌表。

高老认为荨麻疹多为血中有热,故以清热为主。选用百虫窝、血海等穴养血清热疏风,为极佳之穴。根据多年临床经验发现荨麻疹同脾胃功能紊乱有关,荨麻疹患者多脾胃功能不佳,故在治疗中亦多加注意调补脾胃。中药亦以祛风清热为主,更兼加黄芪、太子参固护卫气,标本同治。

湿疹(1 例)

案. 李某,女,37 岁。2016 年 5 月 18 日初诊。

【主诉】 周身反复泛发皮疹伴瘙痒 8 年余,加重 1 月余。

【现病史】 患者 2008 年生育后右下肢外侧出现皮疹,瘙痒剧烈,后反复发作,皮疹面积逐渐扩大,遂至某医院皮肤科就诊,予外用尿素霜外敷,口服凉血合剂(清热凉血)等治疗,症情较平稳。1个月前,患者无明显诱因下,突然出现症情加重,双下肢及胸前泛发皮疹,瘙痒难耐,皮肤部分糜烂,有渗出,皮肤科予黄柏液湿敷,症情未明显好转。刻诊:患者神清,精神一般,胃纳可,夜寐不佳,舌红,苔黄,脉滑。

【既往史】 患者平素体健,否认高血压、糖尿病、冠心病等慢性病史,否认结核、肝炎等传染病史,外伤史,中毒史,输血史。

【中医诊断】 湿疮病。

【西医诊断】 湿疹。

【治法】 清热利湿、祛风润燥。该病以针灸治疗为主,辅以中药内服。

【处方】

(1)针刺:取大椎_{双侧}、曲池_{双侧}、外关_{双侧}、血海_{双侧}、足三里_{双侧}、三阴交_{双侧}穴。

操作:患者取坐位,穴位常规消毒。爪切捻转进针,采用1.5寸毫针针刺,局部以 TDP 照射。

每周治疗2次。

(2)方药:当归10克,熟地黄10克,鸡血藤15克,荆芥6克,防风6克,五味子10克,杏仁10克,川芎6克,苦参10克,丹皮10克,白鲜皮15克,黄柏10克,野菊花15克,生甘草6克。水煎服,每日1剂,早晚分服。

二诊时患者瘙痒明显减轻,证治同前。五诊时皮疹尚有散发,无渗出。针刺取穴:大椎、曲池_{双侧}、血海_{双侧}、足三里_{双侧}、三阴交_{双侧}。

十诊时患者小腿部皮肤已结痂,微痒。症治同前。

十一诊时痊愈,仅遗留少量色素沉着。

【按语】 湿疹,临床以皮损对称分布,多形损害,剧烈瘙痒,有渗出倾向,反复发作、易成慢性为主要表现,患者反复周身泛发皮疹,双下肢尤甚,瘙痒剧烈,稍有渗出等表现均可明确诊断。中医认为,湿疮病为血分燥热,以致风毒流于皮肤,脾气受损,失其健运,湿热内生,此患者未使用温针灸法,高老认为,本病由风、湿、热邪侵犯肌肤所致,其急性期多有湿热所引起,因反复发作,转为慢性期,还需考虑血虚之顾,故治疗时除上述穴位以外还必须加膈俞、肝俞、足三里。温针灸法意取其温暖,艾条温通经络,本病属湿热内蕴证,温针灸对慢性病、阴寒之病更为相宜。对于阳实证患者多采用单纯针刺治疗。本案治当清热利湿、祛风润燥为主旨,高老认为血海属脾经穴位,善治各种血症,合谷、曲池疏散风邪,曲池有清邪热之功,配大椎能清血分之热,三阴交除水渗湿、养血合营之外,还有主治脾胃、益肝肾的作用可主治瘾疹。外关、三阴交靠近手掌及小腿下端皮疹多发部位,加强近治作用;大椎属督脉,为诸阳之会,有清热、抗炎、减轻炎症渗出之功,意取其提升诸经之阳气、疏风通络之效。配以中药清热凉血、祛风止痒,共治其证。

腓肠肌痉挛(1例)

案. 顾某,男,59岁。2014年10月24日。

【主诉】 两小腿发胀抽筋3个月。

【现病史】 两小腿肿胀,活动后尤甚,两小腿时有抽筋,筋脉牵制拘急,如筋扭转急痛的感觉,平时不动时胀痛减轻,已3个月,苔黄腻,脉沉。

【既往史】 无。

【中医诊断】 转筋。

【西医诊断】 腓肠肌痉挛。

【处方】 针刺。

取穴:阳陵泉_{双侧}、承筋_{双侧}、承山_{双侧}。

操作:嘱患者俯卧位,穴位常规消毒,采用1.5寸毫针,爪切捻转进针,诸穴行捻转泻法,留针过程中每针均灸枣核型大小艾绒,1炷即可。取针后于针刺部位加拔火罐。

每周治疗1次。

二诊患者诉经治疗后症状略有好转,追问病史,患者有腰椎间盘突出症病史。针刺取穴:肾俞_{双侧}、大肠俞_{双侧}、上髎_{双侧}、次髎_{双侧}、委中_{双侧}、承筋_{双侧}、承山_{双侧}、阳陵泉_{双侧}。

三诊后患者抽筋已止。经7次治疗基本痊愈。

【按语】 “转筋”的证名出自《灵枢·阴阳二十五人》,类同现代医学的腓肠肌痉挛,又俗称“小腿抽筋”,多由血气不足、风冷或寒湿传袭所致。本病属于特发性肌痉挛和肌肉痛症中最常见的类型。中医学中将“筋肉挛缩旋转、不可屈伸”称为“转筋”。《灵枢·本输》曰“转筋者,立而取之”;《灵枢·阴阳二十五人》曰:“足太阳之下……血气皆少,则善转筋,踵下痛。”此症又常并发于霍乱、吐泻之后,津液暴失、气阴两伤、筋脉失养所成。因此高老取局部的承山、承筋穴来治疗该病。阳陵泉为筋会,治疗转筋效果好。之后了解到患者有腰椎间盘突出症病史,高老取穴上也调整为加用腰骶部的背俞穴和上髎、次髎穴,既治标又治本。

委中毒（1例）

案. 沈某，女，58岁。2016年6月1日初诊。

【主诉】 右腿弯酸痛肿胀1年余。

【现病史】 右腿弯处酸痛肿胀不能用力屈曲，腘中坚硬，微红、微肿，有小腿抽筋的病史。刻诊：右侧腘窝处肿胀酸痛，按之腘窝坚硬未溃，汗出甚多。胃纳可，二便调，夜寐尚安。舌淡，苔薄，脉濡。

【既往史】 小腿抽筋史。

【中医诊断】 委中毒。

【西医诊断】 腘窝淋巴结炎。

【治法】 活血化瘀，清热利湿，敛汗。

【处方】

（1）针刺：取委中_右侧_、委阳_右侧_、承山_右侧_、阳陵泉_右侧_穴。

操作：嘱患者俯卧位，穴位常规消毒，采用1.5寸毫针，爪切捻转进针，平补平泻。每周治疗1次。

（2）方药：当归10克，赤芍10克，桃仁10克，生大黄3克，川芎6克，苏木6克，丹皮15克，瓜蒌仁15克，槟榔6克，枳壳6克，紫花地丁15克。水煎服，每日1剂，早晚分服。

二诊时患者腿弯胀痛及汗出已见明显好转。遵原方续治。

三诊时腿弯胀痛已明显好转，时感胸腹胀闷不适，针刺取穴在原方基础上加中脘、气海、支沟。

四诊时诸症均已明显改善，继治同前。

五诊时诸症均已明显好转，仍时有汗出。针刺治疗同前，方药：茵陈10克，黑山栀子10克，桂枝6克，白芍12克，黄芪24克，茯苓10克，丹皮10克，柴胡10克，麦冬12克，五味子6克，龙骨24克，牡蛎24克，浮小麦30克，薏苡仁24克，炙甘草6克。水煎服，每日1剂，早晚分服。

【按语】 委中毒，病名出于《证治准绳》，原属于疮疡一类病症，因为生于腘窝部，故名为委中毒，其症多由于积热于胆经、膀胱经而成，以后将此类病机所产生的局限于腘窝部疼痛的病症统称为"委中毒"。其特点是腘窝部疼痛，皮色不红，小腿屈伸不利，愈后可有短期屈曲难伸。本病类似于西医的腘窝部的急性淋巴结炎，常由于患肢溃破、足跟皲裂、冻疮溃烂、足癣、湿疹等感染毒邪，以致湿热下注,流于脉络,气血凝滞而成。针刺配合中药益气和血、利湿通络,方药简单,取穴简洁,仅针刺即可,效果佳。

耳鸣及耳聋(3例)

案1. 李某,女,34岁。2013年11月10日初诊。

【主诉】 双耳鸣响10年余。

【现病史】 患者10年前参加工作后自觉双耳有鸣响,声低连续无间断,夜间较甚。幼时疲劳后曾有耳内鸣响,后鸣响消失。因工作疲劳后耳鸣加重,影响生活。患者至外院检查,耳部检查鼓膜完整。电测听检查双耳听力基本正常。耳鸣测定:左耳8 000 Hz×75 dB,右耳8 000 Hz×70 dB。平素易疲劳,腰膝酸软,畏寒,面色暗沉,夜寐差。舌淡,苔薄白,脉沉细无力。

【既往史】 无高血压、糖尿病等慢性内科疾病。

【中医诊断】 耳鸣。

【西医诊断】 神经性耳鸣。

【治法】 补肾益精。

【处方】 针刺。

取穴:翳风_{双侧}、耳门_{双侧}、侠溪_{双侧}、中渚_{双侧}、太溪_{双侧}。

操作:患者坐位,穴位常规消毒,采用1寸毫针,翳风捻转泻法,太溪提插补法。于耳门穴斜向下针刺透听会,耳门、翳风接于电针正极,侠溪、中渚接于电针负极。

每周治疗1次。

患者经3次治疗自觉症状稍好转,双耳内鸣响声减轻。治疗仍以补益肾精、滋阴潜阳之法,加用三阴交、合谷,余取穴不变,电针亦同。后继续沿用上方治疗14次。后患者诉耳鸣明显减轻,已不影响生活。

【按语】《灵枢·邪气脏腑病形》"十二经脉……其别气走于耳而为听",其中听力与肝、胆、肾、脾的关系尤为密切。本病案中患者乃先天肝肾不足,其自幼耳鸣,故治疗以调补肝肾为主。然精气不足,不能上通于耳。因而耳鸣的治疗多采用了整体辨证与局部治疗相结合的方法。耳门为手少阳三焦经穴,主治耳鸣、耳聋、眩晕等症状,有开窍聪耳之效,电针刺激耳门穴治疗神经性耳鸣效果肯定。补益太溪、三阴交治病求本调养肝肾。

高老认为耳鸣多因气血不足,宗脉则虚,风邪乘虚,随脉入耳,与气相搏,故为耳鸣。治疗耳鸣,采用电针效果佳。耳周局部取穴电针,在治疗中给予一种持续的刺激,引起耳部血管的舒缩,加快了耳部的血液循环,促进耳部炎症的吸收,为耳神经的康复提供物质基础。

案 2. 王某,女,70 岁。2015 年 4 月 23 日初诊。

【**主诉**】 左耳蝉鸣 3 个月。

【**现病史**】 近 3 月来,左耳蝉鸣,如箫声,常鸣而声细,早晨起床时较甚,并伴头晕,口苦,咽干,肢体倦怠,食少便溏,经服中药治疗,症状未见改善,现耳鸣,伴头晕腰酸,听力减退。舌胖,边有齿痕,苔黄,脉弦细。

【**既往史**】 无。

【**中医诊断**】 耳鸣。

【**西医诊断**】 耳鸣。

【**治法**】 补肝益肾。该病以针药结合治疗。

【**处方**】

(1)针刺:取耳门_{左侧}、翳风_{左侧}、中渚_{右侧}、百会、阳溪_{左侧}、腕骨_{左侧}、肾俞_{左侧}、肝俞_{左侧}穴。

操作:患者先仰卧位,常规消毒穴位皮肤,用 1.5 寸毫针,双手爪切捻转进针,得气后,耳门、翳风、百会、中渚、阳溪、腕骨,行平补平泻法;耳门与中渚接电针,留针 20 分钟。

患者改俯卧位,常规消毒穴位皮肤,用 1.5 寸毫针,双手爪切捻转进针,得气后,肾俞、肝俞行捻转补法,留针 20 分钟。治疗过程中,以 TDP 照射背腰部。

起针后,于背腰部拔火罐,留罐约 10 分钟。

每周治疗 2 次。

(2)方药:党参 9 克,黄芪 15 克,当归 9 克,柴胡 6 克,升麻 3 克,茯苓 12 克,山药 12 克,山萸肉 12 克,熟地黄 24 克,丹皮 9 克,泽泻 9 克,龟板 9 克,五味子 6 克,牛膝 9 克,灵磁石 60 克。水煎服,每日 1 剂,早晚分温服。

患者初次治疗后,症状即有改善,五诊时耳鸣明显好转,治疗 10 次诸症消失。

【**按语**】 耳鸣是指单耳或是双耳出现耳内鸣响,如蝉如潮,妨碍听觉;甚则听力减退,耳鸣、耳聋常伴发出现。西医认为耳部疾病、血管性疾病,以及自主神经功能紊乱、自主神经紊乱、脑供血不足等全身疾病、过度疲劳等均可造成耳鸣,内耳的血管痉挛常是耳鸣发生的重要原因。中医认为耳鸣的内因多由恼怒、惊恐,肝胆风火上逆,以致少阳经气闭阻;或痰热郁结,壅遏清窍;或肾虚气弱,肝肾亏虚,精气不能上濡于耳而成。外因多由风邪侵袭,壅遏清窍;亦有因突然暴响震伤耳窍引起者。

高老治疗本病常采用经络辨证与脏腑辨证相结合的方法治疗。手少阳循耳之前后,手太阳经脉入耳中,故取手少阳经耳门、翳风、中渚,手太阳经阳溪、腕骨,诸穴相配通上达下,疏通经气而宣通耳窍。《灵枢·脉度》"肾气通于耳,肾和则耳能闻五音矣",巢元方的《诸病源候论·虚劳病诸候》曰"血气不足,宗脉则虚,风邪乘虚,随脉入耳,与气相击,故为耳鸣……"患者辨证为肝肾阴虚,当补肾益精,取肾俞补肾培元,肾气充实,上注于耳;加百会提升中气,升阳通窍,配合中药以补中益气汤合六味地黄丸加减治之,已达滋阴补肾,提升中气之效,加磁石、龟板、五味子、牛膝以潜阳、降逆、止鸣,从而达到治疗效果。

案 3. 许某,男,35 岁。2014 年 10 月 20 日初诊。

【**主诉**】 耳鸣 2 年。

【**现病史**】 2 年前因劳累出现耳内鸣响,时作时止,声细调低,嗡嗡而响。操劳则加剧,夜间平卧时声响严重。外院五官科检查诊断为神经性耳鸣。刻诊:患者面色略显苍白,头晕,腰略酸,耳内鸣响时作时止。胃纳可,二便调,夜寐欠安。

【**既往史**】 无。

【**中医诊断**】 耳鸣。

【**西医诊断**】 神经性耳鸣。

【**处方**】 针刺。

取穴:中渚双侧、腕骨双侧、阳溪双侧、耳门透刺听会双侧、百会双侧、上关双侧、天牖双侧、翳风双侧。

操作:患者取坐位,常规消毒穴位皮肤,用 1.5 寸毫针,双手爪切进针,得气后,行平补平泻法;耳门与中渚接电针,留针 25 分钟。

每周治疗 1 次。

患者经 9 次治疗后始感耳鸣有所减轻。又经过 10 次治疗,诸症均有所减轻,继续每周或每 2 周治疗 1 次以巩固疗效。

【**按语**】 耳鸣之疾,早见于《黄帝内经》。《灵枢》论耳鸣有谓:"上气不足耳为之苦鸣""髓海不足,则脑转耳鸣""胃中空则宗脉虚""脉有所竭者,故耳鸣",又有"一阳独啸(耳鸣),少阳厥也"等论述。后代医家论耳鸣之原因,一般认为先有正虚为风邪所袭,正邪相搏而鸣,久而久之,肾气不足,宗脉空虚而鸣。耳鸣虽以虚证居多,但总与少阳经经气疏导不利有关,另外,"手之三阳,从手走头",手少阳、手太阳、手阳明经均从手上循行经过耳部或耳前部而至头上。在高老针刺治疗耳鸣的经验中,远道穴取手少阳、手太阳、手阳明在手部的穴位中渚、腕骨、阳溪;局部穴则取耳门透听会,以及翳风。天牖是手少阳经穴,位于胸锁乳突肌后缘,在天柱和天容的平行线上取穴,《千金方》里有"天牖、四渎,主暴聋"的记载。《陆瘦燕朱汝功针灸腧穴图谱》里有"天牖主治暴聋耳鸣"的记述。耳门属手少阳三焦经,是耳窍之门户,穴居耳前,为声音入耳之门户,位于耳屏上切迹的前方凹陷处,微张口取之,以25°角向下斜刺,经听宫透刺至听会,谓"一针透三穴"。翳风也为手少阳经穴,主治耳鸣耳聋,还能调三焦气机,能理气,以泻耳窍之邪而疏经络之气。

耳鸣临床上分虚实两种:实者,暴鸣不止,耳内响声如蝉鸣,按之不减,常兼面赤、烦躁、脉弦等,由肝火上逆或痰火所致;虚者为久病耳鸣,时作时至,劳累后加剧,多兼头晕腰酸,脉多细弱,属肾虚耳鸣,多见于体虚之人及老人,声细而常鸣。耳鸣经久不愈。有一部分人渐渐发展为耳聋。因此,不要小觑耳鸣,得了此症应及时治疗。

干燥性角结膜炎(1例)

案. 柯某,男,63岁。2016年8月1日初诊。

【主诉】 眼睛干涩10年。

【现病史】 患者是某服装厂退休工人,由于工作原因,眼睛长期疲劳过度,常有眼睛干涩等症状,退休后,沉溺于搓麻将,每晚12:00左右方上床睡觉,由于长期熬夜搓麻将,致使眼睛干涩的症状越加严重,常需频繁眨眼,不自觉用手按揉眼周,十分痛苦。曾在眼科医院检查诊断为干眼症,滴滴眼液仅能缓解一时。现两目干涩,有烧灼感和异物感,巩膜布满红血丝。舌红,苔薄黄,脉弦数。

【既往史】 无高血压、糖尿病等内科病史。

【中医诊断】 干眼症。

【西医诊断】 干燥性角结膜炎。

【治法】 清肝明目。

【处方】 针刺。

取穴:攒竹_{双侧}、瞳子髎_{双侧}、四白_{双侧}、头临泣_{双侧}、足临泣_{双侧}、光明_{双侧}。

操作:患者取坐位,穴位常规消毒后,用1.0寸毫针,捻转进针,平刺攒竹、瞳子髎、头临泣,直刺四白、光明、足临泣。光明与足临泣接电针,留针20分钟。

每周治疗2次。

首次治疗之后,患者即感眼睛干涩症状有缓解,自诉原本因感觉眼内烧灼,有异物,一两秒钟即不得不眨眼,针后眨眼间隔延长,不自觉用手按揉眼周的次数也减少,同法治疗 2 周后,患者感觉眼睛已无不适感。因病程有十年之久,患者继续巩固治疗 2 周,满意而归。

【按语】

干眼症又称干燥性角结膜炎,是指由于泪液质量或动力学的异常引起泪膜稳定性下降和眼表面损害,伴有眼部不适和眼表组织病变特征的多种疾病的总称。干眼症是泪液和眼表的一种多因素疾病,它可引起不适、视力障碍和泪膜不稳定,以及泪管阻塞等。常见的症状:干涩感、异物感、烧灼感、痒感、畏光、眼红、视物模糊、视力波动等。《诸病源候论》曰"液竭者,则目涩",脏腑痨热,热气乘于肝而冲发于目,或肝肾阴亏,以及肝虚血少等所致。严重干眼者可引起视力明显下降从而影响其正常的工作和生活,甚至导致失明。干眼症在中医学里属于"白涩症""干燥症"等范畴。《黄帝内经》认为眼目之所以能视万物,全靠五脏六腑精气的濡养,若经络不通,气血不能上荣于目,则双目干涩,眼目不舒。

足厥阴肝经,连接于目系,与督脉会于颠顶。《灵枢·经脉》:"心手少阴之脉……其支者,从心系上挟咽,系目系。"又《灵枢·寒热病》:"足太阳有通项入于脑者,正属目本,名曰眼系。"目还与手足阳经关系密切,中医认为眼与脏腑之间是有机联系的,"肝开窍于目,肝受血而目能视;肾主津液,气血荣则津液上润目珠;肺朝百脉,肺气调和使目得以滋养",脏腑功能紊乱,必定会导致肝、肾、肺津液伤耗而发生干眼。通过针刺治疗可使眼不断得到经络输送的气、血、津、液濡润,维持正常功能。

针灸取眼周攒竹、瞳子髎、四白穴,能够畅通经络、通关利窍。临,居高临下之意;泣,泪也,头临泣、足临泣为同名穴,因善治目疾流泪故名。头临泣为足少阳、足太阳和阳维脉之交会穴,可清头目、利关窍;足临泣为足少阳之腧穴,属木,应肝,其气上通于目,亦是善治眼病的常用穴。光明穴为足少阳胆经之络穴,别走足厥阴肝经,"肝开窍于目",有开光复明之功,故名光明。诸穴相配,使得经脉调畅,气血盈润于目,从而恢复肝、肾、肺的正常功能,调和气血、调整阴阳,促进改善眼部的血液循环,从而达到缓解干眼病症状的目的。

牙周病(1例)

案. 陈某,男,34 岁。2014 年 3 月 12 日初诊。

【主诉】 牙龈萎缩 4 年伴入睡困难 6 个月。

【现病史】 患者 4 年前突感左侧上部牙龈疼痛,后出现左上齿部牙龈萎缩,逐渐全齿牙根显露,患者未予重视。后左侧下部齿龈肿胀发炎成脓,左下侧切牙松动后掉落。就诊时下齿牙龈萎缩明显。患者诉 6 个月前突感睡眠困难,难以入睡。白天精神差,手足不温,时感腰酸。舌暗红,舌体胖大,边有齿痕,脉细弱,双侧尺脉不足。

【既往史】 无。

【中医诊断】 牙宣。

【西医诊断】 牙周病(牙龈萎缩)。

【治法】 滋阴清火、健脾补肾。

【处方】 针刺。

取穴:百会、安眠_{双侧}、颊车_{双侧}、合谷_{双侧}、太溪_{双侧}、三阴交_{双侧}、内庭_{双侧}、足三里_{双侧}。

操作:嘱患者坐位,穴位常规消毒,采用 1.5 寸毫针,爪切捻转进针,百会、安眠平补平泻;太溪、三阴交、足三里捻转补法;颊车、合谷、内庭捻转泻法;留针过程中除百会、安眠外,每针均灸枣核型大小艾绒,1 炷即可。4 次为 1 个疗程。

每周治疗 1 次。

二诊时观察患者牙龈浅淡,询问睡眠稍改善,舌红,舌体胖大,脉细数,加用曲池_{双侧}。留针过程中除百会、安眠外,每针均灸枣核型大小艾绒,1 炷即可。后经过三、四诊处方无变动治疗。患者牙龈淡红,无牙齿肿痛不适,睡眠可,无明显腰酸。

【按语】 牙周炎是众所周知的现代病名;而中医属牙宣、齿挺范畴。牙宣一症除牙周炎、牙龈萎缩证外,还包括老年人的齿龈萎缩,牙根外露及牙齿动摇欲落者,多因肾气衰弱所致。《医宗金鉴》有云:"此证牙龈宣肿,龈肉日渐腐颓,久则削缩,以致齿牙宣露。"根据患者症状可诊断为牙宣或齿挺,西医称为牙周病。齿为肾之余,上龈属胃,下龈属大肠,脾主肌肉,故本病与肾经、阳明经(大肠、胃)及脾经相关。《医宗金鉴》亦记载:"外有龈牙腐臭,齿根动摇者,属胃中虚火,而兼肾虚,齿乃肾之余。"牙龈萎缩,牙齿动摇,可因肾阴虚损,肾虚精亏血少。肾精不能上达于齿,齿失濡养,引起骨质的痿软,兼以阴虚火旺,虚火上炎于龈肉,久则牙齿疏豁、动摇、根露;阴虚日久,致阳不入阴,无以成寐。患者舌暗红,胃有虚火,泻内庭清胃火,合谷、颊车配穴主治牙痛;补益太溪、三阴交滋阴清火。针刺足三里调节后天之本,以固肾精。后加用曲池,继续清胃肠之火。

虚劳(3例)

案1. 杜某,男,72岁。2015年8月31日初诊。

【主诉】 身热汗出1年余。

【现病史】 患者1年来无明显诱因的情况下出现身热,尤以背部似火烧灼感,出汗多,自汗、盗汗均有。刻诊:神情,情绪高昂、话语滔滔不绝、声如洪钟。身热,午后起更甚,胃纳可,大便溏薄,夜寐欠安,每日睡眠4~5小时。舌黄,苔厚腻,脉弦。

【中医诊断】 虚劳。

【西医诊断】 自主神经功能紊乱。

【治法】 养阴安神、清虚热、敛汗。

【处方】

(1)针刺:取百会、合谷_{双侧}、太冲_{双侧}、复溜_{双侧}穴。

操作:嘱患者坐位,穴位常规消毒,采用1.5寸毫针,爪切捻转进针,泻合谷,补复溜法,每针均灸枣核型大小艾绒,1炷即可。

每周治疗1次。

(2)方药:茵陈10克,山栀子10克,薏苡仁20克,茯苓9克,丹皮6克,白芍6克,柴胡10克,黄芪30克,麦冬10克,五味子3克,煅龙骨、煅牡蛎各24克,淮小麦30克,生甘草6克,大枣15克,石斛12克。水煎服,每日1剂,早晚分服。

【二诊】 2015年9月7日。

患者诉症状基本没有改善,仍然每日身热背后如火烤感。舌黄,苔腻,脉弦。治疗仍以养阴清热敛汗为主。

(1)针刺:取百会、合谷_{双侧}、太冲_{双侧}、太溪_{双侧}穴。

操作:毫针刺,留针20分钟,平补平泻。

(2)方药:茵陈10克,山栀子10克,薏苡仁20克,丹皮12克,知母10克,黄柏6克,麦冬12克,南、北沙参各10克,石斛15克,玄参15克,白芍10克,浮小麦30克,炙甘草6克,大枣15克。水煎服,每日1剂,早晚分服。

【三诊】 2015年9月21日。

患者诉症状没有很大改善。自诉曾在西医医院就诊过多次,也去精神科就诊过,医生都认为他是情志因素,因为没有器质性的病变。也服用过一些精神科药物如抗抑郁药,均没有明显收效。辨证分型:肝郁气滞,阴虚阳亢。治则:解郁安神、敛汗。

(1)针刺:取百会、太冲_{双侧}、合谷_{双侧}、内关_{双侧}穴。

操作:毫针刺,留针20分钟,平补平泻。

(2)方药:柴胡9克,香附9克,龙骨30克,牡蛎30克,菖蒲9克,郁金15克,黄连6克,淡竹叶6克,青皮5克,陈皮5克,远志9克,茯苓9克。水煎服,每日1剂,早晚分服。

【四诊】 2015年10月12日。

患者诉症状仍没有明显改善,背上如火烤的感觉非常不适。舌干,苔厚腻,脉弦。辨证:肝郁气滞,阴虚阳亢。治则:因前几次治疗效果欠佳,后改用热因热用。

(1)针刺:取百会、合谷_{双侧}、太冲_{双侧}、太溪_{双侧}穴。

操作:毫针刺,留针20分钟,平补平泻。

(2)方药:附子30克,肉桂9克,炮姜炭3克,麻黄3克,鹿角片9克,制大黄12克,水牛角15克,连翘15克,白茅根30克,生白芍15克,熟地黄15克,白芥子9克。3剂。

【五诊】 2015年10月19日。

患者诉服用3剂10月12日方后症状并未好转,反而有点加重。回顾整个治疗过程,大便溏薄、出汗症状明显好转,主症未见明显改善,仍然身热如火烧。舌苔黄厚腻,脉弦滑。辨证分型:阴虚肝热。治则:疏泄肝热、敛汗。

(1)针刺

取穴:肝俞_{双侧}、肾俞_{双侧}、脾俞_{双侧}、期门_{双侧}、外关_{双侧}、合谷_{双侧}、太冲_{双侧}、行间_{双侧}、中封_{双侧}。

(2)方药:桂枝3克,柴胡9克,半夏9克,白芍9克,知母9克,陈皮6克,石斛9克,关黄柏6克,石膏30克,白薇9克,白芥子9克,黄芪30克,黄芩6克,浮小麦30克,甘草6克。水煎服,每日1剂,早晚分服。

五诊治疗时患者在俯卧位针刺背部腧穴时已酣然入睡,通常午后出现的背部如火烧烤感也因入睡而无感觉。患者醒后诉感舒适。

【按语】 高老认为此病例比较罕见。患者的症状较少见,治疗时也需进行不断地思考。一般如果以患者身热汗出为主症,通常是以养阴清热为治则。然而两次治疗后症状未见好转,亟须调整治则,后以解郁安神、热因热用等治疗原则来治疗,均未获得理想中的疗效,但是患者的大便溏薄症状得到了有效地缓解;而所采用的这些治疗原则也均是符合患者当时病症的,只是未能全面地缓解症状。最后高老认为"肝热"的辨证比较适合,因为肝热会导致身热,因此疏泄肝热的治疗比较符合患者的症状。期门为肝的募穴,太冲为肝经原穴,刺期门和太冲疏泻肝热,两者合用效果较好。患者在治疗过程中进入睡眠状态,既往到午后一直出现的身热如火烧的感觉也不再困扰其身,应该是收效的表现。通过观察这一例患者的治疗,深深体会到临床的重要性和复杂性;也再一次验证了高老的经验:临床工作需要不断地思考,以既往所学的知识和临证经验来对患者做出合理分析只是第一步,观察患者经治后的所有变化或者未变化的症状,积极思考,才能不断地调整治疗思路而收到效果。

案 2. 施某,女,41 岁。2014 年 11 月 7 日初诊。

【**主诉**】 疲乏无力近 2 年。

【**现病史**】 2012 年怀孕后,因服药做人工流产,致输卵管不通。行输卵管疏通手术后,出现四肢酸痛,疲乏无力。经医院针灸治疗,症状未改善。现疲乏无力,说话多时,尤感不适,动辄气短,心烦不适,苔薄黄,脉沉迟。

【**既往史**】 甲状腺结节、卵巢功能早衰。

【**中医诊断**】 虚劳。

【**西医诊断**】 不孕(卵巢功能早衰)。

【**治法**】 补中益气。

【**处方**】 针刺。

取穴:足三里_{双侧}、三阴交_{双侧}、大杼_{双侧}、身柱_{双侧}、脾俞_{双侧}、肺俞_{双侧}、肾俞_{双侧}、气海、关元。

操作:嘱患者卧位,穴位常规消毒,采用 1.5 寸毫针,爪切捻转进针,行平补平泻法,每针均灸枣核型大小艾绒,1 炷即可。采用 TDP 照射下腹部、腰部。

每周治疗 2 次。

患者治疗 1 次后疲乏感即明显减轻。治疗 8 次后自述经行腹痛,月经量少。体格检查见苔薄黄,脉弦。再加天枢、次髎,并配以中药治疗:生蒲黄 15 克,五灵脂 12 克,莪术 9 克,白术 9 克,焦山楂 9 克,刘寄奴 12 克,枳壳 6 克,益母草 12 克,仙鹤草 18 克,党参 9 克,黄芪 9 克,鸡血藤 15 克,山药 12 克,生地黄 12 克,白芍 12 克,旱莲草 15 克,炙甘草 6 克。至 12 诊时经行腹痛已除,经量可。针灸治疗同前,方药:生蒲黄 15 克,五灵脂 12 克,莪术 9 克,白术 9 克,川芎 9 克,茯苓 9 克,川续断 12 克,狗脊 12 克,鸡血藤 15 克,刘寄奴 9 克,巴戟天 15 克,鹿角片 9 克,山药 9 克,旱莲草 9 克,炙甘草 6 克。患者至 15 诊时自诉 2014 年 12 月 20 日经行时,腹痛已消,经量少亦已改善,但 2015 年 1 月 1 日又来月经,量多。针刺取穴同前。方药:生地黄 9 克,熟地黄 9 克,栀子 9 克,丹参 9 克,白芍 6 克,阿胶珠 9 克,玄参 9 克,女贞子 9 克,白术 6 克,黄芪 9 克,地骨皮 9 克,青蒿 6 克,杜仲 9 克。至 17 诊时月经按时而至,诸症皆已痊愈。

【按语】

虚劳发生主要与劳役、思虑过度、情志内伤,或复感外邪,致肝、脾、肾功能失调有关。肝气不疏,失于条达,肝不藏血,筋无所主,则出现神经、心血管、运动系统的各种症状;脾气虚弱,失于健运,精微不布,则肌肉疲惫、四肢倦怠无力;肾精不足则骨软无力,精神萎靡。《金匮要略·血痹虚劳病》篇首先确立了虚劳病名。后世医家对虚劳辨证施治又有了很大发展,尤其是清代吴澄在《不居集·上集·卷十》中说:"虚劳日久,诸药不效,而赖以无恐者,胃气也。"

虚劳属于气血耗伤引起的虚证,《素问·评虚实论篇》曰:"精气夺则虚",《医宗必读》亦云:"积之成也,正气不足,而后邪气踞之。"本案例患者因人工流产手术后伤及正气,气虚多见肺脾虚损。临床治疗以补中益气为主。足三里为足阳明胃经合穴,是强壮要穴,可疗"五劳羸瘦,七伤虚乏""以养先后天之气";三阴交乃妇科圣穴,可健脾胃,益肝肾,协调阴阳;大杼为八会穴之骨会,可强筋骨,通经络;身柱穴在两肺俞之间,因脊椎为一身之柱,肺主一身之气,可理肺补虚,加相关背俞穴(肺俞、脾俞、肾俞)益气健脾补肾;关元位于脐下 3 寸,"为元气关藏之处",为足三阴经和任脉交会穴,又称"丹田";气海如同"气之海洋",可培补元气,益精固肾。诸穴合用以益气扶正、培补元气。再加中药补益气血,滋补肝肾,后配以滋阴活血、健脾养血药物而奏良效。

案 3. 叶某,男,42 岁。2016 年 12 月 21 日初诊。

【主诉】 易疲劳 1 年半。

【现病史】 患者 2 年前发现两手指关节肿胀,多方求医诊治未果,经风湿科检查否认风湿、类风湿病。后经熟识的医生提醒,做肠镜检查,确诊为肠癌。1 年半前,做肠癌手术后,化疗 2 次,因身体难以承受化疗的不良反应而停止化疗,改求中医治疗。来诊时,两手指关节肿胀,劳累后尤为明显。自肠癌手术及化疗后,常有疲劳感,苔薄白,脉濡且右寸脉沉。

【既往史】 肠癌。

【中医诊断】 虚劳。

【西医诊断】 放、化疗后不良反应。

【治法】 补肺健脾,通调水道。

【处方】 针刺。

取穴：肺俞双侧、脾俞双侧、大肠俞双侧、列缺双侧、合谷双侧、天枢双侧、足三里双侧、膏肓俞双侧。

操作：患者先仰卧位，常规消毒，用1.5寸针刺入列缺、合谷、天枢行平补平泻法，足三里行捻转补法。留针20分钟之后，改俯卧位，常规消毒，用1.5寸针刺入肺俞、膏肓俞、脾俞，行捻转补法，大肠俞行平补平泻法，留针20分钟。诸穴针刺后，均在针尾装艾绒，形如橄榄，灸1炷。

每周治疗1次。

二诊时患者诉上次治疗后，疲劳感明显减轻，但两手指关节肿胀依旧。取八邪针刺，经2次治疗后，症状明显改善，疲劳感出现次数较少，两手指关节肿胀亦见减轻。继续按原方案治疗。

【按语】 患者做食品包装工作，时近春节，食品打包装车任务较重，但感近日工作时，体力明显强于针灸治疗之前，虽体力劳动数倍于治疗前，但未曾有明显的疲劳感。针灸治疗效果如此之好，令患者倍感欣喜。从医者角度来看，实乃辨证准确，治疗得法。患者最初苦恼之处为两手指关节肿胀，劳累时尤甚，后经西医查出肠癌，且手术及化疗后，两手指关节肿胀的症状未得改善，更因手术损伤及化疗不良反应，致患者极易疲劳，生活质量明显下降。从中医角度来看，此医案中肠癌与两手指关节肿胀关系密切，切诊时发觉患者右寸脉沉，追问患者是否有肺病。患者言，历年体检未曾提示肺部疾病，但在肠癌术前，的确经常咳嗽；手术后，咳嗽明显减少。中医认为肺与大肠相表里，疾病时易于传变。肠癌患者必然肠病已久，渐至影响及肺。肺主气，司呼吸之功能受损，则咳嗽，肺通调水道之功能受损，则水肿。故本病宜肺与大肠同治，取穴列缺、合谷乃主客原络配穴，再加肺俞以改善通调水道之功能，大肠俞、天枢乃大肠之俞募穴，针对原发病肠癌进行治疗，膏肓俞、脾俞、足三里乃补后天之本的常用穴。膏肓俞是足太阳膀胱经穴，有补肺健脾之双重作用，可强壮体魄，治脾胃虚弱、四肢倦怠等症；脾俞是脾之背俞穴，有健脾化湿之功；中医认为脾主肌肉，一切疲劳乏力都责之于脾，脾与胃相表里，为后天之本，足三里为土中之土穴，补益后天的作用尤甚，三穴合用以增强体质，减轻疲劳感。诸穴配伍得当，补泻适宜，故疗效显著，仅3次治疗，患者体力大增。

脱髓鞘（1例）

案. 陆某，女，58岁。2015年1月19日初诊。

【主诉】 双下肢间歇性抽搐伴麻木2月余。

【现病史】 2个月前患者无明显诱因下出现间断性呕吐,伴发热、头昏,双下肢抽搐时患者不能自主行走,伴有视物模糊,左眼无光感,右眼视力约0.3。遂至上海交通大学医学院附属瑞金医院就诊,诊断为脱髓鞘病(病灶为脑及颈髓),予服用激素及冲击疗法来维持治疗,每月必须入院进行激素冲击治疗1次。追问病史:患者发病前1个月,曾出现带状疱疹,疱疹遍布左肩、颈部及头部,经治疗,目前疱疹已结痂,稍有疼痛。

【既往史】 患者平素体健。否认高血压、糖尿病、冠心病等慢性病史,结核、肝炎等传染病史,外伤史,中毒史,输血史。

【中医诊断】 痿证。

【西医诊断】 脱髓鞘。

【治法】 祛邪通络,补养气血、健脾补肾,佐以舒筋活络,以冀控制症状发展。该病以针灸治疗为主,辅以中药内服。

【处方】 针刺。

取穴:百会、神庭、太阳、风池双侧、髀关双侧、伏兔双侧、梁丘双侧、阳陵泉双侧、足三里双侧、绝骨双侧、环跳双侧、居髎双侧、殷门双侧、委中双侧、承山双侧。

操作:患者先俯卧位,再取仰卧位,穴位常规消毒。爪切捻转进针,环跳、居髎、殷门采用3寸毫针,余采用1.5寸毫针,环跳、居髎、殷门行导气手法,引针感下行。

每周治疗2次。

【二诊】 双下肢抽搐症状明显减少,可自主步行。双下肢仍有麻木感,两目干涩,视物不清。

(1)针刺:取上穴加睛明、承泣。

(2)方药:龟板10克,知母10克,黄柏6克,熟地黄10克,牛膝10克,陈皮6克,白芍10克,锁阳10克,当归10克,丝瓜络6克,桑枝15克,煅自然铜24克,豨莶草10克,忍冬藤15。水煎服,每日1剂,早晚分服。

【三诊】 自述口干,舌麻木。余症状同前。

(1)针刺:取上穴加廉泉。

(2)方药:龟板15克,知母10克,黄柏6克,桑寄生10克,生杜仲10克,生白芍10克,大生地黄10克,当归10克,忍冬藤10克,丹皮10克,威灵仙10克,红枣15克,牛膝15克,炙甘草6克。水煎服,每日1剂,早晚分服。

【四诊】 上海交通大学医学院附属瑞金医院颈部MRI提示颈椎退行性改变 $C_3 \sim C_4$、$C_6 \sim C_7$ 椎间盘膨出,$C_5 \sim C_6$、$C_7 \sim T_1$ 椎间盘向后突出,局部侧隐窝变窄,C_2 水平颈髓内见小片状异常信号,苔薄黄,脉弦。左眼有光感,余症状同前。

（1）针刺：取太阳_{双侧}、百会、神庭、合谷_{双侧}、太冲_{双侧}、箕门_{双侧}、阳陵泉_{双侧}、足三里_{双侧}、行间_{双侧}、$C_1 \sim C_7$ 夹脊、大杼_{双侧}、肩前_{左侧}、天宗_{左侧}、曲垣_{左侧}、肝俞_{双侧}、肾俞_{双侧}、太溪_{双侧}穴。

（2）方药：龟板 15 克，知母 10 克，黄柏 6 克，桑寄生 10 克，杜仲 10 克，生地黄 10 克，白芍 10 克，当归 10 克，忍冬藤 15 克，豨莶草 10 克，枣仁 6 克，姜黄 6 克，丹皮 10 克，威灵仙 10 克，炙甘草 6 克。水煎服，每日 1 剂，早晚分服。

【五诊】 症状同前。

（1）针刺：取穴同上，加气冲_{双侧}。

（2）方药：龟板 10 克，知母 10 克，黄柏 10 克，桑寄生 10 克，杜仲 10 克，生地黄 12 克，白芍 10 克，当归 10 克，忍冬藤 12 克，豨莶草 12 克，淫洋藿 12 克，鹿角片 10 克，黄精 10 克，狗脊 10 克，牛膝 10 克，炙甘草 6 克。水煎服，每日 1 剂，早晚分服。

经治，患者双下肢抽搐症状明显好转，激素减量维持服用，以及针刺治疗以来，病症未再复发，足底仍稍有麻木，眼部症状未加重，左眼有光感，右眼模糊视物。病况稳定，生活质量亦见提高，但仍需长期维持治疗。

【按语】 患者发病前 1 个月，间断性呕吐，伴发热、头昏，后感染水痘-带状疱疹病毒，神经痛布及左肩、颈部及头部。经上海交通大学医学院附属瑞金医院检查，诊断为脱髓鞘。中医无此病名，根据患者症状，中医认为其肢体筋脉弛缓，中医辨证，当参照痿证治疗。患者适逢脾胃虚弱，久病成虚之时，又感受外来毒邪，耗精伤气，气血生化不足，不能养髓，故筋脉枯痿。《素问·痿论篇》有皮痿、脉痿、肉痿、骨痿、筋痿，究其病因，皆属于肺热中焦，内经亦有"治痿独取阳明"之说。阳明经多气多血，可疏通经络、调理气血，故治疗多取阳明经穴位，患者又有视物模糊及下肢麻痹不利的症状，故取睛明、承泣、髀关、伏兔、梁丘、足三里等穴以疏通气血；取百会、神庭、太阳等穴以通络止痛。诸穴合用并辅以中药补养肝肾、滋阴清热，以使脏腑功能旺盛，筋脉肌肉得以濡养。

下篇 膏方、药酒方、丸药方

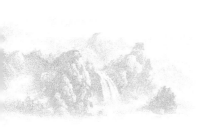

自拟方（11 例）

案 1. 泮某,女,52 岁（胃癌）。

胃脘痞闷不适经年,纳谷不馨,嗳腐吞酸,大便细而不畅,神疲乏力,头晕,心烦,寐艰。停经 2 年。胃为中焦之府,水谷之海,腑行欠畅。经胃镜检查,提示为慢性浅表性胃炎伴肠化,舌苔厚腻,脉弦细。治本之道,当调理脾胃而和营卫,清理湿热而利气机。俾后天之强,形体自如。时值冬令封藏之际,拟膏以代煎,方候明正。

潞党参 120 克,炙黄芪 120 克,土茯苓 90 克,焦白术 90 克,淮山药 120 克,净麦冬 90 克,肥玉竹 90 克,太子参 120 克,焦薏苡仁 120 克,甜桑葚 120 克,当归身 90 克,赤芍 90 克,白芍 90 克,制香附 60 克,川楝子 60 克,软柴胡 60 克,生山栀子 90 克,姜竹茹 60 克,新会陈皮 60 克,川石斛 90 克,上黄连 30 克,法吴茱萸 60 克,蒲公英 120 克,细砂仁 30 克,白花蛇舌草 120 克,半枝莲 120 克,全蝎 30 克,炙蜈蚣 2 条,广藿香 90 克,佩兰叶 60 克,煅瓦楞子 150 克,广木香 30 克,金银花 90 克,海螵蛸 90 克,合欢皮 90 克,夜交藤 120 克,辰灯心草 30 克,焦谷芽 120 克,浮小麦 150 克,炙甘草 60 克。

高丽参 60 克,东阿胶 200 克,龟板胶 200 克,莲子肉 150 克,胡桃肉 150 克,文冰糖 500 克。

上药浸一宿,浓煎二次,滤汁,去渣。加东阿胶、龟板胶（陈酒烊化）,煎熬,再加入文冰糖,以文火收膏,滴水为度。每日早晚各服一大匙,用开水冲服。如遇外感伤风,内伤食滞时,停服,待病愈后,继续服用。服药期间,忌服一切辛辣及生冷食物。

【按语】 膏方一料,药用数十味,实属大方。然则方虽大,却非无的放矢,而是应杂而有章。一则针对病因,二则调理体质偏颇,三则顾护脾胃,四则细料辅料。合理配伍,蔚然成方,才能疗宿疾益身心。药物及药量的选择,需斟酌疾病的主客之分,重在配伍。患者年过五旬,"女子七七,任脉虚,太冲脉衰少,天癸竭,地道不通,故形坏而无子也"。天癸源于先天,为先天之精,藏之于肾,受后天水谷精微的滋养,随着肾气的虚衰而衰竭。天癸既竭,脾胃又顾护不当,中焦气机不利,以致磨运迟钝,故中脘满痞,腑行不畅。正如《素问·阴阳应象大论篇》有云:"清气在下,则生飧泄,浊气在上,则生膜胀。"李东垣《脾胃论》曰"脾禀气于胃,而浇灌四旁,营养气血也"。脾胃不足气血生化乏源,则神疲乏力,夜寐不安。如《素问·逆调论篇》云:"阳明者,胃脉也。胃者,六腑之海,其气亦下行。阳明逆,不得从其道,故不得卧也。"方取参苓白术散之功,以潞党参、炙黄芪、土茯苓、焦白术、淮山药、焦薏苡仁健脾化湿和胃;软柴胡、制香附、川楝子疏肝和胃;姜竹茹、新会陈皮、上黄连、吴茱萸、莲子肉、蒲公英、焦谷芽、广藿香、佩兰叶、煅瓦楞子、广木香、细砂仁、白花蛇舌草、半枝莲、金银花、海螵蛸辛开苦降、寒温同用,以期斡旋中焦气机,理气化湿;净麦冬、肥玉竹、太子参、川石斛、甜桑葚益气养阴,滋补肝肾;阴气盛则寐,阳气盛则寤,方中用赤芍、白芍、生山栀子、合欢皮、夜交藤、辰灯心草、浮小麦、炙甘草燮理阴阳,清虚热潜真阳,使阳气得以入于阴分,则夜寐自安;当归身、全蝎、炙蜈蚣养血通络,使脉道通利则头晕不寐得安。更以高丽参、东阿胶、龟板胶、胡桃肉大补气血,气血旺则神自安。患者按时服膏,2个月后,患者诉头晕及脘腹胀满已愈,腑行通畅,夜寐安卧。

案2. 彭某,女,36岁(泄泻)。

近3个月来,因饮食肥腻寒凉,胃脘宿疾时作,嗳气反酸,口气秽浊,身重如裹,大便稀而次频,夹杂黏腻,解便前腹痛如绞,解便后肚腹不畅,畏寒肢冷,经查感染幽门螺旋杆菌阳性,月事量少色暗腹痛,苔白腻,脉沉迟。去年因剖宫产后,气血两亏,心血不足,神不守舍,夜寐欠安,经膏方调理后,症状基本消失。但育儿劳累,又素来形体肥胖,血脂偏高,此乃脾肾阳虚之症。治宜健脾化湿、和胃清热。

潞党参120克,太子参120克,野于术90克,云茯苓90克,淮山药120克,大黄芪120克,当归身90克,大熟地黄90克,炒川芎60克,奎白芍90克,软柴胡60克,何首乌90克,菟丝子90克,巴戟天90克,仙茅90克,淫洋藿90克,生薏苡仁120克,绵茵陈90克,生大黄后下30克,净连翘90克,花槟榔60克,黄连30克,贯众90克,福泽泻90克,参三七30克,紫丹参90克,败酱草120克,海藻90克,薄荷15克,煅瓦楞子150克,海螵蛸120克,砂仁15克,蔻仁15克,京三棱90克,蓬莪术90克,炙甘草90克。

西洋参60克,东阿胶200克,龟板胶200克,核桃肉150克,黑芝麻150克,文冰糖 500 克,大枣 150 克。

上药浸一宿,浓煎二次,入东阿胶、龟板胶(陈酒烊化),再入纹冰糖 500 克,以文火收膏,滴水为度,服法禁忌同前。

【按语】 脾胃为后天之本,气血生化之源,脾气和气血生化有源,脾胃伤则纳运失职,水谷精微不得运化,吴鞠通"中焦如衡,非平不安",故以潞党参、太子参、野于术、云茯苓、淮山药、煅瓦楞子、海螵蛸、生薏苡仁、砂仁、蔻仁健脾和胃;大黄芪 120 克,取四物汤补血、养血;盖脾性喜燥,宜升则健;胃性喜润,宜降则和,相反又相成,均赖肝之疏泄。《医考方》曰:"泻责之脾,痛责之肝,脾责之虚,肝责之实,脾虚肝实,故令痛泻。"以软柴胡、绵茵陈疏肝气以理脾气;剖宫产后气血亏虚、冲任不足,体质虚弱,本应调养,但又饮食寒凉肥腻之品,中焦本为水谷之海,脾湿久困而郁热故口气重而有味,湿浊不化则形体肥胖,而血脂遂高。何首乌、菟丝子、巴戟天、仙茅、淫洋藿补益肝肾之精;《素问遗篇·刺法论》云"正气存内,邪不可干",幽门螺旋杆菌的繁殖需要合适的胃内环境,浊瘀内阻则易于生长,若脾胃运化如常则其自消。患者血脂偏高,泄泻黏腻次频,此为肠腑瘀浊,以生大黄、花槟榔、黄连、败酱草净洁肠胃之腑,《本草正义》有云,"此草有陈腐气,故以败酱得名",能清热泻结,利水消肿,破瘀排脓。薄荷、净连翘、贯众、福泽泻清热泄浊;月事量少腹痛,是为血虚血瘀,故以参三七、紫丹参、海藻、京三棱、蓬莪术活血散瘀;炙甘草调和诸药。更以西洋参、东阿胶、龟板胶、核桃肉、黑芝麻、大枣、文冰糖补益精血。患者服后得每日 2 次畅便,自觉身轻,手足温暖。

案 3. 王某,男,38 岁(眩晕)。

头晕而眩,神疲乏力,夜寐多醒,多梦(紧张追逐),胃脘胀闷泛酸,纳谷不馨,腹满便溏。舌暗红,苔薄净,脉弦细。此乃肾阴亏损而水不涵木。阴虚则风阳易动,上扰清窍则头晕目眩。值冬令闭藏之际,拟育阴潜阳养血、安神和胃。

上党参 120 克,大熟地黄 90 克,京玄参 90 克,当归身 120 克,奎白芍 90 克,云茯苓 90 克,焦白术 90 克,仙半夏 90 克,新会皮 60 克,炒川芎 60 克,枸杞子 60 克,稽豆衣 90 克,山萸肉 90 克,潼沙苑子 90 克,白蒺藜 90 克,滁菊花 90 克,嫩钩藤 60 克,姜竹茹 60 克,焦枳壳 60 克,桑葚 120 克,广木香 60 克,煅瓦楞子 150 克,玫瑰花 15 克,沉香曲 60 克,何首乌 120 克,旱莲草 120 克,绵黄芪 120 克,金狗脊 90 克,合欢皮 90 克,夜交藤 120 克,远志肉 60 克,生石决明 150 克,浮小麦 150 克,黄芩 60 克,软柴胡 60 克,炙甘草 60 克,女贞子 120 克。

西洋参 60 克,东阿胶 200 克,龟板胶 200 克,胡桃肉 150 克,桂圆 150 克,黑芝麻 150 克,大枣 150 克。

上药浓煎二次,去渣滤汁,加阿胶、龟板胶(陈酒烊化),再加纹冰糖 500 克,文火收膏,以滴水为度,服法及禁忌同前。

【按语】 首用《景岳全书》之两仪膏:党参、熟地黄滋阴血、扶阳气,气血并补。《临证指南医案·眩晕》:"经云诸风掉眩皆属于肝。头为诸阳之首,耳目口鼻皆系清空之窍,所患眩晕者,非外来之邪,乃肝胆风阳上冒耳,甚者有昏厥跌扑之虞。"故以软柴胡、白蒺藜、滁菊花、嫩钩藤清肝以凉泻厥阴,以枸杞子、稆豆衣、山萸肉、女贞子、潼沙苑子、何首乌、金狗脊、桑葚、旱莲草实下以育养肝肾之本。腹满便溏乃肝木侮其所胜,脾运失司,宜斡旋中州,故以云茯苓、焦白术、仙半夏、黄芩、姜竹茹、焦枳壳、新会陈皮、广木香、煅瓦楞子、沉香曲味苦平辛香之品,疏表化滞,舒肝和胃;更用绵黄芪、京玄参、当归身、奎白芍养肝肾之阴;炒川芎、玫瑰花补气行血;合欢皮、夜交藤、远志肉、生石决明、浮小麦滋阴潜阳,使夜寐安卧,梦扰自息。"善补阳者,必于阴中求阳,则阳得阴助而生化无穷;善补阴者,必于阳中求阴,则阴得阳升而泉源不竭",更用西洋参、东阿胶、龟板胶、胡桃肉、桂圆、黑芝麻、大枣、炙甘草共奏培补之效。正如《景岳全书》所言:"用补之法,贵乎轻重有度,难从简也。"大方复治,紧扣病机,有的放矢。患者服后眩晕症状大为改善,梦减安卧。

案 4. 李某,男,36 岁(泄泻)。

每于清晨泄泻经年,腑行溏薄次频,每日 2～3 次。纳谷不馨,疲惫乏力,平日畏风,食冷后即感腹部不适,每于劳作后辄觉腰酸楚绵绵,肢节发麻,下肢畏寒,情绪不畅。舌质淡胖,苔薄白,脉濡细。曾经肠镜检查诊断为慢性结肠炎。此乃脾弱而传化失职,肾阳亏损而下元不温,治宜温补脾肾。

潞党参 120 克,清炙黄芪 50 克,野于术 120 克,云茯苓 90 克,炒当归 90 克,炒熟地黄 90 克,奎白芍 90 克,川桂枝 30 克,黄芡实 120 克,煨肉果 60 克,仙半夏 120 克,广陈皮 60 克,细砂仁 24,山萸肉 120 克,枸杞子 90 克,熟女贞子 120 克,桑葚 120 克,厚杜仲 90 克,金狗脊 90 克,川续断 90 克,炒川芎 60 克,左牡蛎 150 克,仙茅 90 克,淫洋藿 90 克,淮山药 120 克,菟丝子 90 克,肉苁蓉 90 克,柴胡 60 克,升麻 24 克,黄连 30 克,吴茱萸 60 克,川石斛 120 克,煅瓦楞子 150 克,黄附片 60 克,淮小麦 120 克,炮姜 15 克,焦楂粒 120 克,乌梅 15 克,佛手片 24 克,谷芽 120 克,麦芽 120 克。

别直参 60 克,鹿角胶 200 克,龟板胶 150 克,胡桃肉 150 克,红枣 150 克,文冰糖 500 克。

上药浓煎二次,滤汁去渣,加鹿角胶、龟板胶(用陈酒烊化)煎熬,再加入文冰糖 500 克,文火收膏,以滴水为度,服法及禁忌同前。

【按语】 患者为中年男子,平日畏风、畏寒、倦怠、泄泻乏力,劳后腰酸肢麻,舌胖质淡,苔薄白,脉濡细,为脾肾阳虚之象。脾与肾,后天与先天是相互资生、相互影响的,脾喜燥而恶湿,脾虚与湿盛常常互为因果。清浊不分,水谷夹杂而下,泄泻由生。

李东垣的《脾胃论·脾胃虚实传变论》曰:"元气之充足,皆由脾胃之气无所伤,而后能滋补元气。若胃气之气本弱,饮食自倍,则脾胃之气既伤,而元气亦不能充,而诸病之所由生也。"方取参苓白术散之意,以潞党参、野于术、云茯苓、清炙黄芪、广陈皮、细砂仁、淮山药、黄芡实、煨肉果、淮小麦健脾化湿和胃;焦楂粒、佛手片、谷芽、麦芽消食开胃;仙半夏、煅瓦楞子化痰利湿,制酸止痛;《医宗必读·虚劳》:"脾肾者,水为万物之元,土为万物之母,两脏安和,一身皆治,百疾不生。夫脾具土德,脾安则肾愈安也。肾兼水火,肾安则水不挟肝上泛而凌土湿,火能益土运行而化精微,故肾安则脾愈安也。"泄泻的治疗,培补脾肾应并举,炒当归、炒川芎、左牡蛎以固涩,以黄附片、川桂枝、炮姜、仙茅、淫洋藿、厚杜仲、金狗脊、川续断、菟丝子、肉苁蓉温补肾阳;"善补阳者必于阴中求阳",故以炒熟地黄、乌梅、川石斛、奎白芍、山萸肉、枸杞子、熟女贞子、桑葚养肾之阴精,使阳得阴助,生化无穷;患者劳累后肢麻,情志不畅,更取左金丸之意,以小量黄连、吴茱萸疏肝之性,以柴胡、升麻散肝之气,使气机舒畅。别直参大补气血,鹿角胶、龟板胶为血肉有情之品,两者合用补益精血、温补肾阳;再以胡桃肉、红枣、文冰糖同用收膏,补益与调味兼收。患者按时服膏后,倦怠、畏风、畏寒症状大为缓解,精神振作,泄泻症状基本消失。

案 5. 钱某,男,44 岁(不寐)。

失眠多年。入睡难,寐而多梦,寐浅易醒,醒后心烦意乱,平素手心发热,纳食尚可,两便自调,平素工作繁忙,多于思虑。舌偏暗红,苔薄白中剥,脉弦细而数。本症属阴虚之象,数为内有虚热,故夜寐不安。治宜养阴清热安神。

太子参 120 克,北沙参 120 克,京玄参 120 克,当归身 120 克,炒白芍 90 克,细生地黄 120 克,抱茯神 120 克,酸枣仁 90 克,紫丹参 120 克,远志肉 60 克,竹叶 60 克,竹茹 60 克,黄连 15 克,大麦冬 90 克,黛灯心草 30 克,生龙齿 150 克,北秫米 90 克,女贞子 120 克,怀牛膝 90 克,生石决明 150 克,合欢皮 90 克,夜交藤 120 克,浮小麦 150 克,枳壳 60 克,青连翘 90 克,福泽泻 90 克,白蒺藜 90 克,珍珠母 120 克,炙甘草 60 克。

西洋参 60 克,驴皮膏 200 克,鳖甲膏 150 克,黑芝麻 150 克,胡桃肉 150 克,大枣 150 克,文冰糖 500 克。

上药浓煎二次,滤汁去渣,加驴皮膏、鳖甲膏(用陈酒烊化)煎熬,再加入文冰糖,文火收膏,以滴水为度。服法及禁忌同前。

【按语】 患者中年男性,平日工作繁忙,多于思虑。夜间辗转难眠,多梦纷纭,手心热,舌偏暗红,苔薄白中剥,脉弦细而数,为阴虚之象。失眠的基本病机是阳盛阴衰,阴阳失交所致,故方以太子参、北沙参、京玄参、炒白芍、细生地黄滋养心之阴液以安心神;清代林珮琴在《类证治裁·不寐》中说:"阳气自静而之动,则寤;阴气自静而之动,则寐。不寐者,病在阳不交阴也。"以抱茯神、酸枣仁、远志肉、合欢皮、浮小麦、夜交藤交通阴阳;生龙齿、生石决明、珍珠母重镇安神定志。《景岳全书·不寐》:"真阴精血之不足,阴阳不交,而神有不安其室耳。"肾阴耗损,不能上奉于心,水不济火;又因思虑过极,心火内炽,不能下交于肾。因此用竹叶、竹茹、黄连、大麦冬、黛灯心草、青连翘清心火养心阴;以福泽泻、女贞子、白蒺藜、怀牛膝清热泻火、引火下行。虑及久病之人,气血亏虚,以当归身、紫丹参养血活血;更注重顾护脾胃之气,用北秫米、枳壳理气养胃;炙甘草既可养心安神,又能调和诸药。

膏药配伍法度有序,讲究寓补益于治疗之中,是调养兼得的剂型。用西洋参、驴皮膏、鳖甲膏、黑芝麻、胡桃肉、大枣、文冰糖共收滋补元阴、养阴益气安神之效。患者服用膏方后手心烦热消失,睡眠大为改善,虽时有事扰,但能自行调节,胜任日常及工作。

案 6. 沈某,女,58 岁(绝经前后诸症)。

潮热出汗、心烦易怒伴不寐 10 年。平素心情烦躁不安,急躁易怒,健忘心悸,时有烘热,夜寐欠安,入睡困难。50 岁绝经,绝经后症状加剧,入睡困难,每晚以服用安眠药度日,也曾服用过中药,见效甚微。纳食尚可,二便自调。舌暗红,苔薄净,脉弦细。此乃肝肾阴虚,治宜滋阴潜阳。

太子参 150 克,蒸于术 90 克,当归身 120 克,奎白芍 90 克,潼沙苑子 90 克,白蒺藜 90 克,稽豆衣 90 克,北沙参 120 克,净麦冬 90 克,茯苓 90 克,茯神 90 克,朱远志 60 克,知母 90 克,黄柏 60 克,柴胡 60 克,石斛 90 克,嫩白薇 90 克,杭白菊 90 克,厚杜仲 90 克,仙茅 90 克,淫羊藿 90 克,巴戟天 90 克,紫丹参 120 克,合欢皮 90 克,夜交藤 150 克,左牡蛎 200 克,大熟地黄 90 克(砂仁 24 克拌),炙龟板 120 克,浮小麦 200 克,炙甘草 60 克,大枣 150 克。

西洋参 80 克,东阿胶 200 克,鳖甲胶 200 克,黑芝麻 150 克,胡桃肉 150 克,文冰糖 500 克。

上药浓煎二次,滤汁去渣,加东阿胶、鳖甲胶(用陈酒烊化)煎熬,再入文冰糖收膏,以滴水为度。服法及禁忌同前。

【按语】 该患者于绝经前后起病,历经十载,《素问·上古天真论篇》云:"女子七七任脉虚,太冲脉衰少,天癸竭,地道不通。"现年岁增长,已近花甲,肾气渐衰,冲任亏损,精气不足,天癸欲竭,阴虚则水不涵木,木亢则潮热出汗,易怒易躁,神魂不宁,故夜眠欠安,正如《黄帝内经》所谓"阴气虚则目不瞑"是也。

该病症状纷繁,病变常涉及肾、肝、心、脾诸脏腑,辨证施治当审查脏腑,明辨虚实。治疗当以平衡阴阳为大法。肾阴不足,水不涵木,则肝气易郁结不畅,甚则化火,症见面身烘热汗出,情志抑郁,故而滋养肾阴为要,用太子参、奎白芍、潼沙苑子、白蒺藜、稆豆衣、北沙参、净麦冬、石斛滋阴平肝;以厚杜仲、仙茅、淫洋藿、巴戟天、大熟地黄、炙龟板滋补肝肾;"肝为血海",肝气的正常疏泄、肝血的充养对女性有着非常重要的作用,肝主情志,肝气疏泄如常则情志畅达,肝气郁结则情志抑郁或急躁易怒。故以柴胡、杭白菊疏肝清热;知母、黄柏、嫩白薇清虚热;脾胃为后天之本,以蒸于术、砂仁、茯苓、茯神、大枣健脾安神;心主藏神,加用朱远志、合欢皮、夜交藤、左牡蛎、浮小麦、炙甘草养心安神、潜阳定志;盖因精血同源,血瘀则精血凝滞,输布受阻,无以为继,治疗中少佐紫丹参、当归养血活血化瘀。更以西洋参、东阿胶、鳖甲胶、黑芝麻、胡桃肉、文冰糖燮理阴阳,以至平和。

患者服用膏方后潮热汗出渐止,夜寐转安,心情平静。由此可见,该病辨证应明辨虚实,处方用药当动静协调,正如《素问·至真要大论篇》所云:"谨守病机,各司其属,有者求之,无者求之,盛者责之,虚者责之,必先五胜,疏其血气,令其调达,而致和平。"

案7. 秦某,女,36岁(内耳道眩晕症)。

头晕而眩,时发时止,每于清晨起床时必发,发作时头晕而眩,泛恶,月事量少,色红而有血块,腑行时秘时泄,脾阳不振,生化之源匮乏,以致经行量少,女子以肝为先天之本,而今血不养肝,肝为风木之脏,苔薄黄,脉弦细,风性善动,故头目昏眩。

潞党参120克,大熟地黄90克(朱砂24克拌),潼沙苑子90克,稆豆衣90克,白蒺藜90克,夏枯草90克,滁菊花90克,霜桑叶90克,熟女贞子90克,明天麻60克,嫩勾藤60克,抱茯神90克,远志肉60克,何首乌90克,大天冬90克,姜半夏90克,新会陈皮60克,软柴胡60克,仙茅90克,淫洋藿90克,石菖蒲90克,姜竹茹60克,旱莲草120克,奎白芍90克,绵黄芪120克,金狗脊90克,鸡血藤150克,金石斛90克,黄连30克,淡吴茱萸30克,金铃子60克,延胡索 90 克,瓦楞子 120 克,佛手柑 60 克,焦谷芽 120 克,焦麦芽 120 克,炙甘草 60 克,别直参 60 克,东阿胶 250 克,龟板胶 150 克,胡桃肉 150 克,龙眼肉 150 克,黑芝麻 150 克,红枣 150 克,纹冰糖 500 克。

上药浓煎二次,滤汁去渣,入东阿胶、龟板胶(陈酒烊化),再加纹冰糖 500 克,以文火收膏,滴水为度。服法与禁忌同前。

【按语】 内耳道眩晕症属于中医的"眩晕病"范畴。证属脾阳不振,肝血亏虚。《诸病源候论》中记载"痰水积聚,在于胸腑,遇冷热之搏,结实不消,故令人心腹痞满,气息不安,头晕目暗,常欲呕逆,故言痰结实",提示了痰湿是引起眩晕病的重要病因。《万病回春·眩晕》曰"瘦人头眩者,属血虚痰火也"。该患者长期工作繁忙,思虑过度,伤及脾阳,痰湿中阻,清阳不升,而作眩。痰湿为阴邪,益气温阳使脾之升清功能恢复,清阳上升,濡养脑窍。《丹溪心法·头眩》中记载"头眩,痰挟气虚并火。治痰为主,挟补药及降火药。无痰则不作眩,痰因火动"。脾之生化功能失调,不能生化气血,导致血虚。《素问·至真要大论篇》曰"诸风掉眩,皆属于肝",《诸病源候论·头风眩候》曰:"风头眩者,由血气虚,风邪入脑,而引目系故也。五脏六腑之精气,皆上注于目,血气与脉并于上系,上属于脑,后出于项中。逢身之虚,则为风邪所伤,入脑则脑转而目系急,目系急故成眩也。"眩晕多由肝所致,患者长期熬夜伤及肝血,血虚不能濡养脑窍,发为眩晕,月事量少。此为肝之阴血不足,不能抑制肝阳,虚阳上越。方中以健脾化湿、益气化痰、温补肝肾、滋阴潜阳为主。组成由八珍汤补益气血;半夏白术天麻汤平肝息风、益气化痰;二至丸滋阴降火。冬季服本方 3 个月后眩晕好转,经量增加,嘱患者每年冬季服膏,连续 3 年,以增强体质,预防复发。党参、熟地黄、黄芪为君药以健脾益气、益精填髓;菊花、天麻、钩藤为臣药以滋阴潜阳,平肝息风;半夏、石菖蒲、新会陈皮为佐药以益气化痰;甘草、黑芝麻、红枣为使调和诸药,补中益气;膏方中补益之品较细腻容易降胃口,方中加佛手,瓦楞子,谷、麦芽为健脾开胃,以助药物吸收。党参、半夏、白术、茯苓归脾经可健脾益气化痰;夏枯草、潼沙苑子、女贞子、天麻、柴胡、菊花、仙茅、淫洋藿、石菖蒲等归肝经可滋阴潜阳;阿胶、白芍、何首乌等为补血之品。

案 8. 高某,女,34 岁(耳鸣、腰酸)。

素体单薄,两耳蝉鸣,腰酸,畏寒肢冷,发作时面色少华,头晕目糊,此乃肾阴亏虚焉,阴虚则肝火易发,故耳鸣,腰酸,肝血之亏,肝为先天所系,肾为气之本焉,目为肝之外窍,故头晕目糊,本元既亏,不可不养,时值冬令之际,缓缓调治。

上党参 120 克,大黄芪 120 克,焦白术 90 克,净麦冬 90 克,抱茯神 90 克,柏子仁 90 克,酸枣仁 90 克,潼沙苑子 90 克,当归身 120 克,大熟地黄 90 克(砂仁 24 克拌),炒川芎 60 克,奎白芍 90 克,桑葚 120 克,女贞子 90 克,枸杞子 90 克,制黄精 120 克,粉葛根 90 克,骨碎补 90 克,石菖蒲 90 克,酒大黄 30 克,丹参 90 克,桃仁 90 克,红花 60 克,怀牛膝 20 克,厚杜仲 90 克,川续断 90 克,旱莲草 120 克,灵磁石 150 克,生石决明 150 克,净蝉衣 30 克,别直参 60 克,东阿胶 200 克,龟板胶 200 克,胡桃肉 150 克,红枣 150 克,黑芝麻 150 克,纹冰糖 500 克。

上药浓煎二次,去渣滤汁,加入东阿胶、龟板胶(陈酒烊化),再加纹冰糖 500 克,以文火收膏,滴水为度。服法与禁忌同前。

【按语】 该患者耳鸣、腰酸,伴发头晕目糊,证属肝肾亏虚,虚风内动,上扰耳窍,与气相搏,发为耳鸣。治疗当以补益肝肾、益气养血为要。肾开窍于耳,《诸病源候论》曰:"肾气通于耳,足少阴,肾之经,宗脉之所聚。劳动经血,而血气不足,宗脉则虚,风邪乘虚随脉入耳,与气相击,故为耳鸣。"《医碥》曰:"脑髓不足则脑转耳鸣。皆精气虚弱之故也,若肾虚而鸣者,其鸣不甚,当见劳怯等证。"《医学入门》曰:"内伤气虚,相火上冲,耳鸣九窍不利,两太阳穴痛,宜补中益气汤。"《素问·通评虚实论篇》曰:"头痛耳鸣,九窍不利,肠胃之所生也。"

方中以八珍汤补益气血,左归丸滋阴补肾,右归丸温补肾阳,以党参、黄芪、白术为君药;健脾益气以生化气血;当归、熟地黄、黄精为臣药以生血;杜仲、川断、女贞子、旱莲草为佐药以补益肝肾;川芎配葛根为使药引诸药上行于脑窍。患者服该方 1 个月后面色红润,头晕好转,四肢转温,续服 2 个月后自诉耳鸣好转。

案 9. 肖某,女,37 岁(经行先期)。

冲任内热,经行先期,口干舌燥,小溲短少,平素体质亏虚,患者有盆腔炎及胃下垂史。进食后恶心泛漾,经水越先,责之为热,如朱丹溪谓"经水不及期而来者,血热也",兹值冬令之际,为制膏方调理。

潞党参 120 克,绵黄芪 150 克,焦白术 90 克,淮山药 90 克,北沙参 90 克,净麦冬 90 克,生地黄 90 克,熟地黄 90 克,川黄柏 60 克,土茯苓 90 克,当归身 90 克,奎白芍 90 克,炒川芎 60 克,杜仲 90 克,川续断 90 克,金狗脊 90 克,益智仁 90 克,补骨脂 90 克,紫河车 90 克,车前草 90 克,地骨皮 90 克,青蒿 60 克,丹皮 120 克,红枣 120 克,败酱草 120 克,蒲公英 120 克,柴胡 60 克,升麻 30 克,板蓝根 120 克,薏苡仁 120 克,土牛膝 90 克,香附 60 克,延胡索 90 克,蛤蚧 2 对,炙甘草 60 克,吉林人参 60 克,东阿胶 200 克,龟板胶 200 克,胡桃肉 150 克,红枣 150 克,纹冰糖 500 克。

上药浓煎二次,滤汁去渣,加东阿胶、龟板胶(陈酒烊化),再加纹冰糖,以文火收膏,服法及禁忌同前。

【按语】 俗语云"冬令进补,来年打虎",随着生活水平的提高,膏方渐成为中医冬季调补的重要手段。冲为"血海",冲任蕴热,血海失宁,血不循经,故患者经行先期。"血热者,水之不足也",见口干舌燥。且患者平素体质亏虚,素有盆腔炎、胃下垂,当属脾胃亏虚。脾气主升,脾虚则升提不足,故胃下垂,脾气虚衰,运化水液不足,痰湿内生,湿热搏结,阻于下焦,易发盆腔炎。然膏方非独纯补,亦有温补、清补、平补、涩补之分。方用清补,补清兼施,方含补中益气汤、清经散之义,以潞党参、绵黄芪、焦白术、淮山药补气健脾,北沙参、净麦冬、生地黄养阴清热,以黄柏、土茯苓、青蒿、地骨皮清热除湿,丹皮清热凉血,气阴双补佐以清热。生地黄、地骨皮相配,《傅青主女科》云:"生地、地骨皮能清骨中之热,骨中之热,由于肾经之热,清其骨髓,则肾气自清,而又不损伤胃气。"以熟地黄、当归身、奎白芍、炒川芎补血和血,香附、延胡索、牛膝活血调经,补血活血兼施。"经水出诸于肾",肝主藏血,"八脉隶于肝肾",冲任为病,当调肝肾,以杜仲、川续断、金狗脊补肝肾;以益智仁、补骨脂补心气、命门,补肾助阳;蛤蚧补肺益肾;以车前草清热利尿,改善小便短少的情况。柴胡、升麻升阳以升提内脏,改善胃下垂情况;薏苡仁健脾利湿;败酱草、蒲公英、板蓝根清热解毒,且具有一定消炎作用,改善患者盆腔炎情况;并以炙甘草调和诸药。紫河车乃血肉有情之品,可大补气血。人参可大补元气,阿胶补血,龟板胶补肾滋阴,冰糖健脾润肺,红枣补脾胃益气血,胡桃肉补肾固精,全方气血阴阳通调,以资气血生化之源,补肾健脾,先后天同补。

案 10. 王某,女,44 岁(经行后期)。

经期推迟,月经淋漓不尽,肝肾亏损,荣阴之耗知矣。经色正而有瘀块,冲任受阻无异。纳谷尚佳,眠安,二便如常。舌苔如常,脉细弱。治宜损者益之,虚则实之,阻者通之。时值冬令为订膏方,全面调摄。

潞党参 120 克,滇黄芪 120 克,焦白术 90 克,云茯苓 90 克,全当归 90 克,大熟地黄 90 克(砂仁 24 克拌)、炒川芎 60 克,奎白芍 90 克,潼沙苑子 90 克,炙远志 60 克,酸枣仁 60 克,厚杜仲 90 克,菟丝子 90 克,怀牛膝 90 克,紫丹参 120 克,金狗脊 90 克,熟女贞子 90 克,枸杞子 90 克,何首乌 90 克,香附炭 60 克,侧柏炭 60 克,贯众炭 60 克,左牡蛎 150 克,旱莲草 120 克,软柴胡 60 克,海螵蛸 90 克,桑葚 120 克,升麻 30 克,黄芡实 120 克,仙茅 90 克,淫羊藿 90 克,青蒿

30克,天冬90克,金樱子90克,别直参60克,东阿胶200克,龟板胶200克,核桃肉150克,黑芝麻150克,红枣150克,纹冰糖500克。

上药浓煎二次,滤汁去渣,加东阿胶、龟板胶(陈酒烊化),再加纹冰糖,以文火收膏,滴水为度。服法及禁忌同前。

【按语】《黄帝内经》"六七,三阳脉衰于上,面皆焦,发始白。七七,任脉虚,太冲脉衰少,天癸竭,地道不通"。患者44岁,于六七、七七之间,任脉、太冲脉渐衰,天癸将竭,阳明脉衰,肝肾亏损,出现经期推迟。肝藏血,主疏泄,肾藏精,主封藏,脾主统血。肝、脾、肾亏虚,肝失疏泄,肾封藏功能不足,脾虚其统血功能受到影响,女子胞受肾、肝、脾调节,三脏失衡,女子胞藏泻功能受到影响,出现月经淋漓不尽。经色正而有瘀块,说明有瘀于内,冲任受阻。气血密切联系,气为血之帅,气行则血行。

方中以潞党参、滇黄芪、焦白术、云茯苓补气以助血行,取"有形之血,必借无形之气以生"之义。四物汤(全当归、大熟地黄、炒川芎、奎白芍)以调营卫,养气血。当归不同部位选用功用不同,方用全当归取其"全活血不走";熟地黄、白芍为血中血药;川芎血中气药,阴阳动静相配,补血且能和血。潼沙苑子、厚杜仲、菟丝子、金狗脊、女贞子、枸杞子、补益肝肾,何首乌补益精血,怀牛膝、紫丹参活血,补而不滞。香附炭、侧柏炭、贯众炭以止血,左牡蛎、海螵蛸性沉降,收敛止血。软柴胡、升麻升阳,升降相调。旱莲草、桑葚、天冬养阴滋阴,仙茅、淫洋藿补肾壮阳,补阴兼补阳,以和阴阳。黄芡实、金樱子固精,青蒿清透虚热。以制远志、酸枣仁安神定志,形神通调,且远志下通肾水,上济于心,可交通心肾,坎离既济。别直参、东阿胶、龟板胶、核桃肉、黑芝麻、红枣、冰糖总收补益之效。全方补气以行血,补血中寓有活血,活血中亦有止血,补血活血止血有度,补肝肾固精,且阴阳相和,升降相宜,形神通调。

案11. 钟某,女,33岁(经行后期)。

女子属阴,其血如潮,延期而至,量少色淡有瘀块,小腹掣痛,腰痛悠悠戚戚。女子月事与冲、任二脉最为密切,任主胞胎,冲为血海,二脉流通,脏腑之血皆汇于此,经血周期来潮与否,标志着人之气血充裕与亏损,面色无华,舌淡红少苔,脉细弱,此乃肝肾两虚,气血不足之象。治宜益气养血,调摄冲任,以膏代煎,方候明正。

潞党参120克,绵黄芪120克,焦白术90克,当归身120克,杭白芍90克,生地黄90克,大熟地黄90克(砂仁24克拌),炒川芎60克,制香附60克,延胡索90克,紫丹参90克,枸杞子90克,怀牛膝90克,厚杜仲90克,云茯苓90克,青皮 60 克,陈皮 60 克,何首乌 90 克,旱莲草 120 克,金狗脊 90 克,淮山药 90 克,菟丝子 90 克,皂角刺 60 克,生蒲黄 60 克,刘寄奴 90 克,焦山楂 120 克,益母草 90 克,软柴胡 60 克,川楝子 90 克,广木香 60 克,紫河车 1 具,炙甘草 90 克,别直参 60 克,东阿胶 250 克,龟板胶 150 克,大枣 150 克,龙眼肉 150 克,纹冰糖 400 克。

上药浸一宿,浓煎二次,滤汁去渣,加东阿胶、龟板胶(陈酒烊化),再加纹冰糖,以文火收膏,滴水为度。服法及禁忌同前。

【按语】《本草纲目·人部》曰"女子,阴类也,以血为主。其血上应太阴,下应海潮,月有盈亏,海有潮汐,月事 1 个月一行,与之相符,故谓之月水、月信、月经。"患者月经节律性破坏出现月经延期而至。《景岳全书·妇人规》中言经血"生化于脾,总统于心,藏受于肝,宣布于肺,施泄于肾",五脏和、气血充、肾气盛,天癸至,月经来潮正常,薛立斋云"血者,水谷之精气也,和调于五脏,洒陈于六腑……下为月经"。脾胃亏虚,气血不足,水谷精气生化乏源,月经延期。冲为血海,任主胞胎,"冲脉隶于阳明",任脉与肝、脾、肾三脉相交,三脏失衡,三脉气血不足。而"人脉隆盛,入于八脉",三脉气血不足,溢蓄不足,而冲任失养。现患者月经延期,量少色淡有瘀,小腹掣痛,腰痛悠悠戚戚,乃肝肾两虚,气血不足,冲任失养之象。

膏方 1 剂,由中药饮片、细料药、胶类、糖类、辅料五部分组成,缺一不可。本方中药饮片基于患者体质病情选用,认为"有形之血不能速生",须通过"无形之气"补益,以潞党参、绵黄芪、焦白术、茯苓补脾肺之气,当归身、杭白芍、大熟地黄、川芎补血调血,其中选用当归身"养血而中守"。制香附、延胡索、青皮、陈皮、川楝子、木香理气,其中制香附理气解郁,乃"血中气药"。延胡索"入手足太阴、厥阴四经,能行血中气滞,气中血滞",陈皮温而不峻,青皮疏肝破气,力峻,一缓一烈,主治一切气机阻滞,补血而不滞血,以祛经中瘀血,舒腹中掣痛。牛膝"走十二经络,助一身元气"引血下行。紫丹参、益母草活血,"一味丹参,功兼四物汤",可补血行血,为女科专药,益母草活血调经,亦为妇科要药。皂角刺、生蒲黄、刘寄奴化瘀,枸杞子、厚杜仲、金狗脊补益肝肾,乙癸同源,肝肾同补。何首乌、旱莲草滋阴益肾,菟丝子补阴益阳,山药补益肺、脾、肝。且中药亦可入奇经,紫河车、甘草、枸杞子、杜仲可补冲脉之气,当归、丹参、川芎补冲脉之血,木香降冲脉之逆,山药以固冲脉。诸药相合,共奏补肝肾填精,健脾胃益气血之效,冲任得养。方中细料选用别直参、龙眼肉、大枣、紫河车,以别直参大补元气,安神益智,动物类药紫河车补精养血,龙眼肉、大枣药食两用,胶类选用东阿胶、龟板胶,东阿胶补血滋阴润燥,龟板胶滋阴潜阳,补肾填精,糖类选用冰糖健脾润肺,其为结晶体,可主收水成膏,辅料选用陈酒祛药中腥膻之气,加强药物在体内的消化吸收。膏方药物功用补益,方须平和,因需久服,单为补益则药力偏颇,补益太过则恋邪,攻邪过猛则伤正,本方气血同补,补血活血理气同用,补而不滞,补脏腑同时补益冲任。

皓年堂国药号珍藏验方举隅(4例)

(一) 万病无忧酒

万病无忧酒能祛风活血、养神,亦能治虚弱大效。

青防风八钱,白芷五钱,川芎五钱,乌药五钱,生甘草五钱,五灵脂五钱,川牛膝五钱,荆芥穗五钱,大茴香五钱,地骨皮五钱,制南星一两五钱,破骨脂一两五钱,自然铜一两五钱,威灵仙一两五钱,五加皮一两五钱,紫荆皮一两五钱,厚杜仲(盐水炒)一两五钱,小黑豆二两。

上药用纱布袋盛放,浸入好烧酒四十斤,春秋浸七日,夏五日,冬十日。煮过饮之,每日二次,随量饮之。

(二) 中风半身不遂丸方

广郁金四钱,乌药六钱,木香三钱,槟榔六钱,化橘红四钱,煅赭石六钱,蔻仁四钱,酒军三钱,枳实四钱,甘草三钱,砂仁四钱,元胡索四钱,制川朴四钱,沉香三钱,制半夏四钱,佛手四钱,朱砂三钱。

上药共研细末,蜜丸朱砂为衣,每丸重二钱,每日服一丸,开水化服。

(三) 偷鸡散伤方

全当归(酒炒)三钱,炒苍术五钱,荆芥穗五钱,焦山楂三钱,花槟榔二钱,炒槐末二钱,地榆炭五钱。

上药水酒各半煎服。

(四) 鹤膝风丸方

牛膝一两,秦艽一两,木瓜一两,晚蚕沙一两,五加皮一两,防风一两,独活一两,白蒺藜一两,胡麻一两,明天麻一两,酥虎骨一两,防己五钱,海风藤五钱,川贝五钱,橘红五钱,红花五钱,苦参五钱,羌活五钱,苍术一两,薄荷五钱,麻黄五钱,黄芩五钱,川乌五钱,白芷五钱,乳香五钱,没药五钱,白藓皮五钱。

上药烘培制末,过筛,酒泛为丸,如桐子大,每日早晚各服一匙,温酒送下。

药酒方(2例)

案1. 周某,女,52岁(眩晕)。

腰髀环跳息痛,痛沿大腿后侧放射,起病3～4年,时发时止,乍轻乍重,近

1个月来疼痛复发,经 MRI 检查提示为 $L_4 \sim L_5$ 椎间盘膨隆,平素劳则腰痛,遇寒则剧,舌苔中剥边腻,脉濡细,此乃肾阴先亏于下,作强失职,寒湿稽留腰部,治宜逐寒除湿,佐以益肾壮腰。

当归身 30 克,赤芍 30 克,白芍 30 克,威灵仙 30 克,羌活 15 克,独活 15 克,川续断 30 克,金狗脊 30 克,王不留行子 30 克,厚杜仲 30 克,白蒺藜 30 克,鹿角片 15 克,仙茅 30 克,淫羊藿 30 克,补骨脂 30 克,露蜂房 15 克,黄药子 15 克,乌梢蛇 30 克,淮山药 30 克,青皮 15 克,陈皮 15 克,寻骨风 30 克,白茯苓 30 克,焦建曲 30 克,宣木瓜 30 克,怀牛膝 30 克,刘寄奴 30 克,锁阳 30 克,海风藤 30 克,桂枝 15 克,何首乌 30 克,龟板 30 克,女贞子 30 克,车前子 30 克,福泽泻 30 克,熟附子 15 克,炙甘草 15 克。

将上药与红枣 100 克,胡桃肉 100 克,文冰糖 500 克浸于上好的酒中(酒的用量是上药总量的 7 倍),密封瓶口,浸 10 天后,每日早晚各服一小盅,头汁服完可再浸二汁,酒减一半量浸 1 周后可再饮。

案 2. 郦某,女,60 岁(身痛)。

经云:"邪之所凑,其气必虚。"老年气血两亏,躯体及腰膝疼痛,走窜不定,痛无定处,如针刺状,入夜尤甚,舌红,苔薄,脉弦细。此乃老年气营两亏,风邪客于络脉,治当祛风活血,佐以益气养营。

潞党参 30 克,绵清黄芪 30 克,大熟地黄 30 克,当归尾 30 克,奎白芍 30 克,炒白芍 15 克,川桂枝 30 克,羌活 15 克,独活 15 克,片姜黄 15 克,桑寄生 30 克,秦艽 30 克,青防风 15 克,北细辛 15 克,厚杜仲 30 克,巴戟天 30 克,川断肉 30 克,怀牛膝 30 克,血木瓜 30 克,寻骨风 30 克,追地风 30 克,海风藤 30 克,熟女贞子 30 克,何首乌 30 克,旱莲草 30 克,仙半夏 30 克,新会陈皮 15 克,炙龟板 30 克,乌梢蛇 30 克,桃仁 30 克,原红花 15 克,料豆衣 30 克,白蒺藜 30 克,明天麻 15 克,炙甘草 30 克。

将上药与红枣 100 克,胡桃肉 100 克,文冰糖 500 克浸于上好的酒中(酒的用量是上药总量的 7 倍),密封瓶口,浸 10 天后,每日早晚各服一小盅,头汁服完可再浸二汁,酒减量浸 1 周后可再饮。

丸药方(2 例)

案 1. 毛某,男,49 岁(中风后遗症)。

2015 年 6 月 18 日突然两耳失聪,双目视物不清,后跌扑,神志不清,即送海口市部队医院住院治疗,病情缓解后,转至海口市人民医院,经 CT 和 MRI 检查示脑出血,致右侧肢体不遂,经治疗后第二天神志渐清,住院治疗半月后出院。遗有右侧肢体瘫痪疼痛,生活不能自理,经当地中西医结合治疗(包括针灸治疗),症状略见改善,经友人介绍来求诊治。初诊时,脉弦滑,语言謇涩,除右侧肢体不遂外,左侧肢体亦感不仁,此乃右瘫左痪之症,特拟丸方配合针灸,以期早日恢复。

全当归 120 克,青防风 60 克,大生地黄 120 克,炒川芎 60 克,羌活 120 克,独活 120 克,五加皮 120 克,海风藤 150 克,明天麻 60 克,川断肉 150 克,制南星 60 克,制香附 60 克,广陈皮 60 克,川附子 30 克,左秦艽 150 克,生石膏 200 克,焦白术 120 克,香白芷 60 克,淡黄芩 60 克,北细辛 30 克,炙甘草 60 克,生姜 30 克,大枣 150 克。

上药共研细末,过筛,水泛为丸,如桐子大,每日早晚各服一匙,温开水送下。

案 2. 吴某,男,7 岁(鼻渊)。

自幼打呼噜,声响如雷,鼻流浊涕,时发鼻出血,喉部声响,多涕。近两年来,症状加剧,经上海市儿童医学中心电子鼻咽喉镜检查,诊断为腺样体肥大,目前没有好的治疗手段,中医无此病名,根据症状辨证,此病类似中医之鼻渊、鼻衄之证,多因肺热上壅,治拟理肺通窍,凉血解毒。

炙鳖甲 90 克,龟板 90 克,姜半夏 90 克,光杏仁 90 克,焦枳壳 60 克,桑白皮 90 克,炙苏子 60 克,厚朴 60 克,潞党参 90 克,焦白术 90 克,太子参 120 克,穿心莲 120 克,山栀子 60 克,板蓝根 150 克,山豆根 60 克,怀牛膝 90 克,夏枯草 90 克,牛蒡子 90 克,石斛 30 克,辛夷 60 克,细辛 30 克,香白芷 30 克,苍耳子 60 克,左牡蛎 150 克,海藻 90 克,昆布 90 克,浙贝母 90 克,射干片 15 克,大青叶 120 克,桔梗 60 克。

上药共研细末,过筛,水泛为丸,如桐子大,每日 3 次,每日 1 汤匙,温开水送下。

治疗麻风病的常用方(4 例)

麻风病是一种烈性传染病,世界医药对此病束手无策,旧社会对此病管理不严,有些病散布在社会上,后来在上海市武夷路有一个麻风病医院专门收治麻风患者,使该病得到有效控制。古人针砭之术,治病最神,针则深入,砭则重取,麻风独宜于刺法,盖肌肉之表,或麻或痒或木,此恶血凝结,真气不行,需行刺法治之,浮取之令恶血渐去,直至痛觉渐复,并配以内服丸散,则肌肉傀儡自平,红处自白,麻木自知,痛痒疙瘩处自变好肉,有得心应手之妙。下列常用处方随证加减仅供参考。

(一) 漆雄丸

严生漆 1 斤,活蟹 10 只,爪全者麻丝扎定用竹片打碎壳,大酒 1 斤共入瓶内,封固,重汤煮三炷香,取用夏布泸去渣听用。明雄黄另研,明天麻、草胡麻、真羌活、川独活、豨莶草、苍耳子炒去刺,各 4 两,小穿山甲 1 对首尾全用,剥下片子,黄砂炒为末,蕲蛇 1 条_{酒炙},苦参 8 两。

上药磨末和前漆酒加米糊为丸,如桐子大,每服 50～60 丸渐加至 70～80 丸,日进二服,用大酒送下,不可多服,恐惹漆疮。一切麻风已破未破俱效。

(二) 白花蛇丸

防风二两,金银花二两,槐花二两,枸杞子二两,生地黄二两,苦参二两,蝉蜕二两,荆芥穗一两五钱,黄芩、黄连、黄柏、全蝎醋浸一日,川芎一两,山栀一两,乌药一两,何首乌一两,牛膝一两,牛蒡子一两,连翘一两,金毛狗脊一两,炒胡麻一两,天花粉一两,白蒺藜一两,威灵仙一两,蔓荆子一两,细辛一两,白花蛇一条_{去头尾,连骨生用},乌梢蛇一条_{去头尾生用},漏芦一两。

一方加风藤一两,如上头面加香白芷一两,如肌肉溃烂加大皂角一两。

上药共为细末,米糊为丸,如梧桐子大每服 60 丸,清茶送下,空心,午后,临睡各服一次,用者屡效。

(三) 桦皮散

桦皮_{烧炭存性}四两,枳壳_{烧炭存性}四两,荆芥穗二两,杏仁_{麸炒}二两,炙甘草五钱。

上药共研细末,每服二三钱至四五钱,食后温酒、热汤或米饮调下。

(四) 大麻风煎药方

粗桂枝四钱,制首乌四钱,白蒺藜三钱,炙乌头四钱,豨莶草四钱,净苦参一钱,熟附子四钱,净蝉衣八分,荆芥穗二钱,白花蛇四钱,紫浮萍三钱,原红花八分,干地龙二钱,全当归三钱,嫩柔枝五钱。

麻风不治症:筋死骨枯,眼赤唇翻,鼻梁崩塌,脚底穿漏,割切不通,遍身腐烂,口眼全歪,手心邪侧。

蠲痹养营酒(1 例)

枸杞子 30 克,原红花 20 克,五加皮 30 克,桑寄生 30 克,威灵仙 30 克,净苦参 30 克,追地风 30 克,血木瓜 30 克,菟丝子 30 克,净生麻 15 克,丝瓜络 30 克,制何首乌 30 克,豨莶草 30 克,制茅术 30 克,制草乌 15 克,制川乌 15 克,羌活 15 克,独活 15 克,黄防风 20 克,厚杜仲 30 克,生黄芪 60 克,炙穿山甲片 60 克,白花蛇 30 克,豹骨 60 克,桂枝 30 克,左秦艽 30 克,全当归 30 克,大原地 30 克,川牛膝 30 克,炙甘草 30 克。

将上药与焦枣子 100 克,桂圆肉 100 克,文冰糖 500 克浸于上好的酒中(酒的用量是上药总量的 7 倍),密封瓶口,浸 10 天后,每日早中晚各服一小盅,头汁服完可再浸二汁,酒减量浸 1 周后可再饮。

附录一　本书所用穴位名录（按经脉排列）

手太阴肺经：尺泽、列缺、鱼际。

手阳明大肠经：合谷、阳溪、温溜、手三里、曲池、肩髃、巨骨、迎香。

足阳明胃经：四白、地仓、颊车、下关、头维、屋翳、膺窗、乳根、水道、归来、气冲、髀关、伏兔、梁丘、足三里、上巨虚、下巨虚、丰隆、解溪、内庭。

足太阴脾经：太白、商丘、三阴交、地机、阴陵泉、血海、箕门、天溪。

手少阴心经：灵道、神门。

手太阳小肠经：后溪、腕骨、支正、肩贞、天宗、曲垣、颧髎、听宫。

足太阳膀胱经：攒竹、通天、天柱、大杼、风门、肺俞、厥阴俞、心俞、肝俞、脾俞、胃俞、肾俞、大肠俞、膀胱俞、上髎、次髎、承扶、殷门、委阳、委中、膏肓、志室、秩边、承筋、承山、昆仑、申脉。

足少阴肾经：涌泉、太溪、照海、复溜、四满。

手厥阴心包经：间使、内关。

手少阳三焦经：中渚、外关、支沟、天井、肩髎、翳风、耳门、角孙、络却、液门、天牖。

足少阳胆经：瞳子髎、上关、率谷、阳白、头临泣、风池、肩井、居髎、环跳、阳陵泉、光明、阳辅、悬钟、丘墟、足临泣、侠溪。

足厥阴肝经：行间、太冲、中封、蠡沟、曲泉、期门。

督脉经穴：命门、身柱、大椎、哑门、风府、百会、上星、神庭、印堂。

任脉经穴：中极、关元、气海、中脘、鸠尾、廉泉。

经外奇穴：太阳、颈夹脊、华佗夹脊、东风、肩前、落枕、八邪、膝眼、安眠、十七椎、翳明、定喘、百劳。

附录二 本书所用穴位介绍(按音序排列)

1. 安眠 Ānmián(EX－HN)

【经络】 经外奇穴。

【定位】 在颞部,当翳风和风池连线的中点处。

【作用】 镇静安神。

【配穴】 配中脘、丰隆、厉兑、神门、隐白治胃不和失眠烦躁;配行间、足窍阴、风池、神门、中渚治肝火上扰失眠;配神门、大陵、膻中、丰隆、三阴交治痰浊蒙心的癫证;配内关、三阴交治疗失眠。

2. 八邪 Bāxié(EX－UE 9)

【经络】 经外奇穴。

【定位】 微握拳,在手背侧,第1～5指间,指蹼缘后方赤白肉际处,左右共8个穴位。

【作用】 清热解毒,通络止痛。

【配穴】 配八风、十宣点刺放血治疗毒蛇咬伤;配少商、尺泽、曲池治风热咽喉肿痛;配阳溪、阳谷治疗手背肿痛;配合谷、阳池治手指麻木。

3. 百会 Bǎihuì(DU 20)

【经络】 督脉,足太阳经交会穴。一说手足三阳、督脉之交会穴。

【定位】 在头部,前发际正中直上5寸。

取法1:在前、后发际正中连线的中点向前1寸凹陷中。

取法2:折耳,两耳尖连线向上连线的中点。

高老取穴:在前、后发际正中连线与两耳尖连线,两线相交之处。

【作用】 补益中气,升阳举陷,开窍醒脑。

【配穴】 配前顶、头维、风池、合谷治头痛;配足三里、三阴交、长强、大肠俞、承山治脱肛;配三阴交、足三里、气海治阴挺;配身柱、膻中、鸠尾、丰隆、太冲治癫痫。

4. 髀关 Bìguān(ST 31)

【经络】 足阳明胃经。

【定位】 在股前区,股直肌近端、缝匠肌与阔筋膜张肌3条肌肉之间凹陷中。

取法:约相当于髂前上棘、髌底外侧端连线与耻骨联合下缘水平线的交点处。

高老取穴:髌骨上外侧角直上12寸处。

【作用】 健腰膝,祛风湿,通经络。

【配穴】 配肾俞、命门、腰阳关、委中治腰痛;配环跳、风市、足三里、阳陵泉治下肢麻木、瘫痪;配解溪、内庭、侠溪、丘墟、足三里治足麻木不仁。

5. 承扶 Chéngfú(BL 36)

【经络】 足太阳膀胱经。

【定位】 在股后区,臀沟的中点。

高老取穴:臀横纹的中点处。

【作用】 健腰膝,调肛肠。

【配穴】 配肾俞、腰阳关、委中治腰痛;配八髎、秩边、环跳、承山治骶臀痛;配次髎、长强、会阳、二白、承山治湿热瘀滞痔疮。

6. 承筋 Chéngjīn(BL 56)

【经络】 足太阳膀胱经。

【定位】 在小腿后区,腘横纹下5寸,腓肠肌两肌腹之间。

【作用】 舒筋络,理肛疾。

【配穴】 配委中、命门、腰阳关、肾俞治腰背拘急;配委中、浮郄、阳陵泉、足三里治膝酸重。

7. 承山 Chéngshān(BL 57)

【经络】 足太阳膀胱经。

【定位】 在小腿后区,腓肠肌两肌腹与肌腱交角处。

取法:伸直小腿或足跟上提时,腓肠肌肌腹下出现尖角凹陷中。

高老取穴:委中与昆仑之间。

【作用】 祛风舒筋,通腑理肛。

【配穴】 配肾俞、命门、腰阳关、委中治腰强痛;配委中、承筋、阳陵泉、足三里治腿痛转筋;配足三里、三阴交、阳陵泉、八风治湿脚气。

8. 尺泽 Chǐzé(LU 5)

【经络】 手太阴肺经,合穴。

【定位】 在肘区,肘横纹上,肱二头肌腱桡侧缘凹陷中。

【作用】 清泄肺热,通络止痛。

【配穴】 配肺俞、孔最、曲池、大椎治风热咳嗽;配肺俞、风门、列缺治寒饮伏肺咳嗽、气喘;配合谷、大椎、丰隆、膻中、中府、孔最治痰热哮喘;配内关、膻中、丰隆、三阴交治痰饮壅肺胸中胀满。

9. 次髎 Cìliáo(BL 32)

【经络】　足太阳膀胱经。

【定位】　在骶区,正对第2骶后孔中。

取穴：髂后上棘与第2骶椎棘突连线的中点凹陷处,即第2骶后孔。

【作用】　调经止痛,治疗泌尿生殖系统疾病。

【配穴】　配肾俞、带脉、关元、照海治肾虚带下；配三阴交、关元、肾俞治肾虚月经不调；配中极、水道、地机、归来治寒湿痛经；配肾俞、阴谷、三焦俞、委阳治肾虚小便不利。

10. 攒竹 Cuánzhú(BL 2)

【经络】　足太阳膀胱经。

【定位】　在面部,眉头凹陷中,额切迹处。

取法：沿睛明直上至眉头边缘可触及一凹陷,即额切迹处。

【作用】　疏风通络止痛,祛风明目。

【配穴】　配睛明、太阳、合谷、少商治风热目赤肿痛；配肝俞、肾俞、大骨空、小骨空、睛明治肝肾阴虚目翳；配合谷、颊车、地仓、四白治面瘫。

11. 大肠俞 Dàchángshū(BL 25)

【经络】　足太阳膀胱经,大肠背俞穴。

【定位】　在脊柱区第1侧线,第4腰椎棘突下,后正中线旁开1.5寸。

【作用】　调肠通腑,理气化滞,强腰止痛。

【配穴】　配大横、合谷、足三里、公孙、中脘治寒积腹痛；配下脘、梁门、天枢、曲池治食积腹痛；配天枢、合谷、阴陵泉、上巨虚、下巨虚治湿热泄泻、肠鸣；配肾俞、命门、腰阳关、委中治腰脊强痛。

12. 大杼 Dàzhù(BL 11)

【经络】　足太阳膀胱经,为督脉之别络,骨会,手、足太阳经交会穴。

【定位】　在脊柱区,第1胸椎棘突下,后正中线旁开1.5寸。

【作用】　疏风散热,解表,宣肃肺气,舒筋强骨,通络止痛。

【配穴】　配曲池、支门、风门、风池治风寒或风热发热；配合谷、肺俞、膻中、丰隆治风寒咳嗽；配少商、尺泽、合谷、曲池治风热咽喉肿痛；配迎香、合谷、列缺、印堂治风寒鼻塞。

13. 大椎 Dàzhuī(DU 14)

【经络】　督脉,手足三阳经交会穴。

【定位】　在脊柱区,第7颈椎棘突下凹陷中,后正中线上。

【作用】　解表通阳,清热、补虚、宁神。

【配穴】　配曲池、风池治疗流感；配风门、肺俞、膻中治哮喘；配少商放血,合谷可退热；配足三里、曲池、三阴交、脾俞治疗白细胞减少症。

14. 地仓 Dìcāng(ST 4)

【经络】 足阳明胃经，阳跷脉，手阳明大肠经之交会穴。

【定位】 在面部，口角旁开 0.4 寸。

取法：口角旁，在鼻唇沟或鼻唇沟延长线上。

【作用】 祛风通络，散风清热，开关通窍。

【配穴】 配太阳、翳风、合谷、下关治口眼㖞斜；配合谷、承浆、颊车治唇缓不收；配太阳、鱼腰、阳白、四白治眼睑瞤动；配合谷、内庭、颊车、下关治胃火齿痛、颊肿。

15. 地机 Dìjī(SP 8)

【经络】 足太阴脾经，郄穴。

【定位】 在小腿内侧，当内踝尖与阴陵泉的连线上，阴陵泉下 3 寸，胫骨内侧缘后际。

【作用】 健脾祛湿，理血调经。

【配穴】 配脾俞、章门、足三里、天枢治脾虚腹痛；配中脘、天枢、足三里、脾俞、关元俞治脾虚泄泻；配合谷、天枢、上巨虚、阴陵泉、气海治寒湿痢。配中极、水道、归来治寒湿凝滞痛经；配行间、血海、关元治郁热经早；配中极、合谷、三阴交、太冲、丰隆治血滞经闭；配脾俞、水分、气海、足三里治脾虚水肿。

16. 定喘 Dìngchuǎn(EX‐B 1)

【经络】 经外奇穴。

【定位】 俯伏或卧位。在背部，在第 7 颈椎棘突下，旁开 0.5 寸。

【作用】 宣肺理气，止咳平喘。

【配穴】 配肺俞、风门、膻中、尺泽治风热咳嗽；配肺俞、膏肓、大渊治肺虚哮喘；配后溪、曲垣、肩外俞治肩背痛。

17. 东风 Dōngfēng(EX‐HN)

【经络】 经外奇穴。

【定位】 在下颌角下缘处，颈动脉前缘。

【作用】 主治扁桃体炎，慢性咽喉炎。

【配穴】 配尺泽、列缺治咽喉肿痛。

18. 耳门 Ermén(TE 21)

【经络】 手少阳三焦经。

【定位】 在耳区，耳屏上切迹与下颌骨髁突之间的凹陷中。

取法：微张口，耳屏上切迹前的凹陷中，听宫直上。

【作用】 清热聪耳,疏邪热开耳窍。

【配穴】 配风池、翳风、中渚、侠溪、听会治少阳风热耳聋、耳鸣;配足临泣、大椎、外关、风池、翳风治热毒聤耳;配合谷、承浆、地仓、颊车、太冲治风邪入络唇吻强。

19. 肺俞 Fèishū(BL 13)

【经络】 足太阳膀胱经,肺的背俞穴。

【定位】 在脊柱区,第3胸椎棘突下,后正中线旁开1.5寸。

【作用】 宣肺平喘,调肺合营,补劳清热,滋阴润肺。

【配穴】 配列缺、合谷、外关治风寒咳嗽;配尺泽、曲池、大椎治风热咳嗽;配列缺、尺泽、风门治寒饮伏肺哮喘;配膻中、尺泽、丰隆、内关治痰热阻肺哮喘;配太溪、复溜、合谷治阴虚潮热、盗汗;配然谷、百劳、尺泽、鱼际、孔最治肺阴虚火旺咯血。

20. 丰隆 Fēnglóng(ST 40)

【经络】 足阳明胃经,络穴。

【定位】 在小腿外侧,外踝尖上8寸,胫骨前肌的外缘。

取法:犊鼻与解溪连线的中点,条口外侧一横指处,距胫骨前缘二横指。

【作用】 健脾和胃,化痰止咳,清神志的作用。

【配穴】 配肺俞、太渊、大白、合谷治痰湿侵肺,咳嗽痰多;配灵道、郄门、肺俞、尺泽治痰火心悸;配中脘、阴陵泉、行间、印堂治痰火头晕。

21. 风池 Fēngchí(GB 20)

【经络】 足少阳胆经,足少阳、阳维脉交会穴。

【定位】 在颈后区,枕骨之下缘,胸锁乳突肌上端与斜方肌上端之间的凹陷中。

说明:项部枕骨下两侧,横平风府,胸锁乳突肌与斜方肌两肌之间凹陷中。

【作用】 祛风解表,醒脑开窍,疏风清热,明目益聪。

【配穴】 配列缺、支正、迎香、合谷、风门治风寒感冒;配头维、通天、合谷治外感寒湿头痛;配大椎、曲池、合谷、鱼际、外关治温热病初期;配睛明、少商、合谷、太阳治风热目赤痛。

22. 风府 Fēngfǔ(GV 16)

【经络】 督脉,督脉、阳维脉交会穴。

【定位】 在颈后区,枕外隆凸直下,两侧斜方肌之间凹陷中。后发际正中直上1寸。

【作用】 疏风散热,清神志,定惊。

【配穴】 配曲池、大椎、尺泽、鱼际治风热感冒;配风门、风池、列缺、合谷、复溜治风寒感冒;配少商、尺泽、合谷、曲池治风热咽喉肿痛;配风池、迎香、合谷、少商治风热鼻衄;配中脘、行间、印堂治肝阳上亢眩晕;配后溪治疗后头痛;配阳谷治目妄视,狂走。

23. 风门 Fēngmén(BL 12)

【经络】 足太阳膀胱经,足太阳、督脉交会穴。

【定位】 在脊柱区,第 2 胸椎棘突下,后正中线旁开 1.5 寸。

【作用】 祛风清热,解表止痛,清肃肺气。

【配穴】 配列缺、迎香、支正、风池、合谷治风寒感冒;配曲池、大椎、尺泽、鱼际治风热感冒;配列缺、合谷、肺俞、外关治风寒咳嗽;配列缺、合谷、迎香、印堂治风寒化热鼻渊;配大椎、天柱、列缺、后溪、肩井、肩髃治颈项肩痛。

24. 伏兔 Fútù(ST 32)

【经络】 足阳明胃经。

【定位】 在股前区,髂前上棘与髌底外侧端的连线上,髌底外侧缘上 6 寸。

【作用】 散寒除湿,舒筋活络。

【配穴】 配环跳、风市、委中、阳陵泉、足三里治下肢麻木、瘫痪;配腰阳关、髀关、大肠俞、环跳治腰髋痛;配足三里、阴陵泉、阳陵泉、八风、三阴交治湿脚气。

25. 复溜 Fùliū(KI 7)

【经络】 足少阴肾经,经穴。

【定位】 在小腿内侧,内踝尖上 2 寸,跟腱的前缘。

高老取穴:太溪穴上 2 寸。

【作用】 滋阴补肾,利水消肿,发汗止汗。

【配穴】 配肾俞、关元、天枢、足三里治肾虚泄泻;配肾俞、脾俞、水分、太溪、足三里治肾虚水肿;配内关、风门治自汗;配合谷治汗出不止。

26. 肝俞 Gānshū(BL 18)

【经络】 足太阳膀胱经,肝的背俞穴。

【定位】 在脊柱区,第 9 胸椎棘突下,后正中线旁开 1.5 寸。

【作用】 疏肝利胆,宁神明目,养血清瘀。

【配穴】 配期门、日月、支沟、阳陵泉、太冲治湿热胁痛;配至阳、腕骨、阳陵泉、太冲治湿热黄疸;配太阳、睛明、行间、侠溪、太冲治肝火目赤。

27. 膏肓 Gāohuāng(BL 43)

【经络】 足太阳膀胱经。

【定位】 在脊柱区,第 4 胸椎棘突下,后正中线旁开 3 寸,后正中第 2 侧线。

【作用】 补肺健脾,培元补虚,宁心培肾,治痨益损。

【配穴】 配太渊、肺俞、足三里、三阴交、太溪治肺痨;配太渊、太溪、肺俞、肾俞治肺肾阴虚咳嗽;配定喘、肺俞、太渊、足三里、脾俞治肺虚气喘;配太溪、神门、大陵、百会治肾虚健忘、失眠。

28. 关元 Guānyuán(CV 4)

【经络】 任脉,小肠募穴,任脉、足三阴经交会穴。

【定位】 在下腹部,脐中下 3 寸,前正中线上。

【作用】 培肾固本,补气回阳,清热理湿。

【配穴】 配神阙隔盐灸,重灸命门、肾俞、涌泉、气海俞治中风脱证;配气海、足三里、百会、三阴交治产后血晕;配肾俞、命门、太溪、阴陵泉、百会治阳痿;配肾俞、命门、中脘、天枢、足三里治肾虚泄泻、完谷不化;配中极、太溪治肾虚遗尿、尿频;配带脉、三阴交、血海治月经不调。

29. 光明 Guāngmíng(GB 37)

【经络】 足少阳胆经,络穴。

【定位】 在小腿外侧,外踝尖上 5 寸,腓骨前缘。

【作用】 清肝明目,理气通络,祛风利湿。

【配穴】 配睛明、太冲、太阳、侠溪治肝胆火盛目痛;配期门、肝俞、侠溪、内关、肩井治肝郁气滞乳痛;配环跳、风市、阳陵泉、足三里治下肢痿痹。

30. 归来 Guīlái(ST 29)

【经络】 足阳明胃经。

【定位】 在下腹部,脐中下 4 寸,前正中线旁开 2 寸。

【作用】 调血室,温中散寒,益气固脱。

【配穴】 配中脘、足三里、大横、合谷治寒积腹痛;配曲骨、气穴、三阴交、天枢治阴冷肿痛;配百会、气海、维道、足三里、三阴交治脾虚阴挺。

31. 合谷 Hégǔ(LI 4)

【经络】 手阳明大肠经,原穴。

【定位】 在手背,第 1、2 掌骨间,第 2 掌骨桡侧的中点处。

【作用】 疏风解表,清泄肺气,通降肠胃,通络止痛。

【配穴】 配列缺、外关治感冒头痛;配鱼际、扶突、天鼎、二间治风热失音;配下关、颊车、风池、外关治风火牙痛;配肩髎、阳溪、大椎、鱼际治风热瘾疹;配太冲、气海、地机治肝郁气滞痛经;配中极、地机、三阴交、太冲治血滞经闭;配复溜治少汗、多汗;配地仓透颊车治疗口眼㖞斜;配下关、颊车治牙痛。

32. 后溪 Hòuxī(SI 3)

【经络】 手太阳小肠经,输穴,八脉交会穴之一,通督脉。

【定位】 在手掌尺侧,第 5 掌指关节尺侧近端赤白肉际凹陷中。

高老取穴：当第 5 掌骨小头后缘赤白肉际凹陷中。

【作用】 祛风湿,疏调经络,通利关节。

【配穴】 配列缺、大椎、天柱治头项痛;配肩髃、肩髎、臑俞治肩痛;配合谷、八邪治手背痛;配肩髃、曲池、合谷、外关、阳谷治肘臂痛;配鱼际、少商、合谷治风热咽痛。

33. 华佗夹脊 Huàtuójiájǐ(EX - B2)

【经络】 经外奇穴。

【定位】 俯伏或俯卧位。在背腰部,当第1胸椎至第5腰椎棘突下两侧,后正中线旁开0.5寸,一侧17个穴位。

【作用】 第1胸椎至第5颈椎夹脊:治疗心肺、胸部及上肢疾病。

第6胸椎至第12胸椎夹脊:治疗胃肠、脾、肝、胆疾病。

第1腰椎至第5腰椎夹脊:治疗下肢疼痛,腰、骶、小腹部疾病。

【配穴】 配大椎、后溪、肩外俞、天髎、天宗治脊背痛;配命门、腰阳关、肾俞、委中治腰脊强痛;配环跳、殷门、委中、阳陵泉、足三里、昆仑治下肢疼痛麻木。

34. 环跳 Huántiào(GB 30)

【经络】 足少阳胆经,足少阳、太阳经交会穴,回阳九针穴之一。

【定位】 在臀区,股骨大转子最凸点与骶管裂孔连线的外1/3与内2/3交点处。

取法:侧卧,伸下腿,上腿屈髋屈膝取穴。

【作用】 祛风除湿,通经活络,强腰益肾。

【配穴】 配腰阳关、大肠俞、委中、秩边治腰胯疼痛;配风市、阳陵泉、悬钟、委中、足三里治半身不遂、下肢痿痹;配水沟、腰阳关、委中、阿是穴治挫闪腰疼;配内关、曲池、血海、阳溪治遍身风疹。

35. 箕门 Jīmén(SP 11)

【经络】 足太阴脾经。

【定位】 在股前区,髌底内侧端与冲门的连线上1/3与下2/3焦点,长收肌和缝匠肌交角的动脉搏动处。

【作用】 利水通淋,调下焦,祛风湿。

【配穴】 配三阴交、阴陵泉、膀胱俞、中极治膀胱湿热小便不利;配肾俞、脾俞、三焦俞、气海、委阳治脾肾气虚小便不利;配脾俞、足三里、气海、膀胱俞治气虚遗尿;配膀胱俞、中极、阴陵泉、行间、太溪治五淋;配阴陵泉、血海、三阴交、足三里治腹股沟肿痛。

36. 颊车 Jiáchē(ST 6)

【经络】 足阳明胃经。

【定位】 在面部,下颌角前上方一横指(中指)。

【作用】 祛风通络,利节消肿止痛。

【配穴】 配合谷、下关、地仓、风池、太阳治口眼㖞斜；配下关、合谷、支沟治牙关紧闭；配合谷、下关、内庭、劳宫治胃火颊肿、齿痛；配商阳、内庭、天突、丰隆、廉泉治实热失音；配大迎、承浆、合谷治疗牙髓炎及急性牙周炎（下牙）。

37. 间使 Jiānshǐ(PC 5)

【经络】 手厥阴心包经，经穴。

【定位】 在前臂前区，前臂掌侧腕横纹上 3 寸，掌长肌腱与桡侧腕屈肌腱之间。

【作用】 宁心安神，和胃通络。

【配穴】 配大陵、曲泽治疗心悸、心肌炎；配中脘、丰隆、内关治疗痰火扰心所致心烦；配心俞、巨阙、膻中、太渊、丰隆治疗痰浊心痛；配支沟、鸠尾治疗痰浊蒙窍之癫痫；配阳陵泉、内关、胃俞、中脘治疗肝郁胃痛；配阳陵泉、太冲、上脘治疗肝气犯胃呕吐；配肩髃、外关、合谷治疗臂痛。

38. 肩井 Jiānjǐng(GB 21)

【经络】 足少阳胆经，手足少阳、足阳明与阳维脉交会穴。

【定位】 在肩胛区，第 7 颈椎棘突与肩峰最外侧点连线的中点。

【作用】 舒筋活络，豁痰开窍散结。

【配穴】 配秉风、曲垣、肩贞治肩背痹痛；配肩髃、肩贞、臂臑、曲池、外关治手臂不举；配风池、风门、阳谷、后溪治颈项僵痛；配合谷、三阴交、太冲治气滞血瘀难产；配期门、行间、内关、天池治气郁乳痛。

39. 肩髎 Jiānliáo(TE 14)

【经络】 手少阳三焦经。

【定位】 在三角肌区，肩峰角与肱骨大结节两骨间凹陷中。

取法：屈臂外展时，肩峰外侧缘前后端呈现两个凹陷，前一较深凹陷为肩髃，后一凹陷即本穴。垂肩时，肩髃后约 1 寸。

【作用】 祛风湿，调气血，通经络。

【配穴】 配条口透承山、肩髎透极泉治肩周炎；配阳谷、天宗治臂痛。

40. 肩前 Jiānqián(EX - UE)

【经络】 经外奇穴。

【定位】 垂臂，腋前皱襞头上 1.5 寸。

【作用】 舒筋活络。

【配穴】 配肩髃、肩髎、臑俞、曲池治冻结肩、肩痛不举；配肩髎、手三里、曲池、外关、合谷治上肢瘫痪、麻木。

41. 肩髃 Jiānyú(LI 15)

【经络】　手阳明大肠经,手阳明、阳跷脉交会穴。

【定位】　在三角肌区,肩峰外侧缘前端与肱骨大结节两骨间凹陷中。

取法:屈臂外展,肩峰外侧缘前后端呈现两个凹陷,前一较深凹陷即本穴,后一凹陷为肩髎。

【作用】　祛风除湿,舒筋活络,通利关节。

【配穴】　配大椎、肩髎、臑俞、天宗治肩背痛;配曲池、手三里、外关、合谷治上肢不遂、疼痛;配阳溪、大椎、三阴交治风热风疹。

42. 肩贞 Jiānzhēn(SI 9)

【经络】　手太阳小肠经。

【定位】　在肩胛区,肩关节后下方,腋后纹头直上1寸。

【作用】　舒筋活络,祛风止痛,活血散结。

【配穴】　配肩髎、肩髃治肩痛;配肩髃、天宗、秉风治肩胛痛;配肩髎、曲池、支正、外关、合谷治手臂麻痛不举;配完骨治疗耳聋、耳鸣。

43. 角孙 Jiǎosūn(TE 20)

【经络】　手少阳三焦经,手、足少阳,手太阳经交会穴。

【定位】　在头部,耳尖正对发际处。

【作用】　清头明目,散风通络。

【配穴】　配耳门、翳风、风池治少阳风热耳部肿痛;配睛明、太阳、太冲治治风热目赤肿痛;配小海、风池治风火牙痛;配风池、太阳、肝俞、膈俞治视神经炎、视网膜出血。

44. 解溪 Jiěxī(ST 41)

【经络】　足阳明胃经,经穴。

【定位】　在足踝区,踝关节前面中央凹陷中,拇长伸肌腱与趾长伸肌腱之间。

取法:令足趾上翘,显现足背部两肌腱,穴在两腱之间,相当于内、外踝尖连线的中点处。

【作用】　清泄胃热,和胃通络,健脾化滞。

【配穴】　配头维、阳白、太阳、上星、合谷、印堂治阳明眉棱骨痛、头痛;配中脘、头维、丰隆、水泉治痰火眩晕面赤;配天枢、上巨虚、合谷、大肠俞治胃热便秘、腹胀;配髀关、足三里、环跳、阳陵泉、丰隆治下肢痿痹。

45. 颈百劳 Jǐngbǎiláo(EX-HN 14)

【经络】　经外奇穴。

【定位】　正坐位或俯伏坐位。在颈部,当大椎直上2寸,后正中线旁开1寸。

【作用】　滋阴清肺,化痰通络。

【配穴】 配太溪、肾俞、复溜、阴郄、合谷治阴虚骨蒸潮热、盗汗;配足三里、合谷、复溜、关元、气海、肺俞治气虚自汗。

46. 颈夹脊 Jǐngjiájǐ(EX－HN)

【经络】 经外奇穴。

【定位】 俯伏或俯卧位。在颈部,当第2至第7颈椎棘突下两侧,后正中线旁开0.5寸,一侧6个穴位。

【作用】 通经活络止痛。

【配穴】 配风池、天柱治疗颈肩疼痛。

47. 鸠尾 Jiūwěi(CV 15)

【经络】 任脉,络穴,膏之原。

【定位】 在上腹部,剑胸结合下1寸,前正中线上。

【作用】 理气宽胸,化痰安神,清热息风。本穴是治疗精神疾病的主要穴位。

【配穴】 配巨阙、膈俞、心俞、膻中、阴郄治瘀血心痛;配天突、膻中、丰隆、脾俞、肺俞、太渊、合谷治痰湿咳嗽、气喘;配中脘、足三里、内关、行间、梁丘治肝郁气滞胃痛;配后溪治癫痫。

48. 居髎 Jū liáo(GB 29)

【经络】 足少阳胆经,足少阳、阳跷脉交会穴。

【定位】 在臀区,髂前上棘与股骨大转子最凸点连线的中点处。

【作用】 舒筋活络。

【配穴】 配腰阳关、环跳、风市、委中、阳陵泉治腰腿痹痛、瘫痪;配阳陵泉、足三里、悬钟、丘墟、解溪治足痿;配期门、大敦、气海治寒疝。

49. 巨骨 Jùgǔ(LI 16)

【经络】 手阳明大肠经,手阳明、阳跷脉交会穴。

【定位】 在肩胛区,锁骨肩峰端与肩胛冈之间凹陷中。

【作用】 通经活络,散结止痛。

【配穴】 配肩髃、天宗治肩背痛;配肩髃、曲池、外关、合谷治上肢屈伸不利;配天井、丰隆、手五里治气滞痰凝瘰疬;配臑会、气舍、间使、太冲、太溪治阴虚痰凝瘿气;配孔最、尺泽、鱼际治咯血。

50. 厥阴俞 Juéyīnshū(BL 14)

【经络】 足太阳膀胱经,心包背俞穴。

【定位】 在脊柱区,第4胸椎棘突下,后正中线旁开1.5寸。

【作用】 宁心安神,宽胸止痛,理气调血。

【配穴】 配心俞、内关、通里治虚寒心痛;配心俞、巨阙、间使、神门治气虚心悸;配内关、膻中、太渊、丰隆治痰浊胸闷。

51. 昆仑 Kūnlún(BL 60)
【经络】 足太阳膀胱经,经穴。
【定位】 在踝区,外踝尖与跟腱之间的凹陷中。
【作用】 疏风清热,通经活络,活血止痛。
【配穴】 配风池、天柱、后顶、合谷治风热头痛;配风府、风池、太阳、外关治风热目眩;配风池、迎香、合谷、少商治风热鼻衄;配风池、天柱、肩中俞、后溪治项痛强;配太溪、丘墟、三阴交治脚跟痛。

52. 蠡沟 Lígōu(LR 5)
【经络】 足厥阴肝经,络穴。
【定位】 在小腿内侧,内踝尖上 5 寸,胫骨内侧面的中央。
取法:髌尖与内踝尖连线的上 2/3 与下 1/3 交点,胫骨内侧面的中央,横平筑宾。
【作用】 疏肝理气,清热利湿,调理经脉。
【配穴】 配气海、三阴交治气滞经迟;配三阴交、关元、太冲、肝俞、期门治肝郁月经错乱;配太冲、中极、下髎、阴陵泉、血海治湿热阴痒;配脾俞、维道、三阴交、足三里、气海治脾虚湿盛阴挺;配曲泉、阴陵泉、三阴交、阳陵泉治胫部酸痛;配曲泉、太冲治睾丸炎。

53. 廉泉 Liánquán(CV 23)
【经络】 任脉,任脉、阴维脉交会穴。
【定位】 在颈前区,喉结上方,舌骨上缘凹陷中,前正中线上。
【作用】 清热祛风,利舌通咽,开窍除痰。
【配穴】 配然谷、阴谷治舌下肿难言、舌纵涎出;配通里、鱼际、人迎、天鼎、内关治暴喑;配哑门、翳风、耳门、听宫、风池治聋哑;配中府治胸痛;配中冲治舌下肿痛。

54. 梁丘 Liángqiū(ST 34)
【经络】 足阳明胃经,郄穴。
【定位】 在股前区,髌底外上角上 2 寸,股外侧肌与股直肌肌腱之间。
【作用】 和胃止痛,祛风化湿,通利关节。
【配穴】 配中脘、足三里、公孙、胃俞治寒积腹痛;配内关、行间、阳陵泉、中脘、足三里治气滞胃痛;配阴陵泉、犊鼻、足三里、血海治寒湿膝肿;配地五会治乳痈。

55. 列缺 Lièquē(LU 7)
【经络】 手太阴肺经,络穴,八脉交会穴,通任脉。

【定位】 在前臂,腕掌侧远端横纹上1.5寸,拇短伸肌腱与拇长展肌腱之间,拇长展肌腱沟的凹陷中。

【作用】 散寒通络,理气止痛,宣肺祛风。

【配穴】 配膻中、肺俞、足三里治咳嗽寒痰、胸膈闭痛;配尺泽、风门、肺俞治寒饮伏肺气喘;配率谷、外关、太渊治风湿偏头痛;配后溪、丰隆治风痰头痛;配肩髃、曲池、外关、合谷治半身不遂;配阳溪治腕关节痛;配行间治茎中痛;配合谷、迎香、印堂治鼻渊。

56. 灵道 Língdào(HT 4)

【经络】 手少阴心经,经穴。

【定位】 在前臂前区,腕掌侧远端横纹上1.5寸,尺侧腕屈肌腱的桡侧缘。

【作用】 宁心安神,舒经活络。

【配穴】 配郄门、肺俞、尺泽、丰隆治痰火扰心心悸怔忡;配神门、大陵、印堂、丰隆、志室治痰浊蒙心悲恐、善笑;配心俞、厥阴俞治瘀血心痛;配肩髃、少海、曲池、少府、阳池治腕臂挛急,配天突、天窗治暴喑不能言。

57. 率谷 Shuàigǔ(GB 8)

【经络】 足少阳胆经,足少阳、足太阳经交会穴。

【定位】 在头部,耳尖直上入发际1.5寸。

说明:角孙直上,入发际1.5寸。咀嚼时,以手按之有肌肉鼓动。

【作用】 息风清热,疏肝和胃,镇惊止痛。

【配穴】 配悬颅、太冲、太溪治肝阳上亢头痛;配头维、行间、水泉、印堂、翳风治肝阳眩晕;配前顶、印堂、神门、涌泉治惊恐惊风。

58. 络却 Luòquè(BL 8)

【经络】 足太阳膀胱经。

【定位】 在头部,前发际正中直上5.5寸,旁开1.5寸。

【作用】 息风通络,清热开窍。

【配穴】 配合谷、下关、颊车、地仓治口眼㖞斜;配风池、百会、太阳、上星治风热眩晕;配神门、大陵、印堂、膻中、丰隆、三阴交治痰浊癫证;配睛明、太阳、风池、光明治目视不明;配听会、身柱治狂走、瘛疭、恍惚不乐。

59. 落枕 Làozhěn(EX - UE 8)

【经络】 经外奇穴,又称外劳宫。

【定位】 在手背,第2、3掌骨间,掌指关节后0.5寸(指寸)凹陷中。

说明:与劳宫前后相对。

【作用】 祛风通络止痛。

【配穴】 配合谷、后溪、八邪、阳溪治手背红肿、手指麻木;配风池、大椎、后溪、颈臂、肩外俞治颈椎病;配后溪、列缺、大杼、阿是穴治落枕。

60. 命门 Mìngmén(GV 4)

【经络】 督脉。

【定位】 在脊柱区,第 2 腰椎棘突下凹陷中,后正中线上。

【作用】 补肾培元,强壮腰膝。

【配穴】 配肾俞、志室、气海、三阴交治肾虚遗精;配关元、肾俞、气海、然谷治肾阳虚阳痿;配肾俞、百会、风池、足三里治肾虚头晕;配肾俞、天枢、中脘、足三里治脾肾阳虚泄泻;配肾俞治小便频数、老人腰痛;配百会、关元、三阴交、中髎治遗尿;配膀胱俞、肾俞、水道治肾炎;配大椎、膈俞、曲池、足三里治缺铁性贫血。

61. 内关 Nèiguān(PC 6)

【经络】 手厥阴心包经,络穴,八脉交会穴之一,通阴维脉。

【定位】 在前臂前区,腕掌侧远端横纹上 2 寸,掌长肌腱与桡侧腕屈肌腱之间。

【作用】 宁心安神,理气和胃。

【配穴】 配阴郄、心俞、通里治心脏诸虚、怔忡惊悸;配内关、后溪、神门、心俞治癫痫;配风池治呕吐;配足三里治胃痛;配足三里、巨阙、膈俞治呃逆;配中脘、丰隆、厉兑、隐白治胃腑不和失眠;配水沟、劳宫、上脘、大钟治痰火狂证;配足三里、三阴交、膈俞、血海治产后血晕。

62. 内庭 Nèitíng(ST 44)

【经络】 足阳明胃经,荥穴。

【定位】 在足背,第 2、3 趾间,趾蹼缘后方赤白肉际处。

【作用】 清泄胃热,通腑止痛,和胃降逆。

【配穴】 配下关、颊车、合谷治胃火牙痛;配商阳、天突、丰隆治阳明郁热咽喉肿痛;配厉兑、隐白、上星、风府治胃火炽盛鼻衄;配下脘、梁门、天枢、大横、曲池治食滞腹胀、腹痛;配解溪、八风、太冲治足背肿痛;配章门或大都治厥逆;配上星治睛痛;配临泣治小腹膜胀。

63. 内膝眼 Nèixīyǎn(EX - LE 4)

【经络】 经外奇穴。

【定位】 屈膝在髌韧带内侧凹陷处。

【作用】 通经络,止痹痛。

【配穴】 配犊鼻、鹤顶、阳陵泉、足三里治疗膝肿痛。

64. 膀胱俞 Pángguāngshū(BL 28)

【经络】 足太阳膀胱经,膀胱背俞穴。

【定位】　在骶区,横平第2骶椎后孔,骶正中嵴旁开1.5寸。

【作用】　疏调膀胱,通利水道,温肾强腰。

【配穴】　配中极、阴陵泉、三阴交、行间治膀胱湿热小便不利;配合谷、行间、阴陵泉、下巨虚、天枢治湿热腹痛泄泻;配阴陵泉、蠡沟、血海、三阴交、中极治湿热下注阴部肿痛生疮;配肾俞、腰阳关、委中、太溪治肾阳不足、寒湿内侵的腰脊强痛;配天枢、温溜治大便不通。

65. 脾俞 Píshū(BL 20)

【经络】　足太阳膀胱经,脾背俞穴。

【定位】　在脊柱区,第11胸椎棘突下,后正中线旁开1.5寸。

【作用】　健脾益气,化湿和胃。

【配穴】　配中脘、三阴交、足三里治脾胃虚寒呕吐;配胃俞、中脘、章门、足三里、内关、三阴交治脾阳虚胃痛;配胃俞、大肠俞、足三里治气血不足便秘;配天枢、上巨虚、足三里治休息痢;配水分、三阴交、足三里、委阳、肾俞、气海治脾肾阳虚水肿;配大椎、足三里、三阴交治白细胞减少症。

66. 期门 Qīmén(LR 14)

【经络】　足厥阴肝经,肝的募穴,足太阴、足厥阴交会穴。

【定位】　在胸部,第6肋间隙,前正中线旁开4寸。

取法:女性在锁骨中线与第6肋间隙交点处。

【作用】　疏肝和胃,调气利胁。

【配穴】　配肝俞、侠溪、中庭治肝郁胸胁胀满痛;配日月、支沟、三阴交、太冲治湿热胸胁痛;配大椎、后溪、液门、曲池治疟疾;配液门、外关、太冲、侠溪、大陵治伤寒热入血室;配上脘、阳陵泉、太冲、梁门、神门治肝气犯胃呕吐;配阴陵泉、下脘、梁门、足三里治疗饥不择食;配中封、阳陵泉治肝炎。

67. 气冲 Qìchōng(ST 30)

【经络】　足阳明胃经。

【定位】　在腹股沟区,耻骨联合上缘,前正中线旁开2寸,动脉搏动处。

【作用】　疏肝理气,调理冲任。

【配穴】　配三阴交、太冲、肝俞、期门治肝郁月经不调;配气海、太冲、三阴交、阳陵泉、地机治气滞痛经;配太冲、三阴交、阳陵泉、内关、气海治肝郁腹痛;配中极、气机、四满治血瘀恶露不下;配肾俞、八髎、足三里、关元治肾虚阳痿。

68. 气海 Qìhǎi(CV 6)

【经络】　任脉。

【定位】　在下腹部,脐中下1.5寸,前正中线上。

【作用】 补气理气,益肾固精,强壮健身。

【配穴】 配关元、三阴交、足三里治血虚气脱产后血晕;配三阴交、志室、肾俞治遗精;配肾俞、关元、八髎、足三里治阳痿;配阴陵泉、膀胱俞、水道、中极治气虚淋证;配肾俞、阴谷、三焦俞、委阳治肾气虚癃闭;配小肠俞治带下;配关元治产后恶露不止;配中极、血海、地机、三阴交治经水后期;配中极、三阴交治痛经;配天枢、上巨虚治急性菌痢、腹泻。

69. 丘墟 Qiūxū(GB 40)

【经络】 足少阳胆经,原穴。

【定位】 在踝区,外踝的前下方,趾长伸肌腱的外侧凹陷中。

说明:第2~5趾抗阻力伸展,可显现趾长伸肌腱。

【作用】 理气活络,通经止痛。

【配穴】 配侠溪、期门、中庭、膻中治肝郁气滞胸胁痛;配侠溪、风池、太冲、期门治腋下肿;配解溪、申脉、昆仑治外踝肿痛;配睛明、太阳、侠溪、行间治肝胆火盛目赤肿痛。

70. 曲池 Qūchí(LI 11)

【经络】 手阳明大肠经,合穴。

【定位】 在肘区,尺泽与肱骨外上髁连线的中点处。

【作用】 疏风清热,调和营卫,通利关节。

【配穴】 配大椎、外关、内庭、中脘、太冲、三阴交治湿热呕吐;配天枢、上巨虚、合谷、阴陵泉治湿热泄泻、痢疾;配肩髃、外关、阳溪、合谷治上肢不遂;配合谷、天井、尺泽、手三里治肘臂痛;配大椎、血海、足三里治湿疹、荨麻疹、瘙痒;配十宣治高热;配风池治外感;配足三里、人迎治高血压;配血海、委中治缠腰火丹。

71. 曲泉 Qūquán(LR 8)

【经络】 足厥阴肝经,合穴。

【定位】 在膝部,腘横纹内侧端,半腱肌肌腱内缘凹陷中。

取法:屈膝,在膝内侧横纹端最明显的肌腱内侧凹陷中取穴。

【作用】 清热利湿,调理下焦,有明显降压作用。

【配穴】 配三阴交、阴陵泉、行间、中极、膀胱俞治膀胱湿热致小便不利;配中极、下髎、三阴交、蠡沟、血海治湿热下注致阴痒;配气海、太冲、三阴交肝郁痛经;配膝关治膝内侧痛;配气海、太冲、少府治阴挺;配急脉、三阴交治疝气痛。

72. 曲垣 Qūyuán(SI 13)

【经络】 手太阳小肠经。

【定位】 在肩胛区,肩胛冈内侧端上缘凹陷中。

取法:臑俞与第2胸椎棘突连线的中点处。

【作用】 舒筋通络,散风止痛。

【配穴】 配肩髃、肩髎、臑俞、曲池治肩周炎;配大椎、肩外俞、秉风、天宗治肩胛拘挛疼痛;配臂臑、阳陵泉治冈上肌腱炎。

73. 颧髎 Quánliáo(SI 18)

【经络】 手太阳小肠经,手少阳、太阳经交会穴。

【定位】 在面部,颧骨下缘,目外眦直下凹陷中。

【作用】 息风清热,通络止痛。

【配穴】 配翳风、下关、太阳、阳白、颊车、地仓治口眼㖞斜;配风池、太阳、阳白、四白、鱼腰治风邪入络眼睑瞤动;配风池、颊车、下关、合谷治风热齿痛。

74. 乳根 Rǔgēn(ST 18)

【经络】 足阳明胃经。

【定位】 在胸部,第5肋间隙,前正中线旁开4寸。

【作用】 宽胸理气,降逆定喘,消痈催乳。

【配穴】 配膻中、丰隆、太渊、巨阙治痰浊胸痛、胸闷;配中府、膻中、丰隆、大椎、俞府治痰热咳喘;配膻中、脾俞、足三里、膈俞治气血虚弱乳少;配膻中、少泽、内关、太冲、期门治肝郁气滞乳少;配内关、三阴交治房性早搏。

75. 三阴交 Sānyīnjiāo(SP 6)

【经络】 足太阴脾经,足太阴脾经、足少阴肾经、足厥阴肝经交会穴。

【定位】 在小腿内侧,内踝尖上3寸,胫骨内侧缘后际。

【作用】 健脾胃,益肾平肝,调经血。

【配穴】 配中脘、天枢、足三里、脾俞治脾虚泄泻;配脾俞、中脘、胃俞、足三里、公孙治消化不良;配足三里、脾俞、膈俞、气海治血虚经迟;配关元、气海、膈俞、足三里治气血虚弱产后腹痛;配百会、气海、维道、足三里治脾虚阴挺;配照海通利水道。

注:本穴是治疗生殖系统疾病、妇科病之要穴。

76. 商丘 Shāngqiū(SP 5)

【经络】 足太阴脾经,经穴。

【定位】 在踝区,内踝前下方,舟骨粗隆与内踝尖连线中点凹陷中。内踝前缘直线与内踝下缘横线的交点处。

【作用】 健脾利湿,豁痰开窍,清心宁神。

【配穴】 配天枢、阴陵泉治慢性泄泻;配脾俞、足三里、胆俞、三阴交、气海、阳陵泉治阴黄;配脾俞、丰隆、阴陵泉、神门治脾虚痰饮之善惰嗜卧;配神门、脾俞、丰隆、大陵、三阴交治痰迷心窍之喜笑,配日月治太息善悲;配曲鬓治口噤;配三阴交治脾虚不便;配三阴交、阴陵泉、足三里治下肢浮肿。

77. 上关 Shàngguān(GB 3)

【经络】 足少阳胆经,手、足少阳与足阳明经交会穴。

【定位】 在面部,颧弓上缘中央凹陷中。

取法:下关直上,颧弓上缘凹陷中。

【作用】 祛风清热,通络开窍。

【配穴】 配悬颅、太冲、太溪治肝阳上亢头痛;配太冲、侠溪、听会、翳风治肝胆火旺耳鸣、耳聋;配四白、阳白、颊车、地仓、合谷治口眼㖞斜;配合谷、内庭、翳风、颊车治胃火面痛、齿痛;配兑端治唇吻强;配偏历治小儿遗尿、目视不明;配颊车治口噤。

78. 上巨虚 Shàngjùxū(ST 37)

【经络】 足阳明胃经,大肠下合穴。

【定位】 在小腿外侧,犊鼻下 6 寸,犊鼻与解溪连线上。

说明:在胫骨前肌上取穴。

【作用】 理脾和胃,疏筋调气,通肠化滞。

【配穴】 配中脘、足三里、大横、公孙、合谷、神阙治寒积腹中切痛、肠鸣;配下脘、梁门、天枢、曲池治食滞腹痛、腹胀;配中脘、天枢、足三里、脾俞、关元俞治脾虚泄泻;配足三里、三阴交、阳陵泉、八风、阴陵泉治脚气。

79. 上髎 Shàngliáo(BL 31)

【经络】 足太阳膀胱经,为足太阳膀胱经与足少阳胆经之交会穴。

【定位】 在骶区,正对第 1 骶椎骶后孔中。

【作用】 利下焦、健腰膝的作用。

【配穴】 配肾俞、三阴交、关元治肾虚月经不调;配肾俞、关元、命门、百会治阳痿、遗精;配关元、子宫、大赫、足三里、照海治肾虚阴挺;配环跳、阳陵泉、下巨虚治腰膝不遂,不能跪起。

80. 上星 Shàngxīng(GV 23)

【经络】 督脉。

【定位】 在头部,前发际正中直上 1 寸。

【作用】 清头目,开鼻窍,安神定惊。

【配穴】 配风池、头维、合谷、通天、阳白治风寒头痛;配睛明、攒竹、合谷、阳白治迎风流泪;配合谷、迎香、风池、少商、印堂治风热鼻渊、鼻衄;配血海、三阴交、足三里治血虚头痛;配前顶、印堂、神门、涌泉、水沟治惊恐、惊风;配囟会、前顶、脑户、风池治面部肿;配风池、天柱治头眩晕;配肝俞治目赤、目痛、目痒。

81. 申脉 Shēnmài(BL 62)

【经络】 足太阳膀胱经,八脉交会穴之一,通阳跷。

【定位】 在踝区,外踝尖直下,外踝下缘与跟骨之间凹陷中。

【作用】 宁神定志,通络化痰。

【配穴】 配身柱、本神、鸠尾、丰隆、太冲治风痰癫痫(发在白昼);配后溪、前谷治癫痫;配金门治头风脑痛;冲治阴虚火旺失眠;配风池、合谷、外关、头维、通天治外感头痛;配后溪、风池、天柱、合谷治风寒、项强;配承山、昆仑、足三里、丰隆、太溪治足胫寒;配照海、昆仑、丘墟治踝部痹证;配翳风、太冲治耳源性眩晕。

82. 身柱 Shēnzhù(GV 12)

【经络】 督脉。

【定位】 在脊柱区,第3胸椎棘突下凹陷中,后正中线上。

【作用】 宣肺止咳,宁心安神。

【配穴】 配肺俞、曲池、大椎、尺泽、合谷治风热咳嗽;配风门、列缺、肺俞、尺泽治寒饮伏肺哮喘;配大椎、尺泽、合谷、列缺治身热头痛;配灵台、合谷、委中治疗疮发背;配关元、足三里治佝偻病。

83. 神门 Shénmén(HT 7)

【经络】 手少阴心经,输穴,原穴。

【定位】 在腕前区,腕掌侧远端横纹尺侧端,尺侧屈腕肌腱的桡侧缘。

【作用】 宁心安神,通络。

【配穴】 配心俞、巨阙、大陵、间使治气虚心悸;配脾俞、心俞、三阴交治心脾两虚之健忘失眠;配劳宫、水沟、上脘、大钟治痰火扰心狂证;配内关、少府、膈俞、劳宫治心火上炎之吐血;配合谷、支正、后溪治头痛;配少海治手臂挛急;配少冲、然谷、阳陵泉、内关治惊恐心痛。

84. 神庭 Shéntíng(GV 24)

【经络】 督脉,足太阳经、足阳明经、督脉交会穴。

【定位】 在头部,前发际正中直上 0.5 寸。

取法:发际不明或变异者,从眉心直上 3.5 寸处取穴。

【作用】 清头明目,宁心安神,通络止痛。

【配穴】 配印堂、水泉、行间、太冲、太溪治肝阳上亢眩晕;配心俞、巨阙、脾俞、神门、大陵治气虚心悸;配风池、头维、合谷、三阳络治外感头痛;配合谷、少商、睛明、太阳治风热目赤肿痛;配三阴交、神门治失眠。

85. 肾俞 Shènshū(BL 23)

【经络】 足太阳膀胱经,肾背俞穴。

【定位】　在脊柱区,第2腰椎棘突下,后正中线旁开1.5寸。

【作用】　补肾气,强腰脊,聪耳目。

【配穴】　配气海、三阴交、志室治滑精;配心俞、关元、中封治梦遗;配关元、阴陵泉、足三里、八髎、百会治阳痿;配中极、关元、膀胱俞、太溪治肾阳虚遗尿、小便频数;配脾俞、水分、气海、太溪、三阴交、足三里治肾虚水肿;配肺俞、太溪、太渊、膏肓、定喘治肾虚气喘;配腰阳关、飞扬治腰痛;配三阴交、太溪治尿血;配脾俞、中脘、天枢、公孙、太溪治肾虚泄泻。

86. 十七椎 Shíqīzhuī(EX-B 7)

【经络】　经外奇穴。

【定位】　俯卧位。在腰部,当后正中线上,第5腰椎棘突下。

【作用】　益肾调经止痛。

【配穴】　配命门、腰阳关、委中、太溪治肾虚之腰骶痛;配腰阳关、环跳、阳陵泉、太溪、足三里治腰腿痛;配关元、三阴交、肾俞、照海、肝俞治肝肾亏虚之痛经;配肾俞、关元、然谷、阴谷、血海、三阴交治肾阴虚之崩漏;配膀胱俞、关元、中极、肾俞、太溪治肾虚之遗尿。

87. 手三里 Shǒusānlǐ(LI 10)

【经络】　手阳明大肠经。

【定位】　在前臂,肘横纹下2寸,阳溪与曲池连线上。

【作用】　祛风通络,通腑止痛。

【配穴】　配肩髃、曲池、外关、合谷、阳溪治上肢不遂;配肩髃、肩髎、臑俞、曲池治肩臂疼痛;配曲池、天井、少海、外关、手五里治肘臂不伸;配合谷、下关、颊车治风热头痛;配中脘、足三里治溃疡。

88. 四白 Sìbái(ST 2)

【经络】　足阳明胃经。

【定位】　在面部,瞳孔直下眶下孔处。

【作用】　明目通络。

【配穴】　配承泣、睛明、太冲、太阳、内庭治胃火上炎之目赤肿痛;配合谷、阳白、睛明、攒竹、太阳治迎风流泪;配合谷、地仓、下关、颊车、迎香治口眼㖞斜;配瞳子髎、翳风、颊车治三叉神经痛。

89. 四满 Sìmǎn(KI 14)

【经络】　足少阴肾经,足少阴经、冲脉交会穴。

【定位】　在下腹部,脐中下2寸,前正中线旁开0.5寸。

【作用】　理血调经,益肾利水,消肿满。

【配穴】　配中极、血海、关元、气海、行间治气滞血瘀之月经不调;配气海、三阴交、地机、气冲治气滞血瘀之崩漏;配中极、气冲、地机、间使、气海治气滞血瘀之产后恶露不尽;配然谷治腹大石水 *;配中极治癥瘕。

90. 太白 Tàibái(SP 3)

【经络】 足太阴脾经,输穴,原穴。

【定位】 在跖区,第1跖趾关节近端赤白肉际凹陷中。

【作用】 健脾和胃,通络止痛,调气机,助运化。

【配穴】 配脾俞、中脘、足三里、章门治脾虚胃痛;配章门、公孙、脾俞、中脘、丰隆治脾虚痰饮呕吐;配合谷、曲池、上巨虚、腹结治热结便秘;配阴陵泉、三阴交、阳陵泉、足三里、承山治小腿沉重疼痛;配公孙治腹胀、食谷不化。

91. 太冲 Tàichōng(LR 3)

【经络】 足厥阴肝经,输穴,原穴。

【定位】 在足背,第1、2跖骨间,跖骨底结合部前方凹陷中,或触及动脉搏动。

【作用】 挟脾土和中焦助运化,疏肝理气,平肝息风,通经止痛。

【配穴】 配公孙治腹胀之食谷不化,腹中气大满;配公孙、大肠俞、三焦俞治肠鸣;配陷谷、大肠俞治肠痈;配百会、悬颅、前顶、太溪治肝阳上亢之头痛;配中脘、阴陵泉、十二井穴治风热之小儿惊风;配水沟、颅息、中脘、丰隆、神门治痰热惊风;配中渚、侠溪、廉泉、风池治肝火上炎之咽痛;配行间、太阳、睛明、侠溪治肝胆火盛之目赤肿痛。

92. 太溪 Tàixī(KI 3)

【经络】 足少阴肾经,输穴,原穴。

【定位】 在踝区,内踝尖与跟腱之间的凹陷中。

【作用】 滋阴补肾,调经纳气,清虚热,安神健腰。

【配穴】 配安眠、太冲治耳源性眩晕;配翳风、听会、肾俞、关元、地五会治肾虚耳鸣、耳聋;配肾俞、气穴、然谷、百会治肾虚不孕;配肺俞、膏肓、定喘、太渊、肾俞治肾不纳气咳喘;配少泽治咽干;配中渚治咽肿;配昆仑、申脉治足肿。

93. 太阳 tàiyáng(EX-HN 5)

【经络】 经外奇穴。

【定位】 在头部,眉梢与目外眦之间,向后约一横指的凹陷处。

【作用】 疏风通络,清头明目。

【配穴】 配合谷、太阳、睛明、少商治风热之目赤肿痛;配行间、侠溪、睛明、太冲治肝胆火盛之目赤肿痛;配合谷、颊车、地仓、阳白、迎香治面瘫。

---

* 石水,指腹满而不喘,水肿偏于腹部。

94. 天井 Tiānjǐng(TE 10)

【经络】 手少阳三焦经,合穴。

【定位】 在肘后区,肘尖上1寸凹陷中。

【作用】 息风通络,清热止痛,宽胸理气。

【配穴】 配率谷、太阳、三阳络、阳陵泉、侠溪治风热偏头痛;配翳风、听会、侠溪、三阳络治风火耳聋;配中庭、肝俞、期门治肝郁胸胁痛;配曲池透臂臑、小海治颈淋巴结结核;配肘髎、曲池、手三里治肘关节炎;配曲池、血海治荨麻疹。

95. 天枢 Tiānshū(ST 25)

【经络】 足阳明胃经,大肠募穴。

【定位】 在腹部,横平脐中,前正中线旁开2寸。

【作用】 调肠和胃,理气化滞,和营调经。

【配穴】 配下脘、梁门、曲池、梁丘、上巨虚治食滞绕脐痛、腹胀;配下脘、足三里、腹结、璇玑治伤食呕吐;配合谷、上巨虚、下巨虚、阴陵泉治寒湿泄泻;配脾俞、胃俞、大肠俞、三阴交、足三里、关元治气血虚弱之便秘。

96. 天溪 Tiānxī(SP 18)

【经络】 足太阴脾经。

【定位】 在胸外侧部,当第4肋间隙,距前正中线6寸。

【作用】 宽胸通乳。

【配穴】 配巨阙、膻中、郄门、太渊、丰隆治痰浊胸痛;配厉兑、内庭治食谷不化、不嗜食;配膺窗、下巨虚、丰隆、温溜、少冲治胃热乳痈;配水泉治月经周期失常;配上巨虚、合谷治痢疾;配大肠俞、足三里治泄泻;配气海、大肠俞、上髎治肠麻痹。

97. 天牖 Tiānyǒu(TE 16)

【经络】 手少阳三焦经。

【定位】 在颈部,横平下颌角,胸锁乳突肌的后缘凹陷中。

【作用】 疏风通络,清热利窍,清经络湿邪。

【配穴】 配风池、头维、翳风、率谷、三阳络、合谷治少阳风热之头痛;配风池、印堂、太冲、水泉治少阳风火之眩晕;配翳风、颊车、下关、合谷治风热面肿;配风池、风门、肩中俞、后溪、昆仑治项强;配听宫、液门治耳聋;配廉泉、合谷、翳风治喉痹;配缺盆、神道、大杼、天突、水道、巨骨治肩背痛;配后溪治颈强。

98. 天柱 Tiānzhù(BL 10)

【经络】 足太阳膀胱经。

【定位】 在颈后区,横平第2颈椎棘突上际,斜方肌外缘凹陷中。

说明：后发际正中直上 0.5 寸,斜方肌外缘凹陷中。

【作用】 疏散风热,解表止痛,舒筋活络。

【配穴】 配头维、通天、合谷、风池治外感头痛;配列缺、合谷、迎香、印堂治鼻塞不闻香臭;配合谷、太阳、睛明、少商治风热之目赤肿痛;配少商、尺泽、曲池、合谷治风热之咽痛;配大椎、大杼、肩中俞、后溪治肩背痛;配陶道、昆仑治目眩、目不明;配养老治肩痛欲折;配风池、新设、肩井、天牖、天窗治颈椎病。

99. 天宗 Tiānzōng(SI 11)

【经络】 手太阳小肠经。

【定位】 在肩胛区,肩胛冈中点与肩胛骨下角连线上 1/3 与下 2/3 交点凹陷中。

【作用】 祛风通络止痛,行气宽胸。

【配穴】 配肩髎、臑俞、秉风治肩胛痛;配肩贞、臑俞、小海、支正、曲池治肘臂外后侧痛;配脾俞治咳喘;配乳中、乳根、少泽治乳腺炎;配肩髎、肩髃、阴陵泉治肩周炎。

100. 听宫 Tīnggōng(SI 19)

【经络】 手太阳小肠经,手、足少阳经与手太阳经交会穴。

【定位】 在面部,耳屏正中与下颌骨髁突之间的凹陷中。

【作用】 清热泻火,聪耳利咽。

【配穴】 配翳风、听会、中渚、侠溪、太冲治肝胆火盛之耳鸣、耳聋;配风池、翳风、合谷、外关、大椎、足临泣治风热火毒之聤耳;配少商、尺泽、合谷、曲池治风热失音;配合谷、下关、颊车、外关、风池治风火牙痛。

101. 通天 Tōngtiān(BL 7)

【经络】 足太阳膀胱经。

【定位】 在头部,前发际正中直上 4 寸,旁开 1.5 寸。

【作用】 祛风寒,清头风,通鼻窍。

【配穴】 配头维、合谷、风池治寒湿头痛;配列缺、合谷、迎香、印堂治外感风寒之鼻塞、多清涕;配风池、少商、合谷、迎香治风热鼻衄;配大椎、大杼、后溪治颈项转侧难;配上星、印堂、合谷治鼻炎。

102. 瞳子髎 Tóngzǐliáo(GB 1)

【经络】 足少阳胆经,手太阳经与手、足少阳经交会穴。

【定位】 在面部,目外眦外侧 0.5 寸凹陷中。

【作用】 清肝明目,疏散风热。

【配穴】 配头维、风池、太阳、合谷治风热头痛;配合谷、太阳、睛明、少商治风热目赤痛;配睛明、攒竹、合谷、阳白、太冲治肝胆风热、迎风泪流、怕光羞明;配睛明、攒竹、风池、足临泣治风热目翳;配睛明、养老、足三里治夜盲。

103. 头临泣 Tóulínqì(GB 15)

【经络】 足少阳胆经,足少阳经、足太阳经与阳维脉交会穴。

【定位】 在头部,前发际上 0.5 寸,瞳孔直上。

取法:两目平视,瞳孔直上,正当神庭与头维弧形连线(其弧度与前发际弧度相应的中点)。

【作用】 疏风泻热,清头明目。

【配穴】 配太阳、风池、率谷、头维、合谷治风热头痛、发热;配太冲、太阳、侠溪、睛明、瞳子髎、风池治风热目翳;配前顶、印堂、神门、涌泉治小儿惊风之惊恐。

104. 头维 Tóuwéi(ST 8)

【经络】 足阳明胃经,足阳明经、足少阳经、阳维脉交会穴。

【定位】 在头部,额角发际直上 0.5 寸,头正中线旁开 4.5 寸。

【作用】 散风热,清头目,宣通鼻窍。

【配穴】 配阳白、太阳、风池治少阳头痛;配风池、角孙、睛明、太阳、合谷治风热目赤头痛、迎风泪流;配下关、颊车、合谷、迎香治面瘫;配大陵治头痛如破、目痛如眩;配攒竹治眼睑瞤动;配合谷透后溪、太冲透涌泉治精神分裂症。

105. 外关 Wàiguān(TE 5)

【经络】 手少阳三焦经,络穴,八脉交会穴之一,通阳维脉。

【定位】 在前臂后区,腕背侧远端横纹上 2 寸,尺骨与桡骨间隙中点。

【作用】 疏表解热,通经活络。

【配穴】 配大椎、曲池、风池治恶寒发热;配风池、太阳、侠溪、悬颅、头维治少阳风热之头痛;配翳风、听会、中渚、侠溪治少阳火盛之耳鸣、耳聋;配睛明、太阳、太冲、侠溪治少阳风火之目赤肿痛;配曲池、太冲治高血压。

106. 外膝眼 Wàixīyǎn(EX - LE 5)

【经络】 经外奇穴。

【定位】 在膝前区,髌韧带外侧凹陷中。与内膝眼相对,合称膝眼。

【作用】 通经止痛。

【配穴】 配鹤顶、阳陵泉、足三里治膝关节酸痛;配委中、承山、阳陵泉、足三里、悬钟治腿痛麻木;配足三里、三阴交、阳陵泉、八风治湿脚气。

107. 腕骨 Wàngǔ(SI 4)

【经络】 手太阳小肠经,原穴。

【定位】 在腕区,第5掌骨底与三角骨之间的赤白肉际凹陷中。

取法:由后溪向上沿掌骨直推至一突起骨,于两骨之间凹陷处取穴。

【作用】 疏太阳经邪,清小肠经湿热。

【配穴】 配风池、上星、头维、合谷、三阳络治风热头痛;配天容、听宫、中渚、扶突治风火耳鸣;配攒竹、睛明、瞳子髎、风池、足临泣治目流热泪;配中渚治指不可屈伸;配天宗治肩臂痛;配阳谷治颈项肿痛;配胰俞、脾俞、足三里治糖尿病。

108. 委阳 Wěiyáng(BL 39)

【经络】 足太阳膀胱经,三焦的下合穴。

【定位】 在膝部,腘横纹上,股二头肌腱的内侧缘。

【作用】 通利三焦,通调水道,舒筋通络。

【配穴】 配志室、中髎治小便淋沥;配肺俞、偏历、阴陵泉、合谷治风热水肿;配殷门、太白、阴陵泉、行间治腰痛不可俯仰;配承山、昆仑、太溪、阳陵泉治湿热之腿足拘挛疼痛;配天池治腋下肿。

109. 委中 Wěizhōng(BL 40)

【经络】 足太阳膀胱经,合穴,膀胱下合穴。

【定位】 在膝后区,腘横纹中点。

【作用】 清热凉血,舒筋通络,祛除风湿。

【配穴】 配气海、曲泉、行间、迎香、涌泉治肝火鼻衄;配曲池、解溪、风门、阿是穴治血热丹毒;配长强、次髎、上巨虚、承山治大肠湿热便血;配肾俞、关元俞、环跳、足三里、三阴交治坐骨神经痛、下肢麻痹、小儿麻痹后遗症。

110. 胃俞 Wèishū(BL 21)

【经络】 足太阳膀胱经,胃背俞穴。

【定位】 在脊柱区,第12胸椎棘突下,后正中线旁开1.5寸。

【作用】 健脾益气,和胃降逆,祛湿消积。

【配穴】 配脾俞、中脘、章门、足三里、三阴交治脾胃虚弱之胃痛;配章门、公孙、中脘、丰隆治痰饮反胃呕吐;配中脘、天枢、足三里、脾俞治脾虚肠鸣泄泻;配肝俞、期门、侠溪、中庭治肝郁胁痛泛酸;配水分、天枢、神阙(温灸)治小儿湿泻。

111. 温溜 Wēnliū(LI 7)

【经络】 手阳明大肠经,郄穴。

【定位】 在前臂,腕背侧远端横纹上5寸,阳溪与曲池连线上。

【作用】 泄热通腑,调理肠胃。

【配穴】 配商阳、天突、丰隆、内庭治阳明实热之咽喉肿痛;配风池、迎香、合谷、少商治肺经蕴热之鼻衄;配商阳、内庭、合谷、颊车、太阳治面肿、头痛;配下脘、梁门、天枢、曲池、足三里治实热腹痛;配仆参治癫疾;配期门治颈强伤寒;配天枢、大肠俞治手术后肠麻痹之腑行不通。

112. 屋翳 Wūyì(ST 15)

【经络】 足阳明胃经。

【定位】 在胸部,第2肋间隙,前正中线旁开4寸。

【作用】 止咳平喘,活络通乳,消痈止痛。

【配穴】 配肺俞、脾俞、太渊、丰隆、太白治湿痰咳嗽;配中脘、中府、大椎、丰隆、合谷治痰热气喘;配中庭、肝俞、期门、侠溪治肝郁胸胁胀痛;配膺窗、下巨虚、丰隆、温溜治胃热乳痛;配大椎、曲池、肺俞、尺泽、中府、孔最治肺痈之咳唾脓血;配天宗、肩井、肾俞治乳腺增生及乳腺炎。

113. 侠溪 Xiáxī(GB 43)

【经络】 足少阳胆经,荥穴。

【定位】 在足背,第4、5跖骨间,趾蹼缘后方赤白肉际处。

【作用】 清泻肝胆,通络止痛。

【配穴】 配风池、头维、悬颅、太冲、印堂、行间治肝胆火盛之头痛、眩晕;配翳风、听会、中渚、太冲、丘墟治肝胆火盛之耳鸣、耳聋;配颊车、风池、合谷、外关、翳风治少阳风热之颊肿;配膝阳关治膝外廉痛;配阳辅、太冲治腋下肿、马刀侠瘿;配和髎、颊车治颔颊肿。

114. 下关 Xiàguān(ST 7)

【经络】 足阳明胃经,足阳明经、足少阳经交会穴。

【定位】 在面部,颧弓下缘中央与下颌切迹之间凹陷中。

取法:闭口,上关直下,颧弓下缘凹陷中。

【作用】 祛风开窍,清热通络。

【配穴】 配合谷、颊车、耳门、翳风治牙关开合不利;配太阳、翳风、阳白、四白、颊车、地仓、合谷治口眼㖞斜;配风池、百会、行间、太溪、水泉治肝阳上亢之眩晕;配合谷、颊车、地仓、外关、内庭治胃火齿痛;配下关、阳溪、关冲、腋门、阳谷治耳鸣、耳聋。

115. 下巨虚 Xiàjùxū(ST 39)

【经络】 足阳明胃经,小肠下合穴。

【定位】 在小腿外侧,犊鼻下9寸,犊鼻与解溪连线上。

说明:在胫骨前肌上取穴。

【作用】 调肠理气,通经止痛,清湿热,化积滞。

【配穴】 配中脘、足三里、合谷、归来治寒积小腹痛;配膻中、太冲、内关、阳陵泉、气海治气滞小腹痛;配合谷、天枢、阳陵泉、上巨虚、神阙治寒湿泄泻;配膺窗、丰隆、温溜、少冲、合谷治胃热乳痈;配血海、阴市、伏兔、足三里、阳陵泉治下肢痿痹。

116. 心俞 Xīnshū(BL 15)

【经络】 足太阳膀胱经,心背俞穴。

【定位】 在脊柱区,第5胸椎棘突下,后正中线旁开1.5寸。

【作用】 养心安神,理气调血。

【配穴】 配巨阙、间使、神门治心虚心悸;配脾俞、神门、足三里、三阴交治心脾两虚之失眠健忘;配肾俞、关元、中封、神门治虚火扰精室之梦遗。

117. 行间 Xíngjiān(LR 2)

【经络】 足厥阴肝经,荥穴。

【定位】 在足背,第1、2趾间,趾蹼缘后方赤白肉际处。

【作用】 清泄肝火,息风定惊,理气活血。

【配穴】 配印堂、阳陵泉、风池、太阳治肝胆风热之眩晕;配睛明、太冲、侠溪、太阳治肝胆火盛之目赤肿痛;配足窍阴、风池、神门治肝火上扰之失眠;配肝俞、中庭、期门、侠溪治肝郁胁痛;配中极、合谷、太冲、三阴交、期门治血瘀经闭;配涌泉治消渴;配阴郄治心痛;配风池、合谷治青光眼。

118. 悬钟 Xuánzhōng(GB 39)

【经络】 足少阳胆经,髓会。

【定位】 在小腿外侧,外踝尖上3寸,腓骨前缘。

【作用】 泄胆火,清髓热,祛风湿,通经络。

【配穴】 配环跳、风市、委中、阳陵泉、足三里治下肢不遂;配大椎、风池、天柱、后溪治颈项强痛;配膝眼、阳陵泉、足三里、承山治膝腿痛;配膻中、中庭、期门、侠溪、阳陵泉治胸腹胀满;配侠溪、风池治偏头痛;配肾俞、环跳、风市、委中、足三里治中风之半身不遂;配天柱、后溪治落枕。

119. 血海 Xuèhǎi(SP 10)

【经络】 足太阴脾经。

【定位】 在股前区,髌底内侧端上2寸,股内侧肌隆起处。

取法:屈膝,医者以左手掌心按于患者右膝上缘,第2~5指向上伸直,拇指约呈45°斜置,拇指尖下是穴。对侧取法仿此。

【作用】 清热利湿,凉血活血,养血调经。

【配穴】 配气海、三阴交、水泉治血热崩漏;配合谷、足三里、委中、阿是穴治火侵血分、热郁肌肤所致丹毒;配中极、地机、合谷、三阴交、太冲、丰隆治瘀血经闭;配梁丘、足三里、阴陵泉治膝关节炎;配大椎、曲池、三阴交治荨麻疹、瘙痒症。

120. 哑门 Yǎmén(GV 15)

【经络】 督脉,督脉、阳维脉之交会穴。

【定位】 在颈后区,第2颈椎棘突上际凹陷中,后正中线上。

说明:后发际正中直上0.5寸。

【作用】 息风通络,开窍醒神。

【配穴】 配廉泉、耳门透听会、翳风、关冲治聋哑;配风池、廉泉、天鼎、少府、通里治音哑;配身柱、本神、鸠尾、太冲、丰隆治风痰痫证、颈项强急、脊强反折;配风池、太阳、上星、合谷、头维、阳白治风热头痛。

121. 阳白 Yángbái(GB 14)

【经络】 足少阳胆经,足少阳、阳维脉交会穴。

【定位】 在头部,眉上1寸,瞳孔直上。

【作用】 祛风泻火,清肝明目。

【配穴】 配太阳、睛明、太冲、侠溪、行间治肝胆火盛之目赤肿痛;配太阳、合谷、少商、睛明、上星治风热之目赤肿痛;配鱼腰、睛明、太阳、丝竹空、承泣治风邪所致眼睑瞤动;配解溪、合谷治头风如破、眉目间痛。

122. 阳辅 Yángfǔ(GB 38)

【经络】 足少阳胆经,经穴。

【定位】 在小腿外侧,外踝尖上4寸,腓骨前缘。

【作用】 清泄肝胆,行气通络。

【配穴】 配太阳、风池、头维、悬颅治胆火上攻偏头痛;配瞳子髎、太冲、太阳、行间治肝胆火盛之目外眦痛;配期门、侠溪、肝俞、支沟治肝郁之胸胁痛;配环跳、风市、足三里、委中、绝骨治下肢外侧痛。

123. 阳陵泉 Yánglíngquán(GB 34)

【经络】 足少阳胆经,合穴,胆的下合穴,筋会。

【定位】 在小腿外侧,腓骨头前下方凹陷处。

【作用】 舒筋络,利肝胆,止痹痛。

【配穴】 配上脘、太冲、神门、梁丘、内关治肝气犯胃之呕吐、口苦;配前顶、印堂、神门、涌泉治小儿惊风;配中庭、期门、侠溪治肝郁气滞之胁肋痛;配环跳、秩边、承山、阴市、足三里、阴陵泉、昆仑、悬钟治下肢痿痹、麻木;配胆囊、内关、胆俞治胆囊炎。

124. 阳溪 Yángxī(LI 5)

【经络】 手阳明大肠经,经穴。

【定位】 在腕区,腕背侧远端横纹桡侧,桡骨茎突远端,解剖学"鼻咽窝"之凹陷中。

取法：手拇指充分外展和后伸时,手背外侧部拇指长伸肌腱与拇指短伸肌腱之间形成一明显的凹陷——解剖学"鼻咽窝",其最凹陷处即本穴。

【作用】 疏风散热,明目利咽,舒筋利节。

【配穴】 配风池、头维、合谷、通天治风热头痛;配曲池、合谷、尺泽、少商治风热咽喉肿痛;配阳谷治风热之目赤;配阳池、阳谷治腕关节痛。

125. 养老 Yǎnglǎo(SI 6)

【经络】 手太阳小肠经,郄穴。

【定位】 在前臂后区,腕背横纹上1寸,尺骨头桡侧凹陷中。

取法：掌心向下,用一手指按在尺骨头的最高点上,然后手掌旋后,在手指滑入的骨缝中。

【作用】 明目通络,舒筋止痛。

【配穴】 配天柱治视物不明;配肩中俞、臑俞、手五里、曲池治肩臂肘痛;配环跳、阳陵泉、昆仑、申脉治腰膝酸痛;配内关治呃逆。

126. 液门 Yèmén(TE 2)

【经络】 手少阳三焦经,荥穴。

【定位】 在手背,第4、5指间,指蹼缘上方赤白肉际凹陷中。

【作用】 清头明目,疏筋止痛,通调水道。

【配穴】 配太冲、合谷、睛明、侠溪治少阳风热之目赤、头痛;配翳风、听会、中渚、侠溪治少阳火盛之耳鸣、耳聋;配少商、关冲、侠溪、鱼际治少阳风火之咽喉肿痛;配大椎、后溪、曲池治疗疟疾;配前谷治臂不得举。

127. 翳风 Yìfēng(TE 17)

【经络】 手少阳三焦经,手、足少阳经交会穴。

【定位】 在颈部,耳垂后方,乳突下端前方凹陷中。

【作用】 疏风通络,聪耳明目。

【配穴】 配听会、中渚、侠溪治少阳风热之耳鸣、耳聋;配通里治暴暗不能言;配风池、大椎、太冲、颊车、十二井、下关、支沟治热极生风之牙关紧闭;配天井、足临泣治颈部瘰疬;配下关、颧髎、颊车、迎香、中渚治风热之颊肿痛。

128. 翳明 Yìmíng(EX-HN 13)

【经络】 经外奇穴。

【定位】 正坐位,头略前倾。在项部,当翳风后1寸。

【作用】 镇惊安神。

【配穴】 配印堂、内关、三阴交治疗失眠;配风池、上睛明、球后治疗视神经萎缩;配四渎、风池、哑门、内关、太冲治疗内耳性眩晕。

129. 阴陵泉 Yīnlíngquán(SP 9)

【经络】 足太阴脾经,合穴。

【定位】 在小腿内侧,胫骨内侧髁下缘与胫骨内侧缘之间的凹陷中。

取法:用拇指延胫骨内缘由下往上推,至拇指抵膝关节下时,胫骨向内上弯曲的凹陷中即是本穴。

【作用】 健脾利湿,通利三焦。

【配穴】 配水分、中极、足三里、三阴交治癃闭、腹水;配至阳、三阴交、日月、胆俞、阳纲治湿热黄疸;配大敦、三阴交、照海治湿热下注之阴茎痛、妇女阴痛;配阴谷、阳陵泉、足三里、犊鼻治膝痛;配三阴交治腹寒。

130. 殷门 Yīnmén(BL 37)

【经络】 足太阳膀胱经。

【定位】 在股后区,臀沟下6寸,股二头肌与半腱肌之间。

取穴:于承扶与委中连线的中点上1寸处取穴。

【作用】 强脊健腰,通络止痛。

【配穴】 配肾俞、腰俞、命门、委中治腰脊痛;配第4腰椎及第5腰椎夹脊治腰椎间盘突出症;配环跳、承扶、委中、阳陵泉治腿股酸痛。

131. 印堂 Yìntáng(EX - HN 3)

【经络】 经外奇穴。

【定位】 在额部,当两眉头之中间。

【作用】 疏风清热,安神镇惊。

【配穴】 配风池、头维、合谷、三阳络治风寒头痛;配风池、头维、太阳、率谷、中渚治少阳风热之眩晕;配列缺、合谷、迎香治风寒化热之鼻渊;配前顶、神门、涌泉治惊恐、惊风。

132. 膺窗 Yīngchuāng(ST 16)

【经络】 足阳明胃经。

【定位】 在胸部,第3肋间隙,前正中线旁开4寸。

【作用】 宣肺化痰,止咳平喘,消痈止痛。

【配穴】 配肺俞、脾俞、丰隆、尺泽、曲池、合谷治痰热咳嗽;配肺俞、膻中、中府、丰隆、大椎治痰热遏肺之气喘;配下巨虚、丰隆、温溜、内庭治胃热乳痈;配中庭、肝俞、期门、侠溪治肝郁胸胁胀痛;配太冲治唇肿。

133. 迎香 Yíngxiāng(LI 20)

【经络】 手阳明大肠经,手、足阳明经之交会穴。

【定位】 在面部,鼻翼外缘中点旁,鼻唇沟中。

【作用】 疏风热,通鼻窍。

【配穴】 配列缺、合谷、印堂治风寒化热之鼻渊;配风池、合谷、少商、外关治肺经蕴热之鼻衄;配地仓、颊车、合谷、阳白、四白治口眼㖞斜;配风池、外关治外感之鼻塞流涕。

134. 涌泉 Yǒngquán(KI 1)

【经络】 足少阴肾经,井穴。

【定位】 在足底,屈足卷趾时足心最凹陷中。

取穴:卧位或伸腿坐位,卷足,约当足底第 2、3 趾蹼缘与足跟连线的前1/3与后 2/3 交点凹陷中。

【作用】 开窍醒神,滋阴降火,利咽下气。

【配穴】 配水沟、十宣、大椎、百会治热毒蒙心昏厥;配百会、十宣、水沟、委中治中暑昏迷;配身柱、本神、鸠尾、丰隆、太冲治癫痫;配太溪、照海、鱼际、廉泉治阴虚火旺之咽喉肿痛;配鱼际、太溪、天鼎、照海治阴虚失音;配然谷治五趾疼痛,足不踏地。

135. 鱼际 Yújì(LU 10)

【经络】 手太阴肺经,荥穴。

【定位】 在手外侧,第 1 掌骨桡侧中点赤白肉际处。

【作用】 清肺热,利咽喉。

【配穴】 配尺泽、曲池、中府、大椎治肺经风热之咳嗽;配少商、尺泽、合谷、曲池、天突治风热之咽喉肿痛;配扶突、天鼎、二间、太溪治风热之失音;配尺泽、孔最、百劳、然谷治阴虚火旺之咯血;配太渊治肺心痛。

136. 照海 Zhàohǎi(KI 6)

【经络】 足少阴肾经,八脉交会穴之一,通阴跷脉。

【定位】 在踝区,内踝尖下 1 寸,内踝下缘边际凹陷中。

【作用】 滋阴补肾,利咽安神,调下焦。

【配穴】 配太溪、鱼际、廉泉治阴虚火旺之咽喉肿痛;配大陵、太溪、神门、太冲治阴虚失眠;配肾俞、关元、肝俞、太溪治肝肾亏虚之痛经;配关元、子宫、大赫、肾俞治肾虚之阴挺;配三阴交利尿;配支沟治便秘;配曲泉、小肠俞治经行淋漓;配内关、巨阙、丰隆治癫痫。

137. 支沟 Zhīgōu(TE 6)

【经络】 手少阳三焦经,经穴。

【定位】 在前臂后区,腕背侧远端横纹上 3 寸,尺骨与桡骨间隙中点。

【作用】 疏利三焦,聪耳利胁,降逆气,通腑气。

【配穴】 配翳风、听宫、听会、侠溪治少阳火盛之耳鸣、耳聋;配扶突、天鼎、太冲、通里治风火上攻之暴喑;配期门、阳陵泉、肝俞、中庭治气滞之胁肋胀痛;配行间、阳陵泉、中脘、上巨虚治气郁便秘;配太溪、然谷治心痛如锥刺。

138. 支正 Zhīzhèng(SI 7)

【经络】 手太阳小肠经,络穴。

【定位】 在前臂后区,腕背侧远端横纹上5寸,尺骨尺侧与尺侧腕屈肌之间。

【作用】 祛风解表,清心安神,疏经络。

【配穴】 配列缺、迎香、风门、风池、合谷治风寒感冒;配风池、头维、天柱、大椎、列缺治头痛、项强;配飞扬治目眩;配鱼际、合谷、少海、曲池、腕骨治癫狂;配曲池、阳溪治肘臂不举、手指痛。

139. 志室 Zhìshì(BL 52)

【经络】 足太阳膀胱经。

【定位】 在腰区,第2腰椎棘突下,后正中线旁开3寸。

【作用】 补肾强腰,利溲导湿通络。

【配穴】 配气海、肾俞、三阴交治滑精;肾俞、关元、八髎、百会治阳痿;配脾俞、肾俞、水分、足三里、太溪治脾肾阳虚之水肿、小便不利;配肾俞、腰阳关、命门、委中、太溪、三阴交治肾虚腰痛;配胞肓治阴痛下肿。

140. 秩边 Zhìbiān(BL 54)

【经络】 足太阳膀胱经。

【定位】 在骶区,横平第4骶后孔,骶正中脊旁开3寸。

说明:本穴位于骶管裂孔旁开3寸。

【作用】 强健腰膝,通经止痛,调理二阴。

【配穴】 配八髎、腰阳关、大肠俞、委中治腰骶痛;配环跳、殷门、风市、阳陵泉、足三里、委中、承山、悬钟治下肢痿痹;配长强、承山、次髎治湿热痔疾。

141. 中封 Zhōngfēng(LR 4)

【经络】 足厥阴肝经,经穴。

【定位】 在踝区,内踝前,胫骨前肌肌腱的内侧缘凹陷中。

说明:商丘与解溪中间。

【作用】 清肝舒筋,缓解疝痛,通利下焦。

【配穴】 配至阳、腕骨、阳陵泉、太冲治黄疸之肝胆湿热;配阴陵泉、三阴交、膀胱俞、中极治湿热下注之小便不利;解溪、太溪、商丘治内踝肿痛;配四满治膜胀;配肝俞、翳明治急性传染性肝炎。

142. 中极 Zhōngjí(CV 3)

【经络】 任脉,膀胱经募穴,任脉与足三阴经之交会穴。

【定位】 在下腹部,脐中下 4 寸,前正中线上。

【作用】 补肾培元,温经散寒,清热利湿,调胞宫。

【配穴】 配横骨、阴陵泉、肾俞、次髎治阳痿、遗精、早泄;配肾俞、气海、关元、三阴交、志室治遗精;配肾俞、肝俞、关元、照海治肝肾亏损之痛经;配带脉、关元、肾俞、照海、次髎治肾虚之带下;配三阴交、委阳治癃闭;配关元、三阴交、肾俞治遗尿;配三阴交、石门治恶露不止。

143. 中脘 Zhōngwǎn(CV 12)

【经络】 任脉,胃的募穴,腑会,任脉、手太阳经、手少阳经、足阳明经之交会穴。

【定位】 在上腹部,脐中上 4 寸,前正中线上。

取法:胸剑联合与脐中连线的中点处。

【作用】 调理脾胃,理气降逆,健脾化湿。

【配穴】 配足三里、梁丘、胃俞治寒积胃痛;配章门、公孙、丰隆、脾俞治痰饮呕吐;配天枢、足三里、脾俞、关元俞治脾虚泄泻、肠鸣;配肾俞、心俞、内关、三阴交、神门、膈俞治脏躁;配期门、上廉治喘息不能卧;配足三里、气海治便血;配天枢、关元、足三里治腹痛;配天枢、温溜、大肠俞治肠梗阻;配内关、足三里、公孙治呕吐。

144. 中渚 Zhōngzhǔ(TE 3)

【经络】 手少阳三焦经,输穴。

【定位】 在手背,第 4、5 掌骨间,第 4 掌指关节近端凹陷中。

【作用】 清热利窍,通络止痛,疏气机,利耳窍。

【配穴】 配风池、太阳、头维、太冲、行间、侠溪治少阳风火之头痛、目眩;配侠溪、支沟、翳风、听会、耳门、风池治少阳火盛之耳鸣、耳聋;配风池、关冲、足窍阴、行间治肝胆火上攻之咽痛;配大椎、陶道治疟疾;配液门治手臂红肿。

145. 足临泣 Zúlínqì(GB 41)

【经络】 足少阳胆经,输穴,八脉交会穴之一,通带脉。

【定位】 在足背,第 4、5 跖骨底结合部的前方,第 5 趾长伸肌腱外侧凹陷中。

【作用】 疏肝利胆,清头明目,通调带脉。

【配穴】 配中庭、侠溪、期门治肝郁气滞之胁痛;配期门、行间、内关、风池、肩井、乳根治气郁之乳痛;配章门、天井、阳陵泉、内关治肝郁气滞之瘰疬;配太冲、悬颅、太溪、水泉治肝阳上亢之头痛、目眩;配三阴交治髀中痛不得行、足外皮痛;配中极、三阴交治月事不利;配光明治回乳。

146. 足三里 Zúsānlǐ(ST 36)

【经络】 足阳明胃经,合穴,胃的下合穴。

【定位】 在小腿外侧,犊鼻下 3 寸,犊鼻与解溪连线上。

取穴：在胫骨尖下缘，距胫骨前外侧一横指处取穴。

【作用】 益气养血，健脾和胃，调气血，补虚乏，泻胃热，防病保健。

【配穴】 配膈俞、脾俞、心俞、通里、巨阙治气血虚弱之心悸；配脾俞、胃俞、中脘、章门、三阴交治脾胃虚寒之胃痛；配下脘、璇玑、腹结治伤食呕吐、消化不良；配悬钟、阴陵泉、阳陵泉、三阴交、太冲治膝痛膝肿；配天枢、上巨虚、关元、行间、外陵治慢性肠炎；配下巨虚、阳陵泉治胰腺炎；配曲池、内关、三阴交治高血压；配内关、公孙、中脘治呕吐；配中脘、内关、膈俞、天突治呃逆。

附录三 针灸常用歌赋

一、百症赋

百症俞穴，再三用心。囟会连于玉枕，头风疗以金针。悬颅、颔厌之中，偏头痛止；强间、丰隆之际，头痛难禁。原夫面肿虚浮，须仗水沟、前顶；耳聋气闭，全凭听会、翳风。面上虫行有验，迎香可取；耳中蝉噪有声，听会堪攻。目眩兮，支正、飞扬；目黄兮，阳纲、胆俞。攀睛攻少泽、肝俞之所，泪出刺临泣、头维之处。目中漠漠，即寻攒竹、三间；目觉䀮䀮，急取养老、天柱。观其雀目肝气，睛明、行间而细推；审他项强伤寒，温溜、期门而主之。廉泉、中冲，舌下肿疼堪取；天府、合谷，鼻中衄血宜追。耳门、丝竹空，住牙疼于顷刻；颊车、地仓，正口㖞于片时。喉痛兮，液门、鱼际去疗，转筋兮，金门、丘墟来医。阳谷、侠溪，颔肿口噤并治；少商、曲泽，血虚口渴同施。通天去鼻内无闻之苦，复溜祛舌干口燥之悲。哑门、关冲，舌缓不语而要紧；天鼎、间使，失音嗫嚅而休迟。太冲泻唇㖞以速愈，承浆泻牙疼而移。项强多恶风，束骨相连于天柱；热病汗不出，大都更接于经渠。且如两臂顽麻，少海就傍于三里；半身不遂，阳陵远达于曲池。建里、内关，扫尽胸中之苦闷；听宫、脾俞，祛残心下之悲凄。久知胁肋疼痛，气户、华盖有灵；腹内肠鸣，下脘、陷谷能平。胸胁支满何疗，章门、不容细寻。膈疼饮蓄难禁，膻中、巨阙便针。胸满更加噎塞，中府、意舍所行；胸膈停留瘀血，肾俞、巨髎宜征。胸满项强，神藏、璇玑已试；背连腰痛，白环、委中曾经。脊强兮，水道、筋缩；目瞤兮，颧髎、大迎。痉病非颅息而不愈，脐风须然谷而易醒。委阳、天池，腋肿针而速散；后溪、环跳，腿疼刺而即轻。梦魇不宁，厉兑相谐于隐白；发狂奔走，上脘同起于神门。惊悸怔忡，取阳交、解溪勿误；反张悲哭，仗天冲、大横须精。癫疾必身柱、本神之令，发热仗少冲、曲池之津。岁热时行，陶道复求肺俞理；风痫常发，神道须还心俞宁。湿寒湿热下髎定，厥寒厥热涌泉清。寒栗恶寒，二间疏通阴郄暗；烦心呕吐，幽门开彻玉堂明。行间、涌泉，主消渴之肾竭；阴陵、水分，去水肿之脐盈。痨瘵传尸，趋魄户、膏肓之路；中邪霍乱，寻阴谷、三里之程。治疸消黄，谐后溪、劳宫而看；倦言嗜卧，往通里、大钟而明。咳嗽连声，肺俞须迎天突穴；小便赤涩，兑端独泻太阳经。刺长强与承山，善主肠风新下血；针三阴于气海，专司白浊久遗精。且如肓俞、横骨，泻五淋之久积；阴郄、后溪，治盗汗之多出。脾虚谷以不消，脾俞、膀胱俞觅；胃冷食而难化，魂门、胃俞堪责。鼻痔必取龈交，瘿气须求浮白。大敦、照海，患寒疝而善蠲；五里、臂臑，生疬疮而能治。至阴、屋翳，疗痒疾之疼多；肩髃、阳溪，消瘾风之热极。抑又论妇人经事改常，自有地机、血海；女子少气漏血，不无交信、合阳。带下产崩，冲门、气冲宜审；月潮违限，天枢、水泉细详。肩井乳痈而极效，商丘痔瘤而最良。脱肛趋百会、尾翠之所，无子搜阴交、石关之乡。中脘主乎积痢，外丘收乎大肠。寒疟兮商阳、太溪验，痃癖兮冲门、血海强。夫医乃人之司命，非志士而莫为；针乃理之渊微，须至人之指教。先究其病源，后攻其穴道，随手见功，应针取效。方知玄里之玄，始达妙中之妙。此篇不尽，略举其要。

二、标幽赋

拯救之法，妙用者针。察岁时于天道，定形气于予心。春夏瘦而刺浅，秋冬肥而刺深。不穷经络阴阳，多逢刺禁；既论脏腑虚实，须向经寻。原夫起自中焦，水初下漏。太阴为始，至厥阴而方终；穴出云门，抵期门而最后。正经十二，别络走三百余支；正侧仰伏，气血有六百余候。手足三阳，手走头而头走足；手足三阴，足走腹而胸走手。要识迎随，须明逆顺。况夫阴阳，气血多少为最。厥阴、太阳少气多血。太阴、少阴少血多气，而又气多血少者，少阳之分；气盛血多者，阳明之位。先详多少之宜，次察应至之气，轻滑慢而未来，沉涩紧而已至。既至也，量寒热而留疾；未至也，据虚实而候气。气之至也，如鱼吞钩饵之浮沉；气未至也，如闲处幽堂之深邃。气速至而速效，气迟至而不治。观夫九针之法，毫针最微，七星上应，众穴主持。本形金也，有蠲邪扶正之道；短长水也，有决凝开滞之机，定刺象木，或斜或正；口藏比火，进阳补羸。循机扪塞以象土，实应五行而可知。然是三寸六分，包含妙理；虽细桢于毫发，同贯多歧。可平五脏之寒热，能调六腑之虚实。拘挛闭塞，遣八邪而去矣；寒热痹痛，开四关而已之。凡刺者，使本神朝而后入；既刺也，使本神定而气随。神不朝而勿刺，神已定而可施。定脚处，取气血为主意；下手处，认水木是根基。天地人三才也，涌泉同璇玑、百会；上中下三部也，大包与天枢、地机。阳跷、阳维并督带，主肩背腰腿在表之病；阴跷、阴维、任、冲脉，去心腹胁肋在里之凝。二陵、二跷、二交，似续而交五大；两间、两商、两井，相依而别两支。足见取穴之法，必有分寸，先审自意，次观肉分。伸屈而得之，或平直而安定。在阳部筋骨之侧，陷下为真。在阴分郄腘之间，动脉相应。取五穴用一穴而必端，取三经用一经而可正。头部与肩部详分，督脉与任脉易定。明标与本，论刺深刺浅之经。住痛移疼，取相交相贯之经。岂不闻脏腑病，而求门海俞募之微，经络滞而求原别交会之道，更穷四根三结，依标本而刺无不痊，但用八法五门，分主客而针无不效。八脉始终连八会，本是纪纲；十二经络十二原，是为枢要。一日取六十六穴之法，方见幽微；一时取一十二经之原，始知要妙。原夫补泻之法，非呼吸而在手指；速效之功，要交正而识本经。交经缪刺，左有病而右畔取；泻络远针，头有疾而脚上针。巨刺与缪刺各异，微针与妙刺相通。观部分而知经络之虚实，视浮沉而辨脏腑之寒温。且夫先令针耀而虑针损；次藏口内而欲针温。目无外视，手如握虎；心无内慕，如待贵人。左手重而多按，欲令气散；右手轻而徐入，不痛之因。空心恐怯，直立侧而多晕；背目深掐，坐卧平而没昏。推于十干十变，知孔穴之开阖；论其五行五脏，察日时之旺衰。伏如横弩，应若发机。阴交阳别而定血晕，阴跷阳维而下胎衣。痹厥偏枯，迎随俾经络接续；漏崩带下，温补使气血依归。静以久留，停针待之。必准者，取照海治喉中之闭塞；端的处，用大钟治心内之呆痴。大抵疼痛实泻，麻痒虚补。体重节痛而俞居，心下痞满而井主。心胀咽痛，针太冲而必除。脾冷胃痛，泻公孙而立愈。胸满腹胀刺内关，胁疼肋痛针飞虎。筋挛骨痛而补魂门，体热劳嗽而泻魄户。头风头痛，刺申脉与金门；眼痒眼疼，泻光明与地五。泻阴郄止盗汗，治小儿骨蒸；刺偏历利小便，医大人水蛊。中风环跳而宜刺，虚损天枢而可取。由是午前卯后，太阴生而疾温；

离左酉南，月朔死而速冷。循扪弹弩，留吸母而坚长；爪下伸提，疾呼子而嘘短。动退空歇，迎夺右而泻凉；推内进搓，随济左而补暖。慎之！大凡危疾，色脉不顺而莫针；寒热风阴，饥饱醉劳而切忌。望不补而晦不泻，弦不夺而朔不济。精其心而穷其法，无灸艾而坏其皮；正其理而求其原，免投针而失其位。避灸处而加四肢，四十有九；禁刺处而除六俞，二十有二。抑又闻高皇抱疾未瘥，李氏刺巨阙而后苏；太子暴死为厥，越人针维会而复醒。肩井、曲池，甄权刺臂痛而复射；悬钟、环跳，华佗刺躄足而立行。秋夫针腰俞而鬼免沉疴；王纂针交俞而妖精立出。取肝俞与命门，使瞽士视秋毫之末；刺少阳与交别，俾聋夫听夏蚋之声。嗟夫！去圣逾远，此道渐坠，或不得意而散其学，或恣其能而犯禁忌，愚庸智浅，难契于玄言，至道渊深，得之者有几？偶述斯言，不敢示诸明达者焉，庶几乎童蒙之心启。

三、四总穴歌

肚腹三里留，腰背委中求，头项寻列缺，面口合谷收。

四、马丹阳天星十二穴

三里内庭穴，曲池合谷接。委中配承山，太冲昆仑穴。
环跳与阳陵，通里并列缺。合担用法担，合截用法截。
三百六十穴，不出十二诀。治病如神灵，浑如汤泼雪。
北斗降真机，金锁教开彻。至人可传授，匪人莫浪说。

1. 三里

三里膝眼下，三寸两筋间。能通心腹胀，善治胃中寒。
肠鸣并泄泻，腿肿膝胻酸；伤寒羸瘦损，气蛊及诸般。
年过三旬后，针灸眼便宽。取穴当审的，八分三壮安。

2. 内庭

内庭次指外，本属足阳明。能治四肢厥，喜静恶闻声。
瘾疹咽喉痛，数欠及牙疼。疟疾不能食，针着便惺惺。

3. 曲池

曲池拱手取，屈肘骨边求。善治肘中痛，偏风手不收。
挽弓开不得，筋缓莫梳头。喉闭促欲死，发热更无休，
遍身风癣癞，针著即时瘳。

4. 合谷

合谷在虎口，两指岐骨间。头疼并面肿，疟病热还寒。
齿龋鼻衄血，口噤不开言。针入五分深，令人即便安。

5. 委中

委中曲腘里,横纹脉中央。腰痛不能举,沉沉引脊梁。
酸疼筋莫展,风痹复无常;膝头难伸屈,针入即安康。

6. 承山

承山名鱼腹,腨肠分肉间。善治腰疼痛,痔疾大便难。
脚气并膝肿,辗转战疼酸;霍乱及转筋,穴中刺便安。

7. 太冲

太冲足大趾,节后二寸中。动脉知生死,能医惊痫风。
咽喉并心胀,两足不能行。七疝偏坠肿,眼目似云矇,
亦能疗腰痛,针下有神功。

8. 昆仑

昆仑足外踝,跟骨上边寻。转筋腰尻痛,暴喘满冲心。
举步行不得,一动即呻吟。若欲求安乐,须于此穴针。

9. 环跳

环跳在髀枢,侧卧屈足取。折腰莫能顾,冷风并湿痹。
腿胯连腨痛,转侧重欷歔。若人针灸后,顷刻病消除。

10. 阳陵泉

阳陵居膝下,外臁一寸中。膝肿并麻木,冷痹及偏风。
举足不能起,坐卧似衰翁。针入六分止,神功妙不同。

11. 通里

通里腕侧后,去腕一寸中。欲言声不出,懊恼及怔忡,
实则四肢重,头腮面颊红;虚则不能食,暴瘖面无容,
毫针微微刺,方信有神功。

12. 列缺

列缺腕侧上,次指手交叉。善疗偏头患,遍身风痹麻。
痰涎频壅上,口噤不开牙。若能明补泻,应手疾如拿。
(《天星十二穴并治杂病歌》首见于明代徐凤《针灸大全》)

五、十二募穴歌

大肠天枢肺中府,小肠关元心巨阙,

膀胱中极肾京门,肝募期门胆日月,

胃募中脘脾章门,三焦募在石门穴,

膻中穴是包络募,从阴引阳是妙诀。

(引自王晓龙、史俊清《历代针灸经典歌赋详注》)

六、十五络穴歌

人身络脉一十五,我今逐一从头举:手太阴络为列缺,手少阴络即通里,

手厥阴络为内关,手太阳络支正是,手阳明络偏历当,手少阳络外关位,

足太阳络号飞扬,足阳明络丰隆记,足少阳络为光明,足太阴络公孙寄,

足少阴络名大钟,足厥阴络蠡沟配。阳督之络号长强,阴任之络为尾翳,

脾之大络为大包,十五络名君须记。

(引自明代刘纯《医经小学》)

七、经脉循行

《灵枢·经脉》肺手太阴之脉,起于中焦,下络大肠,还循胃口,上膈属肺。从肺系,横出腋下,下循臑内,行少阴、心主之前,下肘中,循臂内上骨下廉,入寸口,上鱼,循鱼际,出大指之端。

其支者,从腕后,直出次指内廉,出其端。

《灵枢·经脉》大肠手阳明之脉,起于大指次指之端,循指上廉,出合谷两骨之间,上入两筋之中,循臂上廉,入肘外廉,上臑外前廉,上肩,出髃骨之前廉,上出于柱骨之会上,下入缺盆,络肺,下膈,属大肠。

其支者,从缺盆上颈,贯颊,入下齿中;还出挟口,交人中[10]——左之右、右之左,上挟鼻孔。

《灵枢·经脉》胃足阳明之脉,起于鼻,交頞中,旁约太阳之脉,下循鼻外,入上齿中,还出挟口,环唇,下交承浆,却循颐后下廉,出大迎,循颊车,上耳前,过客主人,循发际,至额颅。

其支者,从大迎前,下人迎,循喉咙,入缺盆,下膈,属胃,络脾。

其直者,从缺盆下乳内廉,下挟脐,入气街中。

其支者,起于胃下口,循腹里,下至气街中而合。——以下髀关,抵伏兔,下入膝膑中,下循胫外廉,下足跗,入中指内间。

其支者,下膝三寸而别,以下入中指外间。

其支者,别跗上,入大指间,出其端。

《灵枢·经脉》脾足太阴之脉,起于大指之端,循指内侧白肉际,过核骨后,上内踝前廉,上腨内,循胫骨后,交出厥阴之前,上膝股内前廉,入腹,属脾,络胃,上膈,挟咽,连舌本,散舌下。

其支者,复从胃,别上膈,注心中。

《灵枢·经脉》心手少阴之脉,起于心中,出属心系,下膈,络小肠。

其支者,从心系,上挟咽,系目系。

其直者，复从心系，却上肺，下出腋下，下循臑内后廉，行太阴、心主之后，下肘内，循臂内后廉，抵掌后锐骨之端，入掌内后廉，循小指之内，出其端。

《灵枢·经脉》小肠手太阳之脉，起于小指之端，循手外侧上腕，出踝中，直上循臂骨下廉，出肘内侧两骨之间，上循臑外后廉，出肩解，绕肩胛，交肩上，入缺盆，络心，循咽，下膈，抵胃，属小肠。

其支者，从缺盆循颈上颊，至目锐眦，却入耳中。

其支者，别颊，上𬱖，抵鼻，至目内眦（斜络于颧）。

《灵枢·经脉》膀胱足太阳之脉，起于目内眦，上额，交巅。

其支者，从巅至耳上角。

其直者，从巅入络脑，还出别下项，循肩髆内，挟脊抵腰中，入循膂，络肾，属膀胱。

其支者，从腰中，下挟脊，贯臀，入腘中。

其支者，从髆内左右别下贯胛，挟脊内，过髀枢，循髀外后廉下合腘中，以下贯腨内，出外踝之后，循京骨至小指外侧。

《灵枢·经脉》肾足少阴之脉，起于小指之下，邪走足心，出于然骨之下，循内踝之后，别入跟中，以上腨内，出腘内廉，上股内后廉，贯脊属肾，络膀胱。

其直者，从肾上贯肝膈，入肺中，循喉咙，挟舌本。

其支者，从肺出，络心，注胸中。

《灵枢·经脉》心主手厥阴心包络之脉，起于胸中，出属心包，下膈，历络三焦。

其支者，循胸出胁，下腋三寸，上抵腋下，循臑内，行太阴、少阴之间，入肘中，下臂，行两筋之间，入掌中，循中指，出其端。

其支者，别掌中，循小指次指出其端。

《灵枢·经脉》三焦手少阳之脉，起于小指次指之端，上出两指之间，循手表腕，出臂外两骨之间，上贯肘，循臑外上肩，而交出足少阳之后，入缺盆，布膻中，散络心包，下膈，遍属三焦。

其支者，从膻中，上出缺盆，上项，系耳后，直上出耳上角，以屈下颊至𬱖。

其支者，从耳后入耳中，出走耳前，过客主人，前交颊，至目锐眦。

《灵枢·经脉》胆足少阳之脉，起于目锐眦，上抵头角，下耳后，循颈，行手少阳之前，至肩上，却交出手少阳之后，入缺盆。

其支者，从耳后入耳中，出走耳前，至目锐眦后。

其支者，别锐眦，下大迎，合于手少阳，抵于𬱖，下加颊车，下颈，合缺盆。以下胸中，贯膈，络肝，属胆，循胁里，出气街，绕毛际，横入髀厌中。

其直者，从缺盆下腋，循胸，过季胁，下合髀厌中。以下循髀阳，出膝外廉，下外辅骨之前，直下抵绝骨之端，下出外踝之前，循足跗上，入小指次指之间。

其支者，别跗上，入大指之间，循大指歧骨内，出其端；还贯爪甲，出三毛。

《灵枢·经脉》肝足厥阴之脉，起于大指丛毛之际，上循足跗上廉，去内踝一寸，上踝八寸，交出太阴之后，上腘内廉，循股阴，入毛中，环阴器，抵小腹，挟胃，属肝，络胆，上贯膈，布胁肋，循喉咙之后，上入颃颡，连目系，上出额，与督脉会于巅。

其支者，从目系下颊里，环唇内。

其支者，复从肝别贯膈，上注肺。

（引自《灵枢·经脉》）

八、经穴分寸歌

1. 手太阴肺经经穴分寸歌

乳上三肋间中府，上行云门一寸许，云在璇玑旁六寸，天府腋三动脉求，
侠白肘上五寸主，尺泽肘中约纹是，孔最腕后七寸拟，列缺腕上一寸半，
经渠寸口陷中取，太渊掌后横纹头，鱼际节后散脉里，少商大指内侧端，
鼻衄喉痹刺可已。

2. 手阳明大肠经经穴分寸歌

商阳食指内侧边，二间寻来本节前，三间捏拳节后取，合谷虎口歧骨间，
阳溪腕上筋间是，偏历腕后三寸安，温溜腕后去五寸，池前四寸下廉看，
池前三寸上廉中，池前二寸三里逢，曲池屈肘纹头尽，肘髎大骨外廉近，
大筋中央寻五里，肘上三寸行向里，臂臑肘上七寸量，肩髃肩端举臂取，
巨骨肩尖端上行，天鼎扶下一寸真，扶突人迎后寸五，禾髎水沟旁五分，
鼻翼中点外迎香，大肠经穴是分明。

3. 足阳明胃经经穴分寸歌

胃之经兮足阳明，承泣目下七分寻，四白目下方一寸，巨髎鼻孔旁八分，
地仓侠吻四分近，大迎颔前寸三分，颊车耳下曲颊陷，下关耳前颧弓下，
头维神庭旁四五，人迎喉旁寸五真，水突筋前迎下在，气舍突下穴相乘，
缺盆舍外锁骨上，相去中线四寸明，气户锁骨下缘取，库房屋翳膺窗近，
均隔寸六到乳头，乳中正在乳头心，次有乳根出乳下，第五肋间细扪循，
不容巨阙旁二寸，以下诸穴与君陈，其下承满与梁门，关门太乙滑肉门，
上下一寸无多少，共去中行二寸寻，天枢脐旁二寸间，枢下一寸外陵安，
枢下二寸大巨穴，枢下三寸水道全，水下一寸归来好，共去中行二寸边，
气冲归来下一寸，髀关髂下对承扶，伏兔膝上六寸是，阴市膝上方三寸，
梁丘膝上二寸记，膝髌陷中犊鼻存，膝下三寸三里至，胫外一指需细温，
膝下六寸上廉穴，膝下八寸条口位，膝下九寸下廉看，条口之旁丰隆系，
却是踝上八寸量，解溪跗上系鞋处，冲阳跗上五寸唤，陷谷跖趾关节后，
内庭次趾外间陷，厉兑大次趾外端。

4. 足太阴脾经经穴分寸歌

大趾内侧端隐白，节前陷中求大都，太白节后白肉际，节后一寸公孙呼，

商丘踝前下陷逢,踝上三寸三阴交,踝上六寸漏谷是,阴陵下三地机朝,
胫髁起点阴陵泉,血海膝髌上内廉,箕门穴在股肌尾,冲门曲骨旁三五,
冲上七分府舍求,舍上三寸腹结算,结上寸三是大横,却与脐平莫胡乱,
建里之旁四寸处,便是腹哀分一段,中庭旁六食窦穴,膻中去六是天溪,
再上一肋胸乡穴,周荣相去亦同然,大包腋下有六寸,渊腋之下三寸悬。

5. 手少阴心经经穴分寸歌
少阴心起极泉中,腋下筋间动脉凭,青灵肘上三寸觅,少海屈肘横纹头,
灵道掌后一寸半,通里腕后一寸同,阴郄去腕五分的,神门肌腱桡侧逢,
少府小指本节后,小指内侧是少冲。

6. 手太阳小肠经经穴分寸歌
小指端外为少泽,前谷外侧节前觅,节后捏拳取后溪,腕骨腕前骨陷侧,
锐骨下陷阳谷讨,腕后锐上觅养老,支正腕后五寸量,小海肘踝鹰嘴中,
肩贞腋上一寸寻,臑俞贞上冈下缘,天宗秉风下窝中,秉风冈上举有空,
曲垣冈端上内陷,外俞陶道三寸从,中俞二寸大椎旁,天窗扶突后陷详,
天容耳下曲颊后,颧髎面鸠锐端量,听宫耳中大如菽,此为小肠手太阳。

7. 足太阳膀胱经经穴分寸歌
足太阳是膀胱经,目内眦角始睛明,眉头头中攒竹取,眉冲直上旁神庭,
曲差入发五分际,神庭旁开寸五分,五处旁开亦寸半,细算却与上星平,
承光通天络却穴,相去寸五调匀看,玉枕挟脑一寸三,入发三寸枕骨取,
天柱项后发际中,大筋外廉陷中献,自此夹脊开寸五,第一大杼二风门,
三椎肺俞厥阴四,心五督六椎下治,膈七肝九十胆俞,十一脾俞十二胃,
十三三焦十四肾,气海俞在十五椎,大肠十六椎之下,十七关元俞穴椎,
小肠十八胱十九,中膂俞穴二十椎,白环廿一椎下当,以上诸穴可推之,
更有上次中下髎,一二三四骶后孔,会阳阴尾尻骨旁,又从臀下横纹取,
承扶居下陷中央,殷门扶下方六寸,浮郄委阳上一寸,委阳腘外两筋乡,
委中穴在腘纹中,第二侧线再细详,又从脊上开三寸,第二椎下为附分,
三椎魄户四膏肓,第五椎下神堂尊,第六噫嘻膈关七,第九魂门阳纲十,
十一意舍之穴存,十二胃仓穴已分,十三肓门端正在,十四志室不须论,
十九胞肓廿一秩边,委中下二寻合阳,承筋合阳之下取,穴在腨肠之中央,
承山腨下分肉间,外踝七寸上飞扬,跗阳外踝上三寸,昆仑后跟陷中央,
仆参跟下脚边上,申脉踝下五分张,金门申前墟后取,京骨外侧骨际量,
束骨本节后肉际,通谷节前陷中强,至阴却在小趾侧,太阳之穴始周详。

8. 足少阴肾经经穴分寸歌

足掌心中是涌泉，然谷踝前大骨边，太溪踝后跟腱前，大钟溪下五分见，
水泉溪下一寸觅，照海踝下一寸安，复溜踝上前二寸，交信踝上二寸连，
二穴只隔筋前后，太阴之后少阴前，筑宾内踝上腨分，阴谷膝内两筋间，
横骨大赫并气穴，四满中注亦相连，五穴上行皆一寸，中行旁开半寸边，
肓俞上行亦一寸，俱在脐旁半寸间，商曲石关阴都穴，通谷幽门五穴缠，
上下俱是一寸取，各开中行半寸间，步廊神封灵墟穴，神藏彧中俞府安，
上行寸六旁二寸，穴穴均在肋隙间。

9. 手厥阴心包经经穴分寸歌

心包穴起天池间，乳后旁一腋下三，天泉曲腋下二寸，曲泽肘内横纹端，
郄门去腕方五寸，间使腕后三寸安，内关去腕止二寸，大陵掌后两筋间，
劳宫屈中指尖取，中冲中指之末端。

10. 手少阳三焦经经穴分寸歌

无名指外端关冲，液门小次指陷中，中渚液门上一寸，阳池手表腕陷中，
外关腕后方二寸，腕后三寸支沟容，支沟横外取会宗，空中一寸用心攻，
腕后四寸三阳络，四渎肘前五寸着，天井肘外大骨后，骨隙中间一寸摸，
肘后二寸清冷渊，消泺对腋臂外落，臑会肩前三寸量，肩髎臑上陷中央，
天髎缺骨陷内上，天牖天容之后旁，翳风耳垂后方取，瘈脉耳后鸡足张，
颅息亦在青络上，角孙耳廓上中央，耳门耳缺前起肉，和髎耳后锐发乡，
欲知丝竹空何在，眉后陷中仔细量。

11. 足少阳胆经经穴分寸歌

外眦五分瞳子髎，耳前陷中听会绕，上关颧弓上缘取，内斜曲角颔厌照，
悬颅悬厘等分取，曲鬓角孙前寸标，入发寸半率谷穴，天冲率后五分交，
浮白下行一寸是，乳突后上窍阴找，完骨乳突后下取，本神庭旁三寸好，
阳白眉上一寸许，临泣入发五分考，目窗正营及承灵，一寸一寸寸半巧，
脑空池上平脑户，风池耳后发际标，肩井大椎肩峰间，渊腋腋下三寸然，
辄筋渊腋前一寸，日月乳下三肋间，京门十二肋骨端，带脉平脐肋下连，
五枢髂前上棘前，前下五分维道还，居髎髂前转子取，环跳髀枢宛中陷，
风市垂手中指寻，中渎膝上五寸陈，阳关阳陵上三寸，骨头前下阳陵存，
阳交外丘骨后前，均在踝上七寸循，踝上五寸光明穴，踝上四寸阳辅临，
踝上三寸悬钟是，丘墟外踝前下真，节后筋外足临泣，地五会在筋内存，
关节之前侠溪至，四趾外端足窍阴。

12. 足厥阴肝经经穴分寸歌

足大趾端名大敦,行间大趾缝中存,太冲本节后寸半,踝前一寸号中封,
蠡沟踝上五寸是,中都踝上七寸中,膝关犊鼻下二寸,曲泉屈膝尽横纹,
阴包膝上方四寸,气冲下三足五里,阴廉冲下有二寸,急脉阴旁二寸半,
章门直脐季肋端,肘尖尽处侧卧取,期门又在乳直下,六肋间隙无差矣。

13. 督脉经穴分寸歌

尾闾骨端是长强,二十一椎腰俞当,十六阳关十四命,十三悬枢脊中央,
十一椎下寻脊中,十椎中枢穴下藏,九椎之下筋缩取,七椎之下乃至阳,
六灵五神三身柱,陶道一椎之下乡,一椎之上大椎穴,上至发际哑门行,
风府一寸宛中取,脑户二五枕上方,发上四寸强间位,五寸五分后顶强,
七寸百会顶中取,耳尖之上发中央,前顶前行八寸半,前行一尺囟会量,
一尺一寸上星会,入发五分神庭当,鼻端准头素髎穴,水沟鼻下人中藏,
兑端唇尖端上取,龈交齿上龈缝里。

14. 任脉经穴分寸歌

任脉会阴两阴间,曲骨毛际陷中安,中极脐下四寸取,关元脐下三寸连,
脐下二寸石门是,脐下寸半气海全,脐下一寸阴交穴,脐之中央即神阙,
脐上一寸为水分,脐上二寸下脘刊,脐上三寸名建里,脐上四寸中脘计,
脐上五寸上脘在,巨阙脐上六寸步,鸠尾脐上七寸量,中庭膻下寸六取,
膻中却在两乳间,膻上寸六玉堂主,膻上紫宫三寸二,膻上四八华盖举,
璇玑膻上六寸四,玑上一寸天突取,廉泉结上舌本下,承浆颐前唇下处。

附录四　陆氏针灸传承脉络图

1.“陆氏针灸”历代传承系列

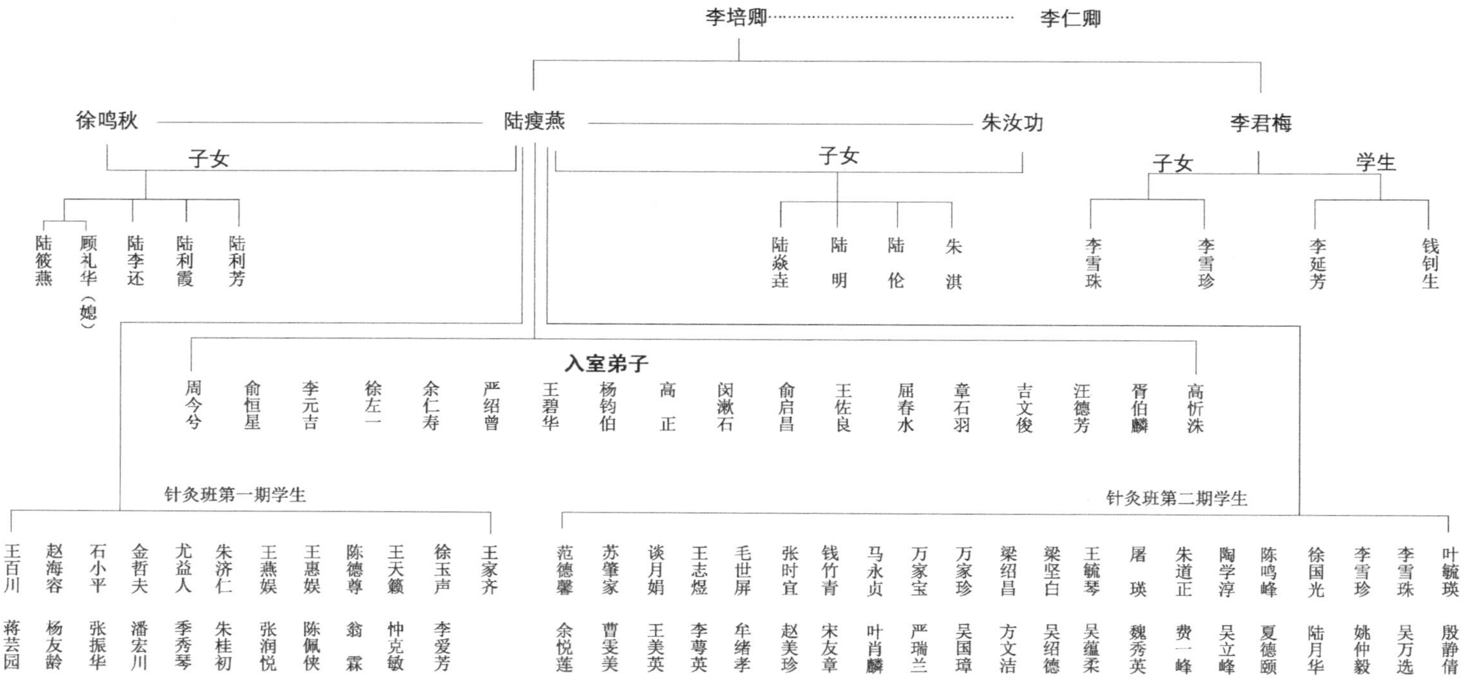

2. 陆氏针灸第三代传人再传弟子

高正

郑巧平　盛昭园　吴凡　赵玲　梁艳　朱毅　邓海平　宋毅　鲍春龄　沈林芳　曹静珠　徐碧涛　王鹏程